LA TUBERCULOSE DE L'ŒIL
ET DE SES ANNEXES

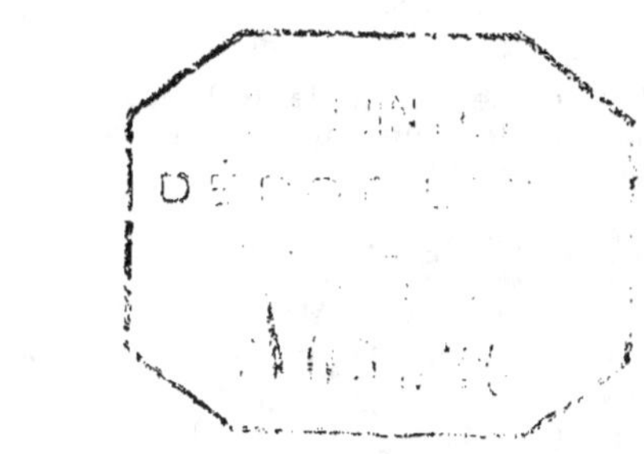

DANS LA MÊME BIBLIOTHÈQUE :

VOLUMES PARUS

Le Rhumatisme tuberculeux, par A. PONCET, professeur de clinique chirurgicale à la Faculté de médecine de Lyon, et LERICHE, professeur agrégé à la même Faculté. 1 vol. in-18 de 300 pages, avec 46 figures dans le texte.

La Tuberculose osseuse, par les Drs X. DELORE, chirurgien des hôpitaux de Lyon, et A. CHALIER, prosecteur à la Faculté de médecine de Lyon, 1 vol. in-18 de 450 pages, avec 97 figures dans le texte.

La Tuberculose des articulations, des gaines et des bourses séreuses, par le Dr L. THÉVENOT, professeur agrégé à la Faculté de médecine de Lyon. 1. vol de 425 pages avec 51 figures dans le texte.

La Tuberculose inflammatoire, par A. PONCET, professeur de clinique chirurgicale, et R. LERICHE, professeur agrégé à la Faculté de médecine de Lyon. 1 vol. in-18 de 620 pages, avec 55 figures dans le texte.

La Tuberculose du larynx et des voies respiratoires supérieures, par F.-J. COLLET, professeur à la Faculté de médecine de Lyon, médecin des hôpitaux. 1 vol. in-18 de 850 pages, avec 94 figures dans le texte et 16 planches, dont 8 en couleurs hors texte.

Les Pleurésies tuberculeuses, par A. CHANTEMESSE, professeur à la Faculté de médecine, et A. COURCOUX, ancien interne des hôpitaux de Paris. 1 vol. in-18 de 480 pages, avec 51 figures dans le texte ou hors texte.

La Tuberculose génitale chez l'homme et chez la femme, par les Drs X. DELORE, chirurgien des hôpitaux de Lyon, et A. CHALIER, chef de clinique chirurgicale à la Faculté de médecine de Lyon. 1 vol. in-18 de 360 pages, avec 34 figures dans le texte.

Les Tuberculoses animales, par H. VALLÉE, directeur de l'École vétérinaire d'Alfort, et PANISSET, professeur de pathologie des maladies contagieuses à l'École vétérinaire de Lyon. 1 vol. in-18 de 350 pages, avec 8 planches en couleurs hors texte.

La Tuberculose médicale de l'enfance, par M. PÉHU et A. DUFOURT, médecins des hôpitaux de Lyon. 1 vol. in-8 de 725 pages, avec figures dans le texte.

SOUS PRESSE

Histoire de la Tuberculose, par M. PIÉRY, professeur agrégé à la Faculté de médecine de Lyon, et J. ROSHEM, de Cannes.

La Tuberculose pulmonaire (*Séméiologie, Formes cliniques, Diagnostic et Pronostic*). par M. PIÉRY. 2e édition revue et corrigée.

LA
TUBERCULOSE DE L'ŒIL
ET DE SES ANNEXES

PAR

E. ROLLET ET **A. COLRAT**

Professeur

de Clinique ophtalmologique

Chef

de Clinique ophtalmologique

à la Faculté de Médecine de Lyon.

Avec 24 figures originales dans le texte
et 4 planches en couleurs hors texte.

PARIS

LIBRAIRIE OCTAVE DOIN

GASTON DOIN ET CIE, ÉDITEURS

8, PLACE DE L'ODÉON, 8

—

1927

PRÉFACE

La Bibliothèque de la Tuberculose *se devait de comprendre
un volume consacré à la* Tuberculose de l'œil et de ses annexes.
*Sans doute la conduite générale du traitement appartient en sem-
blable occurrence aux ophtalmologistes seuls, mais il n'est pas
indifférent que les médecins, chirurgiens et spécialistes soient au
courant des notions définitivement acquises concernant l'étiologie,
le pronostic et les divers moyens thérapeutiques utilisés. D'autre
part, trop souvent les oculistes considèrent encore le globe oculaire
comme une cavité close isolée du reste de l'organisme humain, dont
elle ne serait pas susceptible de partager les vicissitudes. On ne
saurait trop réagir contre une telle tendance à séparer les spécia-
lités. Nulle part plus qu'en pareille matière, il n'est nécessaire à
l'ophtalmologiste d'avoir des notions approfondies de pathologie
générale. Nous n'avons cessé de montrer dans cet ouvrage que
dans l'immense majorité des cas, la tuberculose oculaire n'était
qu'une manifestation particulièrement visible d'une infection
tuberculeuse profonde, habituellement latente et d'autant plus
intéressante en ce qu'elle peut être le signal d'alarme, attirer l'attention sur un danger méconnu et permettre de prendre les dispositions nécessaires pour y parer. C'est dire dès à présent l'importance du traitement général. Mais à côté de celui-ci, il ne faut pas
oublier la thérapeutique locale dont la conduite est presque toujours malaisée. On vit trop encore, en France, à ce point de vue,
sous l'influence des idées étrangères et la tuberculinothérapie abandonnée partout ailleurs a trouvé dans les lésions oculaires ses
ultimes indications. Nous avons fait une large part à la critique
des résultats publiés dans d'autres pays qui ont contribué à
répandre des notions parfois préjudiciables aux malades alors*

que nous possédons actuellement des moyens thérapeutiques plus récents, plus actifs et surtout moins dangereux.

Nous tenons, en tête de cet ouvrage, à rappeler le nom de PONCET. La pathologie oculaire a largement bénéficié des idées de cet auteur sur la tuberculose inflammatoire, idées trop peu connues dans les milieux ophtalmologiques. Nous avons fait une large place à leur exposé, en raison de leur importance, des vues toutes nouvelles qui en découlent au point de vue thérapeutique et du pronostic qui peut en résulter.

Ces quelques lignes suffisent à montrer dans quel esprit a été rédigé ce livre. Les mêmes tendances se retrouvent dans les divers volumes de cette collection. Nous avons conçu la tuberculose oculaire comme une affection locale certes, mais également comme le reflet d'une infection générale. Par ailleurs nous avons tenu à donner constamment nos vues personnelles sur la question, sans cependant faire table rase des publications antérieures qui ont été largement utilisées et critiquées. L'index bibliographique, des plus importants, est la preuve que rien n'a été négligé pour que le lecteur soit tenu au courant des recherches de nos devanciers.

Ce livre comble une lacune dans la littérature oculistique. Nulle part en France n'avait été publié un ouvrage d'ensemble sur la tuberculose de l'œil et de ses annexes. Quelques thèses, d'assez nombreuses publications dans les divers périodiques ou aux Congrès d'Ophtalmologie constituent la seule contribution française à la question. Sans doute, les divers auteurs ont été arrêtés par la rareté de leurs observations personnelles. Nous avons pu éviter cet écueil. On trouvera éparses dans les pages qui vont suivre les documents et les observations personnelles appartenant à la riche collection de l'un de nous. C'est grâce à elles qu'il nous a été possible d'écrire cet ouvrage et d'avoir sur le sujet les vues personnelles que l'on trouvera plus loin.

Nous tenons en terminant à remercier M. DOIN pour les facilités qu'il nous a données et l'effort qu'il a fait pour présenter ce livre sous l'aspect le plus instructif et le plus agréable.

ROLLET ET COLRAT.

INTRODUCTION

Nous nous proposons d'étudier successivement la tuberculose du globe oculaire lui-même et celles de ses annexes. On trouvera ci-après le plan général de l'ouvrage et le titre de ses différents chapitres. Nous n'avons pas fait précéder notre travail d'un historique d'ensemble de la tuberculose de l'œil et de ses annexes. Un tel exposé aurait été extrêmement difficile d'une part et d'autre part n'aurait laissé au lecteur que des notions confuses. Il nous a paru plus simple de faire pour chacune des parties du globe oculaire ou de ses annexes l'historique de nos acquisitions progressives sur la question envisagée. Ce procédé nous a permis de rechercher plus de clarté et plus de précision.

Il n'est pas inutile néanmoins de rappeler ici les dates principales de l'histoire de la tuberculose oculaire, nous voulons parler des premiers faits authentiques. C'est à GUÉNEAU DE MUSSY que l'on doit la première observation de tuberculose irienne et choroïdienne (1837), mais il s'agissait de l'autopsie d'un sujet mort de granulie, et dont le globe oculaire montrait des lésions de l'ensemble du tractus uvéal. Les premières observations faites sur le vivant sont, pour la choroïde, le cas de DE JAEGER (1855), pour l'iris celui de GRADENIGO (1869), pour la cornée, celui de ROY et ALVAREZ (1885). Telles sont les premières observations indiscutables concernant des faits de tuberculose des diverses parties du globe oculaire.

En 1873, KŒSTER décrit le premier cas certain de tuberculose de la conjonctive et HAAB en 1879 la première tuberculose du sac vérifiée anatomo-pathologiquement. On verra plus loin à l'article consacré aux bacilloses du sac lacrymal que de nombreux faits ont été publiés très antérieurement et où le diagnostic de tuberculose était très probable, mais non certain. Nous ne devons retenir ici que les observations indiscutables.

Mais ultérieurement la question de la tuberculose oculaire se complique et se précise à la fois. La notion de la tuberculose inflammatoire est introduite en pathologie générale par PONCET en 1900 et l'ophtalmologie ne tardera pas à bénéficier de ses idées dans une large mesure. Le contrôle du temps ne fait qu'affirmer chaque jour davantage la véracité de ses assertions.

Faut-il en conclure que le domaine de la tuberculose doive s'étendre outre mesure et prendre le pas en pathologie oculaire sur la syphilis ? Nous ne le croyons pas. La syphilis conserve encore et dans une très large mesure la première place dans l'étiologie des affections de l'œil. Nous n'avons jamais cessé de l'affirmer et de proclamer, dans tous les cas un peu douteux, la nécessité du traitement d'épreuve. Il est curieux de constater que notamment pour l'iris, syphilis et tuberculose peuvent créer, toutes deux, des lésions inflammatoires d'aspect banal ou des productions spécifiques, gommes ou tubercules. Il n'est pas moins intéressant d'opposer l'évolution anatomique ultérieure de ces deux ordres de lésions. La tendance sclérosante des processus syphilitiques oculaires est connue depuis longtemps. Les tuberculoses de l'œil ont beaucoup moins fréquemment la même évolution et leur marche ulcéreuse et destructive n'est que trop communément observée.

Nous tenons à opposer la tuberculose du globe oculaire lui-même à celle de ses annexes. On trouvera exposées plus loin les idées qui ont régné successivement sur l'origine primitive ou secondaire des lésions bacillaires de l'œil et de ses annexes et qui ont suscité des discussions passionnées dont l'ère n'est pas encore close. D'une manière générale, on peut admettre la formule suivante, la tuberculose du globe oculaire est presque constamment secondaire à des lésions éloignées de l'organisme, éteintes ou en activité, la tuberculose des annexes de l'œil est plus fréquemment primitive.

Cette même différence se retrouve dans le pronostic de la maladie suivant sa localisation sur l'œil ou sur ses annexes. Dans ce dernier cas l'acuité visuelle n'est pas compromise, dans le premier au contraire elle l'est précocement et trop souvent d'une façon définitive.

Enfin les directives générales du traitement vont varier dans les deux cas. Si les annexes sont seules intéressées, les moyens chirurgicaux sont indiqués de préférence. C'est l'éradication de l'organe touché qui est à préconiser : ablation méthodique et totale du sac lacrymal que l'un de nous indiquait dès 1896, résection au bistouri des tuberculoses de la conjonctive, telle est la thérapeutique qui nous paraît indiquée

Dans les tuberculoses de l'œil lui-même, la cure chirurgicale, en l'espèce l'énucléation, n'interviendra qu'en dernier lieu après échec de toutes les autres méthodes par les agents physiques, chimiques ou spécifiques qui sont ici nettement indiqués en premier lieu.

Nous avons tenu à marquer ces différences, dans l'étiologie, le pronostic, le diagnostic et le traitement, qui existent suivant que le globe oculaire ou ses annexes sont frappés. Il est indispensable que le lecteur possède ces idées directrices et générales avant d'aborder l'étude de ces lésions.

*
* *

Nous avons suivi le plan suivant :

Chapitre Ier   Tuberculose de la cornée.

Chapitre II   Tuberculose de la sclérotique.

Chapitre III   Tuberculose du tractus uvéal.

Chapitre IV   Tuberculose de la rétine et du corps vitré.

On trouvera en outre, plus spécialement décrits dans le chapitre consacré à la tuberculose du tractus uvéal, l'exposé général des notions concernant la technique de la tuberculinothérapie et de la radiothérapie.

LA TUBERCULOSE DE L'ŒIL
ET DE SES ANNEXES

CHAPITRE PREMIER

TUBERCULOSE DE LA CORNÉE

SOMMAIRE

§ I. — HISTORIQUE. — La kératite scrofuleuse des anciens auteurs est rattachée à l'hérédo-syphilis par HUTCHINSON (1857-1863). Le premier cas incontestable de tuberculose cornéenne : ROY et ALVAREZ (1885). Le rôle de la tuberculose dans la kératite interstitielle.

§ II. — ETIOLOGIE. — Les formes primitives et leur rareté ; les formes secondaires aux tuberculoses iriennes, scléroticales ou conjonctivales.

§ III. — PATHOGÉNIE. — Les formes traumatiques ; l'infection de proche en proche ; le rôle de l'humeur aqueuse.

§ IV. — LES REPRODUCTIONS EXPÉRIMENTALES par inoculation *in situ* et par injection vasculaire.

§ V. — ANATOMIE PATHOLOGIQUE.

§ VI. — SIGNES ET FORMES CLINIQUES. — La tuberculose de la cornée à type de kératite interstitielle avec signes anormaux ; sa localisation à la partie inférieure de la cornée et sa vascularisation, l'ulcération tuberculeuse de la cornée.

§ VII. — PRONOSTIC ET EVOLUTION. — Le défaut d'éclaircissement consécutif.

§ VIII. — DIAGNOSTIC. — La différenciation avec la kératite interstitielle banale : les tubercules intra-cornéens, l'absence des signes associés : dents de Hutchinson, surdité, lésions ostéo-articulaires ; importance de la négativité du Wassermann.

§ IX. — LE TRAITEMENT. — Heureux effets de la radiothérapie.

§ I. — Historique.

L'histoire de la tuberculose de la cornée a passé par différentes phases que nous tenons à rappeler brièvement. Son isolement indiscutable est de date récente.

La kératite diffuse ou profonde décrite pour la première fois par Wardrop en 1808, a été ultérieurement étudiée par Velpeau (1835), sous le nom de kératite interstitielle et par Sichel (1837) sous celui de kératite non vasculaire. Mackensie en 1836 paraît le premier s'être occupé de l'étiologie de l'affection et sans parler de tuberculose, en fait une cornéite scrofuleuse, notion ultérieurement approuvée par Desmarres père et par la majorité des ophtalmologistes de cette époque. Il a fallu les publications célèbres de Hutchinson en 1857, 1859 et 1863 pour enlever à ce que l'on appelait la scrofule, à ce que nous appellerions maintenant la tuberculose, une affection causée en réalité par la syphilis héréditaire ou acquise, notion définitivement admise actuellement sans conteste.

Le premier cas de tuberculose cornéenne primitive indiscutable est dû à Roy et Alvarez et date de 1885 ; il est absolument identifié par les constatations faites par ces auteurs de cellules géantes et de bacilles de Koch à l'intérieur du parenchyme cornéen. L'aspect était celui d'une kératite interstitielle et à nouveau on peut admettre le rôle étiologique de la tuberculose dans la production de certaines formes atypiques de kératite interstitielle et les publications ultérieures et relativement récentes de Stanculeano (1904), Verhaeghe (1904), Nakagawa (1904), Rohmer (1906), Von Hippel (1905 et 1913), Fromaget et Mongour (1911) ont confirmé cette notion. Nous avons montré nous-mêmes plus récemment, nous basant sur l'étude de cinq cas personnels que les kératites interstitielles tuberculeuses présentaient certains caractères particuliers sur lesquels nous insisterons ultérieurement : aspect spécial de l'affection cornéenne et absence des lésions habituellement associées à la kératite interstitielle du type Hutchinson.

Nous n'insisterons pas sur l'étude des tuberculoses cornéennes consécutives à des lésions voisines. L'atteinte de la cornée au cours de la bacillose de l'iris se trouve notée dès l'observation princeps de GRADENIGO (1869) et dans les observations ultérieures de PERLS (1873), PARINAUD (1879), PANAS et VASSEAUX (1884), pour ne citer que les principales. D'autre part la sclérokératite tuberculeuse est isolée par DIANOUX (1895), et son étude reprise par CHESNEAU en 1900. On peut dire qu'actuellement les diverses formes cliniques de la tuberculose cornéenne sont bien connues, si leur traitement reste encore un peu dans l'incertitude.

§ II. — ETIOLOGIE.

Les tuberculoses de la cornée sont soit primitives, soit secondaires. Dans ce dernier cas, qui est le plus fréquent, le foyer primitif siège au niveau de l'iris et du corps ciliaire, de la conjonctive ou de la sclérotique. Bien que ces dernières formes soient également décrites dans les chapitres consacrés aux bacilloses iriennes ou conjonctivales, nous croyons nécessaire de reprendre ici leur étude.

On peut distinguer deux types de tuberculoses de la cornée : le premier correspond aux formes interstitielles primitives ou secondaires à des bacilloses iriennes ou scléroticales ; le second est superficiel et ulcéreux et le plus souvent secondaire aux tuberculoses conjonctivales.

A) *Les formes primitives* sont exceptionnelles. Elles sont assez fréquemment post-traumatiques. ROLLET et MOREAU en ont publié un cas en 1905 et l'on peut relever un certain nombre d'observations du même genre dans la littérature. Dans l'un des cinq cas personnels auxquels nous faisions allusion plus haut, il s'agissait d'un homme de 28 ans chez lequel se développa à la suite d'un coup de sarment de vigne sur l'œil gauche une kératite du type interstitiel. L'examen histologique de l'œil qui dut finalement être énucléé montra l'existence d'une tuberculose interstitielle de la cornée.

Dans la majorité de ces cas post-traumatiques, il semble que le traumatisme a simplement créé un point d'appel et n'a pas produit de perte de substance par laquelle le bacille aurait pu être apporté. Nous avons nettement l'impression que la tuberculose cornéenne dite primitive au point de vue oculaire est en réalité secondaire à un foyer initial situé dans les viscères et plus particulièrement au niveau des ganglions trachéo-bronchiques.

B) *Les formes secondaires* sont consécutives aux tuberculoses irido-ciliaires ou scléroticales d'une part, à la bacillose conjonctivale d'autre part.

Nous mettons volontairement ensemble les deux premières causes, car les lésions propagées à la cornée sont toujours interstitielles et l'épithélium antérieur reste intact ; nous avons cependant observé récemment un gros ulcère de la cornée chez une malade atteinte de tuberculose massive de l'iris, mais il s'agissait, semble-t-il, d'infection secondaire par le bacille pseudo-diphtérique et le staphylocoque et la tuberculose n'entrait pas en jeu pour la production de cet ulcère cornéen, que l'examen microscopique a montré comme étant de nature banale.

Par contre, la tuberculose conjonctivale et palpébrale, le lupus voisin créent des lésions d'inoculation directe qui intéressent l'épithélium antérieur et sont à opposer aux lésions interstitielles précédemment signalées.

§ III. — Pathogénie.

On peut ramener à trois les conceptions touchant le mode d'ensemencement de la cornée.

A) *Il existe une voie directe de dehors en dedans,* dans laquelle le bacille de Koch est directement apporté dans la cornée à travers l'épithélium antérieur ulcéré. C'est par ce mode que la cornée s'infecte dans les tuberculoses secondaires aux lésions bacillaires conjonctivo-palpébrales, ainsi que dans certains cas consécutifs à des traumatismes.

B) *Les tuberculoses de la sclérotique et de l'iris se propagent également directement, mais sans léser l'épithélium antérieur :* l'extension des lésions est directe pour la sclérotique et facile à comprendre. On ne saurait, d'autre part, oublier la prédilec-

tion des lésions irido-ciliaires pour l'angle de la chambre antérieure, d'où elles ont toute facilité pour envahir le tissu interstitiel de la cornée. Nous rappelons ici que les tuberculoses iriennes
sont presque constamment secondaires et consécutives à des
foyers initiaux viscéraux.

C) Il existe enfin une *troisième voie* : nous voulons parler de
l'*humeur aqueuse* ; c'est, semble-t-il, par son intermédiaire qu'a
lieu l'atteinte cornéenne dans les tuberculoses dites primitives
de cette membrane, c'est-à-dire dans les cas où l'on constate
une tuberculose interstitielle de la cornée, sans autre lésion oculaire et s'il n'y a pas eu de traumatisme causal déchirant l'épi- ·
thélium antérieur. Ces cas dits primitifs sont en réalité secondaires à une tuberculose initiale latente, viscérale et le plus
souvent ganglionnaire. La cornée n'ayant pas de vaisseaux, la
genèse des cas de tuberculose cornéenne interstitielle et isolée,
sans lésions de l'épithélium antérieur n'est pas explicable autrement.

§ IV. — Reproduction expérimentale.

Nous rappellerons brièvement ici que Stock et Daels, injectant des bacilles de Koch l'un dans la carotide, l'autre dans la
veine auriculaire du lapin ont obtenu en une période de douze
à quinze jours des lésions scléroticales, iriennes et choroïdiennes
avec participation de la cornée. Le caractère nettement secondaire des lésions cornéennes rendent ces expériences indirecte-
ment intéressantes au point de vue de la tuberculose cornéenne.

Verhoeff, d'autre part, a obtenu, par inoculation du vitré
ou de la chambre antérieure du lapin au moyen de bacilles
tuberculeux morts, des sclérokératites semblables aux lésions
humaines. Là encore, il ne s'agit pas de tentatives de tuberculisation directe.

Tout récemment Igersheimer a tenté des inoculations
directes sur la cornée du lapin à l'aide de bacilles bovins en
solution très faible. Au début, le trajet de la canule est marqué
par une opacité qui disparaît ; quelques jours après on voit une

hyperémie conjonctivale et une opacité secondaire de l'endroit inoculé avec infiltration diffuse et ulcération secondaire de la cornée. En dernier lieu se produit un pannus épais. Les examens microscopiques ont montré à IGERSHEIMER que les bacilles ne se retrouvaient qu'au niveau même de la piqûre et faisaient défaut dans le reste de la cornée. Il semble donc que la réaction interstitielle soit le fait des toxines et non des bacilles. Tels sont les résultats obtenus chez des animaux vierges de toute infection tuberculeuse. Lorsque l'on inocule par les mêmes procédés, à l'aide de bacilles humains, des animaux tuberculeux on constate une violente réaction inflammatoire avec trouble diffus de la cornée qui n'a pas tendance à s'aggraver. Au niveau de la cornée, suivant l'état d'anergie ou d'allergie du malade, se voient donc des réactions différentes comme dans les inoculations des divers organes.

§ V. — ANATOMIE PATHOLOGIQUE.

L'étude anatomique des tuberculoses cornéennes secondaires est assez bien connue, étant donnée la fréquence des énucléations au cours des bacilloses de l'iris. La tuberculose primitive de la membrane cornéenne est au contraire très mal connue jusqu'à présent vu la rareté des cas et le très petit nombre d'examens anatomiques.

1° *Tuberculose primitive de la cornée.*

Les lésions sont ici localisées au niveau des lames cornéennes et généralement dans la moitié postérieure de cette membrane. Dans un cas que nous avons pu étudier et dont on trouvera ici même des reproductions histologiques (*fig.* 1), l'épithélium antérieur est rigoureusement intact ainsi que les couches les plus superficielles des lames cornéennes. Au fur et à mesure que l'on s'avance vers la chambre antérieure, on voit apparaître des traînées de cellules du type lymphocytaire plus ou moins confluentes dans le tissu propre de la cornée. Le maximum des lésions se trouve à la partie postérieure de la membrane, au contact de la chambre antérieure. La membrane de Descemet

a disparu ainsi que le vernis endothélial qui la recouvre. A ce
niveau se voit une vaste nappe de cellules épithélioïdes et de
cellules géantes multinucléées du type Langhans. Il n'existe

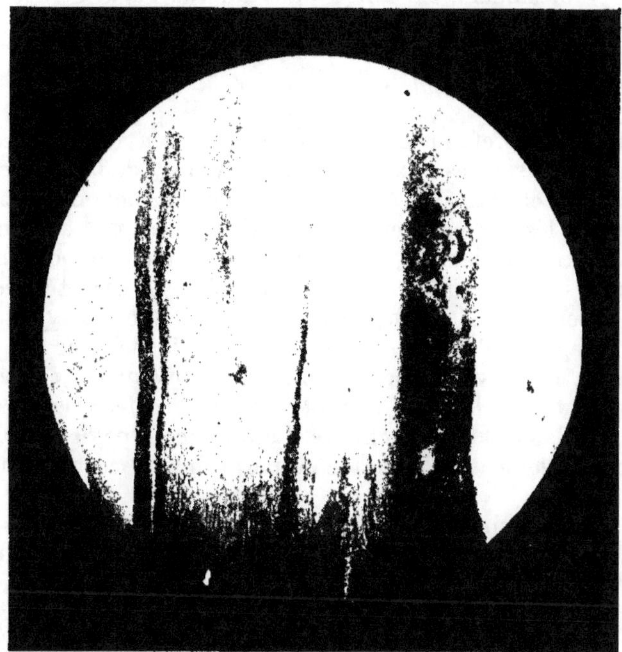

FIG. 1. — Tuberculose primitive de la cornée. *A gauche :*
épithélium cornéen. *A 'droite :* infiltration tuberculeuse
de la membrane de Descemet et des lames cornéennes.
L'iris et le corps ciliaire étaient indemnes. (Micro-
photographique directe.)

pas de zones de caséification. Enfin, l'iris et le corps ciliaire sont
absolument indemnes de toute lésion.

Il s'agit donc d'une tuberculose cornéenne, vraisemblablement secondaire à un foyer éloigné de bacillose, mais représen-
tant la seule lésion oculaire. La localisation des lésions à la partie
postérieure de la cornée et dans le secteur central de celle-ci,
à distance de l'angle irido-cornéen, est en faveur du mode

d'infection par l'humeur aqueuse dont nous avons parlé plus haut.

Des lésions à peu près analogues ont été décrites par divers auteurs, notamment par Chou dans un cas où la cornée et la sclérotique avaient été prises simultanément.

2° *Tuberculose secondaire de la cornée.*

Nous serons brefs sur ce chapitre, et nous renvoyons le lecteur aux pages consacrées aux lésions anatomiques de la tuberculose irienne ou scléroticale. Nous nous contenterons de rappeler ici que les lésions cornéennes au cours de ces deux affections peuvent être de deux types. Parfois, il s'agit comme dans un de nos cas d'une simple réaction de défense, caractérisée par l'envahissement de la cornée par des lymphocytes du type banal, au voisinage de l'angle irido-cornéen et à la hauteur du point maximum des lésions iriennes. Le plus souvent, la cornée est directement envahie par le processus tuberculeux venu de la base de l'iris ou du corps ciliaire. Le premier type de ces lésions n'est probablement qu'un stade préparatoire au second, pensons-nous.

Les ulcères tuberculeux de la cornée sont exceptionnels et le plus souvent consécutifs à une tuberculose de la conjonctive. On retrouve sur les bords de l'ulcère les caractères habituels du processus tuberculeux. Sur l'une de nos pièces, relatives à une tuberculose irienne, se voyait un vaste ulcère de la cornée, histologiquement banal, que nous avons considéré comme dû à une infection intercurrente et non à la bacillose elle-même.

§ VI. — SIGNES ET FORMES CLINIQUES.

A) *La tuberculose cornéenne à forme de kératite interstitielle.*

1° *Forme habituelle.* — Avant de donner la description de cette forme nous devons ouvrir une parenthèse et exposer les faits qui ont permis de rattacher à l'étiologie tuberculeuse certaines formes d'ailleurs atypiques de kératite interstitielle.

Roy et Alvarez ont mis les premiers en évidence le bacille
de Koch à l'intérieur du parenchyme cornéen. La notion de
la kératite interstitielle tuberculeuse fut admise ultérieurement
par Panas. Nous avons pu retrouver les faits ultérieurement
publiés sous le nom de kératite interstitielle tuberculeuse par
Desvaux, Stanculeano, Verhaeghe, Nakagawa, Rohmer,
Ziegler, Posey, Fromaget, von Hippel, et Pons Y Marquez.
Dans la plupart des observations les auteurs présument avoir
fait la démonstration de la nature tuberculeuse de la kératite
soit par la coexistence d'autres lésions tuberculeuses, soit par la
réaction locale et générale à l'injection de tuberculine, soit enfin
par la guérison par la tuberculinothérapie ou les sérums antituberculeux. Le cas de von Hippel a été vérifié par l'examen
microscopique. Les observations des auteurs mentionnés plus
haut ne paraissent pas douteuses et Terrien admet que 10 à
30 % des cas de kératite interstitielle seraient d'origine tuberculeuse mais demande, pour que ce diagnostic étiologique
puisse être porté, un Bordet-Wassermann négatif et une cutiréaction à la tuberculine positive.

Cette proportion nous paraît encore trop forte et nous pensons que la véritable kératite interstitielle avec sa bilatéralité,
l'hypotonie concomitante, l'éclaircissement marqué de la cornée
à la guérison et surtout la coexistence des autres signes d'hérédospécificité relève presque constamment de l'hérédo-syphilis.
Igersheimer d'autre part, appliquant à la détermination étiologique des kératites, les critères microscopiques et sérologiques,
n'a pas hésité à admettre récemment que la totalité des kératites du type Hutchinson relevait de la syphilis.

Il n'en est pas moins vrai que la kératite tuberculeuse interstitielle existe, mais elle présente certains caractères qui la diffé-
rencient de la kératite hérédo-syphilitique.

Le *trouble diffus* de la cornée qui en est le principal symptôme
siège dans les couches moyennes et profondes. Il peut être géné-
ralisé à toute l'épaisseur de la membrane et l'aspect est alors
celui de la kératite de Hutchinson. Souvent les opacités sont
moins étendues, limitées à un secteur de la cornée et notamment à sa partie inférieure. Chez deux de nos malades il en

était ainsi. Dans un des cas il s'agissait d'une tuberculose miliaire de l'iris développée chez une jeune fille de 18 ans atteinte d'un lupus du nez. L'autre cas concernait une fillette de 10 ans atteinte d'une tuberculose irienne de l'œil opposé. Dans ces deux observations l'une secondaire, l'autre primitive (au point de vue purement oculaire), les opacités étaient plus développées à la partie inférieure de la cornée.

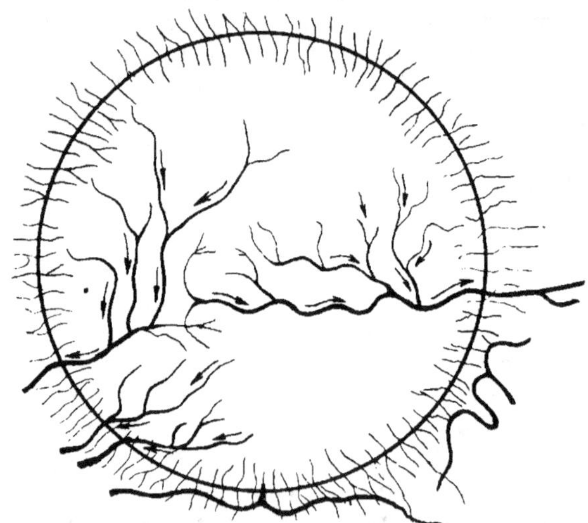

Fig. 2. — Vascularisation interstitielle de la cornée dans un cas de tuberculose cornéenne consécutive à une bacillaire de l'iris. Le sens des flèches indique la direction du courant sanguin visible au Gullstrand. Guérison par radiothérapie (jeune fille 23 ans). (Grossissement 8 diamètres.)

Il en est de même de la *vascularisation*. Dans les deux cas cités plus haut, les néo-vaisseaux étaient beaucoup plus développés à la partie inférieure de la cornée. De plus cette vascularisation avait certains caractères particuliers. Dans un de nos cas on voyait de très gros troncs vasculaires situés dans les couches les plus superficielles de la cornée, immédiatement en dessous de la membrane de Bowman (*fig.* 2). Cette irrigation par capillaires de grande taille est un peu anormale et ne se voit guère

dans la kératite de Hutchinson où la vascularisation se fait
par des capillaires de calibre beaucoup plus faible. En outre,
la vascularisation était, dans nos cas, localisée au secteur inférieur de la cornée et non généralisée à toute l'étendue de cette
membrane comme on le voit dans la kératite hérédo-syphilitique.

De cette disposition spéciale résulte au total dans la tuberculose de la cornée une intensité des opacités moindre que dans
la kératite interstitielle banale, à tel point que l'on peut distinguer les détails de l'iris sous-jacent. Dans un de nos cas,
secondaire à une tuberculose de l'iris, on voyait nettement les
tubercules de cette membrane. Dans un autre cas primitif au
point de vue oculaire, on pouvait juger de l'intégrité de l'iris,
sous-jacent.

Un autre caractère a attiré notre attention : nous
voulons parler de la production de *nodules intra-cornéens*.
Il s'agit là de tubercules, véritables productions spécifiques,
que nous avons retrouvés dans nos trois observations
sous forme de points dont la teinte légèrement jaunâtre
tranche assez nettement sur les opacités plus blanchâtres d'aspect.
L'existence de ces tubercules intra-cornéens est un fait déjà
connu, sur lequel Chesneau, Rohmer, Wemmerslager von
Sparwoude et récemment Chou ont attiré l'attention. Leur
valeur séméiologique nous paraît indubitable. Von Sparwoude
avait insisté sur leur disposition à la face profonde de la cornée
et sur leur teinte un peu différente des précipités de descémétite
qui sont habituellement associés. Nous ne pouvons que souscrire
à cette manière de voir. Chez un de nos malades qui dut finalement subir l'énucléation, les lésions étaient situées à la partie
la plus profonde du tissu propre de la cornée, juste au devant
de la membrane de Descemet.

L'éclaircissement secondaire de la cornée qui est la règle après
les kératites interstitielles banales, se produit mal ou ne se produit pas dans les kératites tuberculeuses. Il persiste toujours
des taies accentuées ou même un défaut d'éclaircissement persistant. Chez un de nos malades atteint d'une kératite unila-

térale développée à la suite d'un traumatisme et vu à deux reprises et à deux ans d'intervalle, les lésions persistaient sans grande modification et, chose curieuse, l'autre œil n'était pas atteint. Cette unilatéralité persistante est un élément de différenciation de grande valeur, car la bilatéralité est un phénomène constant dans les kératites hérédosyphilitiques et le second œil se prend au maximum quelques semaines après le premier.

Nous n'insisterons pas sur les *signes associés* : il existe presque toujours de la descémétite. L'examen oculaire montre en outre soit de l'iritis banale associée, dans les formes primitivement cornéennes, soit des tubercules iriens ou scléroticaux lorsque l'atteinte cornéenne n'est que secondaire.

Les *signes fonctionnels*, douleurs et photophobie, existent toujours au moins à un certain degré ; ils étaient assez accusés dans nos cas pour nécessiter la cocaïnisation et l'application du blépharostat dans les examens au Gullstrand.

2° *Forme atypique*. — Nous devons signaler, en outre, parmi les kératites interstitielles tuberculeuses, une affection exceptionnelle et familiale de la cornée évoluant sous le type nodulaire (FUCHS, WEHRLI) ou grillagé (JACQEAU, HAAB, FLEISCHER, FREUND). La majorité des auteurs admet une origine goutteuse à cette affection mais WEHRLI a noté dans ses observations des ésions tuberculeuses coexistantes et des antécédents bacillaires indiscutables. Dans tous les cas publiés, il s'agissait d'un processus touchant les parties centrales et superficielles des cornées et évoluant par poussées successives. La rareté de cette affection et son imprécision étiologique nous empêchent d'y consacrer un plus long exposé.

B) *L'ulcération tuberculeuse de la cornée.*

Cette forme, moins fréquente que la précédente, d'un diagnostic plus facile, est toujours secondaire à une tuberculose de voisinage, conjonctivale le plus souvent. CABANNES a insisté sur le fait que les lésions cornéennes se voient surtout si le limbe est le siège d'une atteinte bacillaire, mais sont également fréquentes dans les tuberculoses de la conjonctive tarsienne.

L'atteinte secondaire de la cornée est tout à fait exceptionnelle dans les tuberculoses des culs-de-sac conjonctivaux.

Il ne s'agit pas là d'une complication fréquente des tuberculoses de la conjonctive. Elle n'est pas signalée dans les observations rapportées par ROLLET dans son mémoire sur les formes cliniques de la tuberculose des paupières. AURAND, et HAAB en ont rapporté des observations indiscutables.

Dans cette forme, le principal symptôme est représenté par une perte de substance portant sur l'épithélium antérieur et intéressant une partie du tissu propre de la cornée. Alors que dans la kératite interstitielle, l'instillation de bleu de méthylène ou de fluorescéine révélait l'intégrité de l'épithélium antérieur, dans l'ulcération tuberculeuse de la cornée l'introduction des colorants dans le sac conjonctival met en évidence une perte de substance qui prend la coloration.

Dans les régions de la cornée qui avoisinent cette perte de susbtance se voit souvent un fin piqueté miliaire qui semble correspondre à l'éclosion de granulations ; mais ici les lésions restent superficielles et les opacités nettement localisées autour de l'ulcération n'ont aucune tendance à envahir toute la cornée.

§ VII. — PRONOSTIC ET ÉVOLUTION.

Il est difficile de donner exactement le pronostic des tuberculoses cornéennes, qui varie d'ailleurs suivant les formes observées.

Le pronostic des formes primitives est, semble-t-il, l'un des plus favorables, mais reste toujours à réserver. Un de nos malades dut être énucléé. Nous avons observé récemment une tuberculose cornéenne du type interstitiel, chez une fillette dont l'autre œil dut être enlevé pour tuberculose irido-ciliaire avec menaces de perforation : le pronostic nous a paru très grave et l'on ne peut encore espérer arriver à lui restituer une acuité suffisante. D'autre part on relève dans la littérature un certain nombre de cas appartenant à CHESNEAU, à DESVAUX, à ZIEGLER, à FROMAGET et MONGOUR, à ROHMER, qui ont tous guéri par des traitements variés mais toujours avec une baisse visuelle plus marquée que dans la kératite interstitielle banale.

Les *formes secondaires* sont d'un pronostic qui varie avec le siège du foyer oculaire initial. D'une manière générale on peut dire que l'apparition de lésions cornéennes est d'un pronostic grave, au cours d'une tuberculose irienne, scléroticale ou conjonctivale.

Les formes secondaires aux tuberculoses iriennes sont d'un pronostic spécialement grave car elles peuvent aboutir à la perforation oculaire. Mais ici les lésions cornéennes passent au second plan et l'atteinte irienne domine la scène clinique. Cependant, dans un de nos cas nous avons observé une atténuation marquée de l'atteinte cornéenne à la suite de la radiothérapie. Droog a eu un succès analogue avec la tuberculine Denys.

Les formes associées à la tuberculose sclérale comportent un pronostic très variable suivant les auteurs. Chesneau en fait une entité clinique particulièrement bénigne et ses cas se sont tous terminés par la guérison avec baisse de l'acuité visuelle. Tous les autres auteurs ont tendance au contraire à en faire une forme grave (Morax, Oreste) et sérieuse à la fois aux points de vue vital et visuel.

Ce pronostic des ulcérations tuberculeuses de la cornée, consécutives à une tuberculose conjonctivale est spécialement grave, car on doit craindre en pareil cas la perforation de la coque oculaire et la panophtalmie par infections associées.

§ VIII. — DIAGNOSTIC.

A) *Formes interstitielles.*

Le diagnostic sera surtout difficile s'il s'agit d'une tuberculose primitive de la cornée. Dans les cas secondaires et associés à la tuberculose irienne ou scléroticale, le diagnostic est par contre beaucoup plus facile.

Nous insisterons surtout sur le diagnostic entre la kératite hérédosyphilitique du type Hutchinson et la tuberculose primitive de la cornée.

Nous avons déjà signalé plus haut les caractéristiques des lésions cornéennes tuberculeuses : opacités assez discrètes localisées surtout dans les couches postérieures de la cornée, ne s'étendant pas à toute la cornée, tubercules cornéens habituellement visibles, vascularisation assurée non par des capillaires minuscules, mais par de gros troncs vasculaires, unilatéralité fréquente, éclaircissement consécutif beaucoup moins accusé que dans la kératite interstitielle banale. La persistance de l'unilatéralité de la lésion est un symptôme précieux mais non constant en faveur d'une étiologie tuberculeuse. De plus, et c'est là le moyen de différenciation le plus important, on n'observe pas dans la tuberculose cornéenne les signes associés qui se rencontrent en totalité ou en partie dans la kératite hérédosyphilitique.

Celle-ci est caractérisée par des infiltrations diffuses beaucoup plus accentuées occupant toutes les couches de la cornée, l'épithélium antérieur restant intact. La vascularisation est faite par des capillaires extrêmement fins ; l'affection est toujours bilatérale et l'atteinte du second œil se fait au plus tard quelques mois après le début de l'affection. En outre, on rencontre toujours des signes associés. On décrivait autrefois une triade symptomatique caratérisée par la kératite, les dents de Hutchinson et la surdité par atteinte de l'oreille interne, cette association étant symptomatique de l'hérédosyphilis. Actuellement, sous l'influence des idées récentes, on décrit une triade symptomatique caractérisée par les trois signes décrits ci-dessus, auxquels on ajoute les lésions ostéoarticulaires (Clutton) portant sur les articulations des genoux surtout (hydarthrose), mais aussi sur le périoste des os plats et longs (Rollet, Billot) ; il existe enfin un signe sérologique : la positivité du Wassermann. Rollet dans les thèses de ses élèves Dupuy de la Badonnière, Peyré et Farjot a insisté sur ces associations et a montré que tous ces symptômes concomitants étaient rarement au complet (2 0/0) : le Wassermann est souvent positif (25 0/0), mais les lésions dentaires, ostéoarticulaires ou auriculaires existent rarement simultanément chez le même sujet. Les lésions dentaires et ostéoarticulaires sont les plus fréquemment associées à la kératite (35 et 31 0/0), la surdité est par contre beaucoup plus rare (14 0/0).

Une confusion peut naître de l'existence de ces symptômes associés : un malade porteur de tuberculose cornéenne peut également présenter une hydarthrose de même nature. C'est ici que le traitement antisyphilitique est susceptible de donner des indications précieuses : peu influent sur les lésions oculaires hérédosyphilitiques, il améliore rapidement et notablement les ostéoarthropathies associées de même nature et reste sans effet sur la tuberculose articulaire.

B) *Formes ulcérées.*

Les formes ulcérées et superficielles peuvent être à distinguer du trachome. On sait que la tuberculose conjonctivale peut évoluer sous la forme pseudo-trachomateuse et se compliquer comme le trachome de lésions cornéennes. Dans l'une de nos observations, il s'agissait d'une jeune femme atteinte de végétations d'aspect trachomateux de la conjonctive tarsienne supérieure avec kératite vasculaire, superficielle et limbique. On pensait au premier abord au trachome et c'est devant le mauvais état général de la malade et le fait qu'elle n'avait jamais habité de pays à trachome que l'on put porter le diagnostic de tuberculose conjonctivo-cornéenne, qui fut vérifié histologiquement et bactériologiquement.

On ne confondra pas non plus l'ulcération tuberculeuse de la cornée avec l'ulcère simple banal. La première de ces deux affections est toujours associée à des lésions tuberculeuses de la conjonctive qui n'existent pas dans l'ulcère à hypopyon.

Le plus souvent le diagnostic de ces formes superficielles sera donc facile, l'étude des antécédents, les lésions associées et au besoin les prélèvements bactériologiques fourniront les données les plus sûres pour la résolution du problème.

§ IX. — TRAITEMENT.

Le traitement de la tuberculose cornéenne a été diversement envisagé par les auteurs qui se sont occupés de la question.

Desvaux a eu, dans deux cas, des améliorations par le simple *traitement général*. Ce sont les deux seuls résultats heureux que nous ayons pu trouver dans la littérature, attribués au traitement général seul. Celui-ci ne devra jamais être négligé. On utilisera avec fruit dans le cas présent le traitement général préconisé par Abadie et dont nous donnons le détail au chapitre consacré au traitement de la tuberculose du tractus uvéal.

La *tuberculine* a donné à Rohmer de bons résultats ainsi qu'à Beauvieux dans deux de ses cas, à Ziegler, Pons y Marquez, Droog et Dor. Nous n'avons pas eu à nous louer de la tuberculine dans le traitement des tuberculoses iridociliaires et nous ne l'avons pas utilisée dans la thérapeutique de nos cas de bacilloses de la cornée. Fromaget et Mongour ont obtenu un heureux résultat avec le sérum de Marmorek. C'est le seul cas publié à notre connaissance et cette dernière méthode paraît abandonnée.

Nous ne citerons que pour mémoire les *injections sous-conjonctivales* d'air stérilisé qui ont donné de bons résultats dans un des cas de Rohmer, et dans les observations de Chesneau. Ce moyen thérapeutique paraît également abandonné.

Nous ne cacherons pas nos préférences pour la *radiothérapie* qui nous a donné un très bon résultat dans un de nos cas. Il s'agissait d'une jeune fille atteinte de lupus du nez avec tuberculose miliaire de l'iris et atteinte de la cornée. Sous l'influence du traitement radiothérapique, nous avons assisté à la disparition des tubercules iriens et à une rétrocession nette des lésions cornéennes. Ce résultat est demeuré persistant puisque nous avons pu revoir la malade trois ans après le début de l'affection et que la très grosse amélioration obtenue persistait. Cette méthode ne doit pas être appliquée inconsidérément. Nous renvoyons le lecteur pour la description de la technique, aux pages qui y sont consacrées dans la thérapeutique de la tuberculose du tractus uvéal. Les malades doivent être suivis de très près et l'application de la radiothérapie nécessite une collaboration de tous les instants de l'oculiste et du radiologue, telle que nous l'appliquons à la Clinique Ophtalmologique de l'Hôtel-Dieu de Lyon.

Les méthodes chirurgicales sont à réserver aux cas de tuberculoses cornéennes secondaires à des atteintes bacillaires de la conjonctive et de la sclérotique. Dans ces derniers cas on doit commencer par supprimer le foyer causal, c'est-à-dire à réséquer les nodules conjonctivaux ou scléroticaux voisins. L'ablation des lésions tuberculeuses de la conjonctive, faite au bistouri, sans curettage, a donné dans tous les cas, même les plus diffus de bons résultats à l'un de nous. De même, l'excision a donné à COLLOMB une belle guérison dans un cas de scléro-kératite bacillaire, par la simple suppression des nodules scléroticaux voisins.

En certains cas, on peut être amené à pratiquer l'énucléation dans les formes secondaires à la tuberculose irienne et lorsque cette dernière localisation l'exige par une tendance perforante marquée. Nous avons l'impression qu'avec la radiothérapie nous tenons une arme chaque jour plus puissante qui rendra inutiles les interventions mutilantes ou en réduira singulièrement les indications.

CHAPITRE II

TUBERCULOSE DE LA SCLÉROTIQUE

SOMMAIRE

§ I. — HISTORIQUE. — La sclérite essentielle de PILZ (1852) et sa nature tuberculeuse possible. Les cas indiscutables de DIANOUX (1896). La tuberculose inflammatoire de la sclérotique.

§ II. — ETIOLOGIE. - - Rareté des tuberculoses primitives de la sclérotique. Origine externe (traumatique) exceptionnelle. Fréquence de l'origine endogène par voie sanguine.

§ III. — REPRODUCTION EXPÉRIMENTALE. -- PATHOGÉNIE : Infection par l'humeur aqueuse ou par voie sanguine

§ IV. — ANATOMIE PATHOLOGIQUE.

§ V. — SIGNES ET FORMES CLINIQUES : la tuberculose de la sclérotique, la sclérokératite tuberculeuse.

§ VI. — DIAGNOSTIC : les tumeurs juxtalimbiques, l'épisclérite banale, les tuberculoses du corps ciliaire propagées à la sclérotique.

§ VII. — TRAITEMENT. — La tuberculinothérapie. Les injections sous-conjonctivales d'air stérilisé. Les galvanocautérisations. L'ablation chirurgicale et ses avantages. Indications de l'énucléation.

Nous ne décrirons dans ce chapitre que les tuberculoses primitives de la sclérotique, qui sont d'ailleurs les plus rares. Nous étudierons dans les chapitres consacrés aux bacilloses iriennes ou conjonctivales l'aspect clinique de l'atteinte scléroticale. On sait que certaines tuberculoses de la conjonctive bulbaire peuvent entamer et perforer la sclérotique de dehors en dedans. Plus fréquemment, c'est un processus tuberculeux iridociliaire qui, de dedans en dehors, se fera jour au niveau du limbe scléro-cornéen, point d'élection de perforation du globe oculaire. Dans les deux cas le diagnostic est ordinairement facile, la sclérotique n'est atteinte que secondairement longtemps après le début du processus tuberculeux sur la conjonctive ou sur l'iris et les lésions scléroticales passent cliniquement au second plan.

§ I. — HISTORIQUE.

Il est difficile de dire quels sont les premiers cas connus de tuberculose primitive de la sclérotique, affection exceptionnelle et qui a peu attiré l'attention des ophtalmologistes. Il est possible que le cas publié par PILZ en 1852 sous le nom de sclérite essentielle soit en réalité une tuberculose de la sclérotique. Il est probable que les cas de SCHLODTMANN (1896) et BRAILEY ont trait à des cas de bacilloses sclérales (cellules géantes) mais secondaires. Il semble bien que ce soit à DIANOUX (1896) que l'on soit redevable des premiers cas de sclérokératite tuberculeuse indiscutable, forme clinique bien isolée et dont l'étude a été reprise ultérieurement par CHESNEAU en 1900, VERHOEFF en 1907 et 1910 et dont la reproduction expérimentale reprise en 1914 par cet auteur avait déjà été obtenue en 1905 et en 1907 par STOCK et DAELS. Le mémoire tout récent de COLLOMB et la thèse de FIETTA (1920) sont venus donner une nouvelle actualité à la question.

D'autre part le premier cas de tuberculose inflammatoire de la sclérotique semble appartenir à ORESTE qui en publie un cas en 1911 où la constitution histologique de la néoplasie abrasée était celle d'une inflammation simple mais où l'inoculation fit la preuve de la nature bacillaire. SOULIER dans sa thèse inspirée par DE LAPERSONNE et parue en 1913 a réuni un certain nombre de cas de ce genre. On connaît donc bien aujourd'hui les diverses formes cliniques de la tuberculose scléroticale à lésions spécifiques ou du type inflammatoire simple, avec ou sans lésions cornéennes associées.

§ II. — ETIOLOGIE.

1° *Origine primitive (exogène).*

La plupart des auteurs admettent que la tuberculose scléroticale même lorsqu'elle constitue le foyer oculaire primitif est presque constamment d'origine endogène. Protégée par le bouclier conjonctival, peu vascularisée, comme le constate COLLOMB, la sclérotique est évidemment une des parties de l'organisme les moins susceptibles de donner naissance à un développement du processus tuberculeux. Nous avons retrouvé cependant deux cas de tuberculose traumatique de la sclérotique. L'un appartient à PETER : il s'agit d'un cas de tuberculose sclérale développé après l'ablation d'un papillome pigmenté de la conjonctive : la nature primitive semble douteuse. Le deuxième a été relaté par BELL qui a vu chez une malade atteinte de plaie conjonctivo-sclérale se développer une tuberculose sclérale. L'extrême rareté de ces faits nous dispense d'en dire plus long.

2° *Origine secondaire* (endogène).

Bien que peu vascularisée, comme nous l'avons dit, la sclérotique est susceptible de donner naissance à des foyers métatastiques de bacillose. Tous les auteurs sont d'accord aujourd'hui pour reconnaître que la tuberculose de la sclérotique est presque constamment consécutive à un foyer profond et lointain de tuberculose. Et de fait la lecture des observations publiées prouve la réalité de cette conception. Sans doute ce foyer initial peut être apparent et diagnostiqué : le malade de COLLOMB avait une épididymite tuberculeuse, une des malades de BEAUVIEUX présentait une tuberculose pulmonaire en évolution, celle de MONTHUS et DESCOMPS avait des foyers multiples de bacillose. Le plus souvent, cependant, on ne note que des antécédents tuberculeux héréditaires, un mauvais état général, des bronchites à répétition (ORESTE, VERHOEFF, CHESNEAU). Nous devons noter, cependant, que dans les treize observations réunies par FIETTA, il existait constamment d'autres foyers éloignés de tuberculose.

Age, sexe. — La tuberculose de la sclérotique s'observe chez l'adolescent et l'adulte ; la vieillesse paraît réfractaire. Les âges extrêmes que nous avons pu relever sont de 8 et 45 ans.

Tous les auteurs insistent sur la prédisposition du sexe féminin et de fait, au moins 75 0/0 des observations ont trait à des femmes. Les 13 malades de la statistique de VERHOEFF étaient des femmes.

§ III. — REPRODUCTION EXPÉRIMENTALE, PATHOGÉNIE.

STOCK et DAELS ont obtenu par injection de bacille de Koch dans la carotide et la veine auriculaire du lapin des lésions de la sclérotique débutant douze à quatorze jours après l'inoculation, mais en certains cas, quelques mois seulement après. Nous devons noter qu'il se produisait en même temps des lésions iriennes ou choroïdiennes. Ces expériences sont néanmoins en faveur de l'origine endogène de l'infection.

D'autre part, VERHOEFF opérant par inoculation dans le vitré ou la chambre antérieure du lapin à l'aide de bacilles tuberculeux morts, observe trois mois après une sclérokératite absolument semblable aux lésions observées en pathologie humaine. Ici encore se rencontre l'association avec des tubercules iriens ou choroïdiens. VERHOEFF conclut à la pathogénie suivante : infection sanguine par les vaisseaux du corps ciliaire, contamination secondaire de l'humeur aqueuse et par l'intermédiaire de celle-ci, tuberculisation simultanée de l'iris et de la choroïde ainsi que de la sclérotique au niveau de l'angle de filtration de la chambre antérieure.

Cette conception ne semble pas applicable dans tous les cas. Notamment on ne saurait expliquer ainsi les observations, exceptionnelles d'ailleurs, de tuberculose scléroticale du segment postérieur. CHOU dans un article très récent accompagné d'une longue description histologique de l'œil qu'il dut énucléer, a trouvé des lésions en pleine sclérotique, autour des vaisseaux, et admet que l'infection a dû se propager par ces derniers directement à la sclérotique et non par l'intermédiaire de l'humeur aqueuse, en se basant surtout sur le fait que sur la pièce qu'il a pu examiner existaient plusieurs foyers intrascléraux indépendants les uns des autres.

§ IV. — ANATOMIE PATHOLOGIQUE.

Les cas de tuberculose primitive de la sclérotique accompagnés d'examen anatomique sont extrêmement peu nombreux. Certains d'entre eux semblent correspondre à des tuberculoses du corps ciliaire ou de la périphérie de l'iris ayant érodé la sclérotique et la révision de quelques observations s'impose.

Collomb et son élève Fietta ramènent à deux les points de développement possible de la tuberculose de la sclérotique. Ces régions correspondent aux zones traversées par les vaisseaux : en avant les vaisseaux perforants, au voisinage du limbe, en arrière les vaisseaux ciliaires tout autour du nerf optique. Cette dernière localisation est absolument exceptionnelle. Bell a rapporté un cas, post-traumatique, au niveau de l'équateur. Récemment Chou a publié une observation de tuberculome juxta-limbique de la sclérotique avec deux autres foyers intrascléraux indépendants du principal : l'un au niveau de l'équateur et l'autre en arrière.

Le tuberculome débute soit par l'épisclère, soit par la sclérotique elle-même ; la conjonctive glisse librement au début à sa surface. La petite tumeur fait corps avec la sclérotique et l'on doit la sculpter au sein même de cette membrane pour la détacher. C'est dire que le processus a un caractère nettement infiltrant et n'est pas séparé des tissus sains par une capsule fibreuse d'encerclement. La propagation peut se faire dans plusieurs sens. En dehors, c'est la conjonctive qui adhère et qui peut finir par s'ulcérer, le caséum se déversant à l'extérieur ; en dedans le corps ciliaire peut être atteint progressivement ; latéralement enfin la cornée peut être le siège de la propagation du processus qui en ce dernier cas fuse à l'intérieur même du parenchyme cornéen, respectant l'épithélium antérieur et constituant la sclérokératite tuberculeuse. On conçoit donc que dans certains cas avancés, on puisse hésiter sur les pièces macroscopiques pour déterminer le point de départ du processus aux dépens de l'iris et du corps ciliaire, ou de la sclérotique. On se rappellera que le début anatomique est exceptionnel au niveau de cette dernière membrane.

Histologiquement, le processus tuberculeux n'a rien de caractéristique. Dans tous les cas publiés, les auteurs ont noté la présence de cellules géantes et de nappes épithélioïdes au niveau du nodule tuberculeux. On peut également juger de l'atteinte de la cornée et de l'iris, fréquemment envahis soit par le tissu spécifique soit par les nappes inflammatoires banales de voisinage. La constatation de bacilles de Koch au sein des lésions est assez rare, ce qui ne saurait nous étonner étant donné la fréquence de leur absence dans les tuberculoses dites chirurgicales.

§ V. — SIGNES ET FORMES CLINIQUES, ÉVOLUTION, PRONOSTIC.

Les aspects cliniques de la tuberculose de la sclérotique sont beaucoup mieux connus que ceux de la kératite tuberculeuse. On peut avec les classiques établir deux grandes formes, la sclérite ou épisclérite proprement dite et la sclérokératite tuberculeuse, forme assez spéciale et dont l'aspect est très particulier.

1° *Tuberculose de la sclérotique.*

Cette forme qui ressemble cliniquement à l'épisclérite banale comprend en réalité deux catégories différentes de lésions comme l'a montré DE LAPERSONNE dans la thèse de SOULIER. Dans un premier ordre d'observations, il s'agit de lésions inflammatoires aiguës ou subaiguës histologiquement banales, dont l'origine tuberculeuse paraît démontrée par la coexistence d'autres lésions bacillaires éteintes ou en activité sur le malade, ou par l'inoculation positive du nodule scléral excisé. Cette forme correspond à la tuberculose inflammatoire de la sclérotique.

Dans la deuxième catégorie, on constate au niveau de la lésion, l'édification de cellules géantes et la production de zones de caséification. Comme le seul examen clinique ne permet pas la différenciation, nous décrirons sous le même chapitre des lésions histologiquement dissemblables.

COLLOMB admet que la sclérotique étant peu vasculaire d'une part, se trouvant d'autre part protégée par le bouclier conjonctival, paraît peu susceptible d'attirer le développement d'un processus tuberculeux sauf en deux points, tout autour du nerf optique au point de passage des vaisseaux ciliaires postérieurs et au niveau de la région limbique dans les régions tra-

versées par les vaisseaux perforants, d'où deux formes d'après
le siège de la localisation : forme postérieure péripapillaire,
forme antérieure périlimbique, la plus fréquente.

A) *Dans la forme antérieure*]périlimbique, la localisation se
fait surtout dans les couches épisclérales. Le début a lieu habituellement par une épisclérite sous forme d'une petite tumeur
arrondie près du limbe, grise en son centre, rose ou jaune à la
périphérie et peu saillante. Au début, la conjonctive glisse
librement à la surface de la tumeur. Ultérieurement la tumeur
s'accroît ; la conjonctive devient adhérente et tend à s'ulcérer ;
d'autre part le processus tend également à évoluer vers la profondeur. Mais la perforation est rare.

L'évolution est habituellement lente et se fait par poussées
sucessives, VERHOEFF a insisté, à juste raison, sur ce mode
spécial de progression et ses malades, qui appartenaient au
sexe féminin, voyaient augmenter leurs lésions au moment des
époques cataméniales.

Habituellement, il s'agit d'une affection bénigne au point de
vue visuel. Les cas terminés par granulie semblent exceptionnels.
Le plus fréquemment sous l'influence du traitement, et nous
voulons noter dès à présent l'heureux effet du traitement
chirurgical ou de la tuberculinothérapie, les poussées s'espacent,
tout rentre dans l'ordre pour quelques mois, parfois définitivement. Les récidives à longues échéances sont néanmoins
toujours à redouter. Plus rarement le tubercule ulcère la conjonctive et se vide à l'extérieur, mais la guérison est encore fréquente. Exceptionnellement enfin, le processus érode complètement la sclérotique et perfore les parois oculaires nécessitant l'énucléation comme dans les cas de CALDERARO, COLLOMB,
CHOU. Cette dernière éventualité est très rare, on ne saurait
trop le répéter.

B) *La forme postérieure ou péripapillaire de la tuberculose*
primitive de la sclérotique est tout à fait exceptionnelle et
FIETTA n'a pu en réunir que trois observations nettes, non
sujettes à caution. D'après lui l'affection évolue sous la forme

de foyers péripapillaires sous-choroïdiens qui sont généralement inobservables à l'ophtalmoscope étant promptement voilés par un décollement étendu. L'affection présente une grande gravité d'après FIETTA. Cependant pour ce dernier auteur certains cas pourraient guérir en laissant des cicatrices et en régressant spontanément. COLLOMB pense en outre que certaines tuberculoses dites à tort papillaires ne seraient que des tuberculomes scléraux propagés à la papille. L'extrême rareté de ces faits, leur difficulté de diagnostic, la possibilité de leur développement primitif non pas aux dépens de la sclérotique, mais de la choroïde nous dispensent d'insister plus longuement.

2° *Sclérokératite tuberculeuse.*

La sclérokératite tuberculeuse est une affection très spéciale à laquelle la participation de la cornée vient donner une allure toute particulière. Elle peut être consécutive à la forme précédente, mais habituellement le début se fait soit par atteinte simultanée de la cornée et de la sclérotique, soit même par la cornée. Cette forme isolée par DIANOUX a été décrite ultérieurement par CHESNEAU dans le nom de kératite parenchymateuse sclérosante et par WEMMERSLAGER VON SPARWOUDE sous celui de kératite profonde sclérosante. DIANOUX et PECHIN lui ont donné sa dénomination actuelle. Les lésions histologiques, examinées par ORESTE, se sont montrées banales microscopiquement, mais WEMMERSLAGER VON SPARWOUDE y a vu des cellules géantes. Les inoculations d'ORESTE et de VERHOEFF ont été positives. L'étude générale en a été faite dans la thèse de PELLOUX, inspirée par l'un de nous.

Le début se fait habituellement par un bouton d'épisclérite d'aspect banal, mais survenant chez des sujets dépourvus d'antécédents rhumastismaux. Ce signe négatif aurait une grande valeur pour DIANOUX. Puis dans la partie la plus voisine de la cornée apparaît une infiltration spéciale. Tous les auteurs sont d'accord pour admettre que cette infiltration se fait dans les parties profondes du parenchyme cornéen et que l'épithélium reste intact. La kératite est d'aspect nodulaire sous forme de larges et gros nodules d'aspect arrondi et de teinte jaunâtre.

Dianoux a insisté sur leur situation. Ils ressembleraient à un examen rapide à des dépôts de descémétite très grossis, mais ne siègent pas, bien entendu, sur la membrane de Descemet. Les premiers nodules se développent au niveau des boutons d'épisclérite, puis ultérieurement on en voit d'autres se former et une grande partie de la cornée peut être envahie. L'iris participe presque toujours à l'inflammation, mais Morax et tous les auteurs ont insisté sur le fait que les lésions iriennes restaient presque toujours banales et que l'on n'assistait pas à l'édification de tubercules iriens. Cependant le cas récent examiné et publié par Chou montre que l'iris peut présenter des lésions tuberculeuses spécifiques.

La maladie évolue presque toujours sous forme de *poussées successives* laissant habituellement une diminution progressive de vision et des synéchies. Aussi assiste-t-on à des modifications fréquentes de la tension oculaire. Celle-ci est au début en général diminuée, mais très fréquemment si les synéchies s'accentuent on voit apparaître du glaucome secondaire qui peut obliger à l'énucléation.

Le pronostic est assez diversement jugé par les auteurs. Le nombre des cas publiés n'est pas encore assez grand pour que l'on puisse se faire une opinion ferme. Chesneau juge seul qu'il s'agit d'une affection bénigne évoluant vers la guérison. Tous les autres auteurs admettent au contraire que le pronostic visuel est toujours à réserver en raison de la formation de taies cicatricielles presque toujours indélébiles. Oreste insiste sur le mauvais pronostic visuel et même vital de l'affection. On doit semble-t-il considérer la sclérokératite comme une affection beaucoup plus grave au point de vue visuel que l'épisclérite simple et comme devant comporter au point de vue vital le pronostic réservé de toutes les tuberculoses oculaires.

§ VI. — Diagnostic.

Le diagnostic se pose différemment suivant qu'il s'agit d'une tuberculose isolée de la sclérotique ou d'une sclérokératite tuberculeuse.

I. — *Tuberculose isolée de la sclérotique.*

L'aspect est ici celui d'une nodosité unique le plus souvent de la sclérotique. C'est le diagnostic de toutes les tumeurs ou tuméfactions périlimbiques qui se posent.

A) *On éliminera tout d'abord les tumeurs conjonctivales.* On n'aura, en général, pas de peine à reconnaître les phlycténules de la kérato-conjonctivite ; la pinguecula sera également rapidement éliminée.

1º *Les dermoïdes du limbe* se reconnaissent à leur situation sur le diamètre horizontal du limbe scléro-cornéen ; ils sont parfois symétriques et siègent de préférence sur le côté temporal de la cornée. Ils sont à cheval sur la limite scléro-cornéenne et sont facilement mobilisables sur les plans profonds. Leur origine dans le jeune âge, leur accroissement lent, la présence de poils à leur surface, d'ailleurs inconstante, leur indolence absolue sont autant de caractères sur lesquels a insisté TUAILLON dans sa thèse inspirée par ROLLET. Mais c'est surtout sur leur indépendance vis-à-vis des plans profonds que l'on devra se baser pour le diagnostic.

2º *Les dermo-épithéliomes de* PARINAUD pourront être sujets à confusion. Ici encore c'est le mode de début dans l'enfance, la lenteur de l'accroissement, et l'indépendance, au début, du plan sclérotical qui permettront le diagnostic. La tumeur est susceptible de s'ulcérer vers l'extérieur, mais n'a pas de tendance à perforer la coque oculaire. L'ablation permettra l'examen histologique qui lèvera tous les doutes, en montrant la présence de larges boyaux épithéliomateux.

3º *Les sarcomes de la conjonctive sclérale* ont été étudiés récemment dans la thèse lyonnaise de GALAUP. Ce sont des tumeurs à marche ulcérative vers l'extérieur, à évolution assez rapide. L'examen histologique montrera la structure du sarcome globo ou fuso-cellulaire.

4° On ne confondra pas enfin une tuberculose scléroticale avec une *tuberculose de la conjonctive* ; tant qu'il n'existe pas d'ulcération le diagnostic est facile. Une fois la tumeur ulcérée, la discrimination devient beaucoup plus difficile et l'on restera souvent dans l'incertitude si l'on ne voit le malade qu'à cette période : il sera alors fréquemment impossible de faire la différence entre une tuberculose conjonctivale épibulbaire creusant la sclérotique et une bacillose de la sclérotique ulcérative.

B) *Tumeurs de la sclérotique.* Une fois que l'on sera certain du siège sclérotical et non conjonctival de la tumeur ou de l'ulcération, on devra différencier la tuberculose de la sclérotique des autres affections de cette membrane susceptibles de donner le change.

1° *L'épisclérite rhumatismale*, à laquelle on devra toujours .penser, évolue par poussées, comme la tuberculose de la sclérotique. Les boutons sont souvent multiples et le diagnostic est alors aisé à la seule inspection, la bacillose de la sclérotique évoluant le plus souvent sous forme d'une tumeur unique. Mais l'épisclérite rhumatismale peut également se manifester sous forme d'un foyer unique. On recherchera les antécédents rhumatismaux ou bacillaires du sujet. Nous devons noter ici d'ailleurs que beaucoup d'épisclérites dites rhumatismales correspondent probablement à une étiologie en réalité bacillaire.

Il est difficile de faire la discrimination entre le rhumatisme tuberculeux et les arthrites rhumatismales simples. Si l'on accepte les idées de PONCET et LERICHE sur la tuberculose inflammatoire, on admettra facilement la notion que beaucoup d'épisclérites dites rhumatismales sont en réalité des tuberculoses inflammatoires simples de la sclérotique.

2° *La gomme syphilitique* est souvent d'un diagnostic difficile. Dans ce cas, l'aspect est celui d'une masse charnue, périlimbique, le plus souvent unique, très vascularisée à la surface de laquelle la conjonctive adhère assez rapidement. Ultérieurement la surface s'ulcère au bout de deux ou trois semaines si un traitement énergique n'est pas opposé à la marche de l'affection. On voit alors une perte de substance à bords taillés à pic et à fond recouvert d'un enduit grisâtre. Le globe oculaire peut être totalement perforé.

On se basera pour affirmer la gomme syphilitique sur la notion d'un accident primitif antérieur et la coexistence d'autres manifestations secondo-tertiaires. Comme les gommes de l'iris dont ROLLET a montré l'apparition précoce, la syphilis gommeuse de la sclérotique est également précoce, ou entre les accidents secondaires et tertiaires. C'est en définitive l'heureux résultat du traitement mixte, mais surtout ioduré qui apportera la preuve décisive de la nature étiologique de l'affection.

3° *Les sarcomes de la sclérotique* sont tout à fait exceptionnel et ce n'est que l'examen histologique, après leur ablation qui permettra le diagnostic.

4° *Les boutons de lèpre conjonctivale* ou épisclérale sont également exceptionnels : le diagnostic en est facile, car les lésions palpébrales auront toujours précédé l'apparition des complications épibulbaires.

C) *Tumeurs du corps ciliaire.*

1° Enfin on ne confondra pas une tuberculose scléroticale primitive avec les bosselures qui précèdent la perforation oculaire au cours de la *bacillose de l'iris et du corps ciliaire.* En ce dernier cas le limbe est un des lieux d'élection de sortie du néoplasme tuberculeux ; on trouvera toujours des lésions bacillaires avancées de la racine de l'iris.

2° De même les *sarcomes du corps ciliaire* provoquent fréquemment des bosselures de la région limbique : mais l'évolution est plus rapide et la teinte noire de ces tumeurs habituellement mélaniques et que l'on aperçoit par transparence est suffisante pout permettre le diagnostic.

On se rappellera que le diagnostic de tuberculose de la sclérotique doit être un diagnostic d'élimination étant donnée la rareté de l'affection et l'on devra en dernier ressort pratiquer l'examen histologique et l'inoculation pour affirmer un diagnostic qui le plus souvent n'aura été que de simple probabilité.

II. — *Sclérokératite tuberculeuse.*

L'allure de l'affection est ici tellement spéciale que l'on ne peut guère commettre d'erreur : l'association des opacités cornéennes périphériques avec les nodosités scléroticales imprime un cachet particulier aux lésions. On ne commettra pas l'erreur grossière de croire à une kératite hérédospécifique, en ne prêtant pas une valeur séméiologique suffisante aux bosselures de la sclérotique. Nous renvoyons le lecteur à l'exposé du diagnostic différentiel entre la tuberculose cornéenne et la kératite interstitielle pour plus de détails.

§ VII. — TRAITEMENT.

On a utilisé diverses thérapeutiques contre la tuberculose scléroticale, avec des résultats variables.

1° *La tuberculinothérapie* a toujours été associée au traitement général. Elle a donné en général de bons résultats dans les mains de divers auteurs. C'est ainsi que VERHOEFF déclare avoir eu d'excellents résultats dans treize cas de tuberculose de la sclérotique. ROHMER, BEAUVIEUX, AURAND ont également eu des guérisons, mais toujours avec des réactions marquées et parfois des récidives. Ils ont d'ailleurs utilisé concurremment en certains cas des méthodes adjuvantes, telles que les galvano-cautérisations. Un des malades de BEAUVIEUX et celui de l'observation d'AURAND ont eu des récidives. Ce dernier a guéri par une nouvelle cure à la tuberculine associée à des cautérisations. Nous ne voulons pas répéter les reproches que nous faisons à la cure tuberculinique, notamment à sa lenteur et aux réactions qu'elle provoque et qui ont été telles que ROHMER dans un de ses cas a redouté l'apparition d'une méningite.

2° Les injections sous-conjonctivales d'air stérilisé n'ont donné de bons résultats qu'à CHESNEAU, dans 7 cas. Ces observations paraissent se rapporter à des tuberculoses atténuées.

Rohmer, Oreste ont eu des insuccès absolus. Cette méthode paraît actuellement abandonnée.

3° *Les galvanocautérisations* ont à leur actif d'assez nombreux succès relatés par Calderaro et Collomb entre autres. Cette méthode sera employée avec prudence et lorsque l'ablation chirurgicale n'aura pu être faite qu'incomplètement. Monthus et Descomps ont rapporté l'observation d'une malade traitée par cautérisation et chez laquelle la guérison se maintenait au bout de quatre ans.

4° *L'ablation chirurgicale* nous paraît être la méthode de choix dans les formes sclérales pures. Elle sera faite prudemment, plan par plan, pour éviter la perforation. Dianoux a insisté à juste titre sur la difficulté qu'il y a à abraser totalement les nodules scléroticaux qui reposent sur une sclérotique envahie. C'est néanmoins à cette méthode que nous donnerons la préférence, quitte à la compléter le cas échéant par des cautérisations répétées. Collomb a rapporté l'observation d'un malade ainsi traité chez lequel la guérison fut obtenue.

5° La *radiothérapie* nous paraît spécialement à préconiser dans les scléro-kératites tuberculeuses. La technique sera la suivante : doses minimes de rayons moyennement pénétrants, faiblement filtrés ; cinq séances d'irradiation constituant une série seront appliquées dans les conditions suivantes :
Intensité : 0,5 à 0,8 milliampères.
Filtre : 2 mm. 5 d'aluminium.
Durée : cinq à six minutes.
Etincelle équivalente : 10 à 12 cm.
Champ d'irradiation : variable suivant l'étendue et la dissémination des lésions.
Distance anticathode œil : 20 à 26 cm. On fait une irradiation tous les deux ou trois jours. En suivant cette technique, la dose totale de rayons X absorbée par la région traitée est pour une série de 5 séances de 2 H. à 2 H. 5. Il y a lieu après un repos de

trois semaines à un mois de faire une nouvelle série si la guérison n'est pas complète.

Dans deux cas traités suivant cette méthode dans le service de l'un de nous et rapportés au complet dans la thèse de PEL-LOUX, les résultats obtenus furent très satisfaisants. Il s'agissait d'une kératite tuberculeuse primitive chez un enfant de 10 ans et d'une scléro-kératite accompagnée de tuberculose de l'iris chez une jeune fille de 22 ans.

6° *L'énucléation* ne sera indiquée que dans les cas de tuberculose de la sclérotique avec perforation. ROCHON-DUVIGNEAUD a insisté sur la possibilité de guérison par cautérisation dans des cas en apparence désespérés. D'après les observations publiées nous n'avons trouvé qu'un cas où l'énucléation fût nécessaire et qui a été rapporté par CALDERARO.

Il est difficile de donner des règles plus précises sur le traitement d'une affection très rare, car le nombre des observations publiées est trop faible pour que l'on puisse tirer de leur étude des déductions plus fermes et une ligne de conduite mieux assurée.   .

Chapitre III

LA TUBERCULOSE DU TRACTUS UVÉAL

SOMMAIRE

§ I. — Historique. — Les excroissances et le fongus : Maitre-Jan, Saunders, Demours ; les constatations nécropsiques de Gueneau de Mussy ; les tubercules scrofuleux de Mackenzie. Premiers cas indubitables observés sur le vivant : tuberculose choroïdienne : de Jaeger (1855) ; tuberculose irienne : Gradenigo (1869). Discussions sur l'origine primitive ou secondaire. Reproduction expérimentale. Traitement.

§ II. — Considérations générales : Fréquence, âge, sexe.

§ III. — Etiologie et pathogénie : Origine primitive ou origine secondaire ; fréquence de cette dernière.

§ IV. — Reproduction expérimentale : Inoculations *in situ*, inoculations par voie sanguine.

§ V. — Etude anatomique et clinique des tuberculoses de l'iris et du corps ciliaire : Anatomie pathologique. Formes cliniques : la tuberculose inflammatoire, la tuberculose nodulaire, le tuberculome confluent. Evolution et complications, pronostic, diagnostic.

§ VI. — Etude anatomique et clinique des tuberculoses de la choroide : Lésions. Formes cliniques : choroïdite tuberculeuse, granulations tuberculeuses, tuberculome massif. Evolution, pronostic et complications. Diagnostic.

§ VII. — Traitement des tuberculoses du tractus uvéal : Traitement général. La tuberculinothérapie et la sérothérapie spécifique (indications, technique et résultats). La radiothérapie. Le traitement chirurgical : excisions partielles, l'énucléation et ses prétendus dangers.

§ I. — Historique.

La tuberculose du tractus uvéal paraît connue depuis longtemps, mais les observations indiscutables sont relativement récentes. Le premier auteur qui paraît avoir observé un cas de tuberculose endooculaire est Maitre-Jan en 1707, mais sa description est tellement incertaine que l'on ne peut en tenir compte et il faut passer au début du XIXe siècle pour trouver des observations sinon certaines, du moins très probables. C'est ainsi que AUTENRIETH décrit en 1808 une excroissance jaunâtre développée dans la choroïde d'un homme de 40 ans mort de lésions que l'on peut considérer rétrospectivement comme tuberculeuses. SAUNDERS en 1811 parle de fongus irien, DEMOURS en 1818 y fait allusion. DELARUE en 1823 dans son *Cours des maladies des yeux* décrit des excroissances charnues de l'iris qui sont peut-être mais non sûrement tuberculeuses. Les descriptions de LAWRENCE (1830) sont également sujettes à caution, mais le cas de LINCKE (1834) : *de fungo medullari oculi* est peut-être plus véritablement de nature tuberculeuse. GUÉNEAU DE MUSSY dans son observation recueillie à la Salpêtrière et relatée en 1837 à la *Société Anatomique* est un des premiers auteurs qui aient tiré de leurs constatations les vues les plus justes : il constate à l'autopsie d'un sujet mort de granulie des granulations iriennes et choroïdiennes. Ultérieurement MACKENZIE dans son traité et dans une série de publications datant de 1834, 1839 et 1844 notait que certains fongus hématodes n'étaient pas de véritables tumeurs et ne se comportaient comme tels. Il parle en outre, ultérieurement, de tubercules scrofuleux de l'iris et de la choroïde chez des sujets atteints de carie osseuse. VIRCHOW et DE GRAEFE en 1854 décrivent comme une tumeur un granulome congloméré, probablement tuberculeux. DE JAEGER en 1855 est le premier auteur qui fit le diagnostic ophtalmoscopique de tuberculose choroïdienne, et MANZ, trois ans plus tard en donne la première description miscropique. BOUCHUT dans une série de publications célèbres dont la première remonte à 1862 note la fréquence des lésions choriorétiniennes visibles à l'ophtalmoscope au cours de la granulie et surtout de la méningite tuberculeuse et en fait un signe important de cette dernière affection. FRENCKEL en 1866 confirme ces notions ainsi que GALEZOWSKI qui ne semble pas en comprendre toute la valeur séméiologique. Enfin en 1869 GRADENIGO donne la première observation indiscutable d'iritis tuberculeuse avec examen histologique que nous tenons à citer plus longuement. Il s'agissait d'un jeune homme de 21 ans vu en août 1868 pour une affection

oculaire ayant débuté trois mois auparavant. On notait alors :
« Faible œdème des paupières, injection rosée autour de la
cornée qui est transparente à l'exception de trois points présentant de petits dépôts interstitiels. Ceux-ci sont grisâtres,
arrondis, séparés les uns des autres : ils ont la grandeur d'une
tête d'épingle et sont en partie situés sous la membrane de
Bowman, en partie sur la membrane de Descemet et proéminent ainsi dans la chambre antérieure, un peu rétrécie et
renfermant de l'humeur aqueuse faiblement trouble. A l'éclairage oblique, l'iris présente un aspect tomenteux ; dix à sept
corpuscules nettement arrondis de la grandeur de la moitié
d'un grain de chénevis proéminent, en traversant l'iris, dans la
chambre antérieure et se trouvent principalement placés dans
le segment inféro-externe près du bord périphérique et interne.
La pupille est étroite, déformée par plusieurs synéchies, la
surface capsulaire est légèrement trouble. Le globe oculaire à
sa consistance normale, n'est pas sensible et ne montre pas
d'irradiation douloureuse dans la région du trijumeau. Sans
cause directe, il se produit de temps à autre dans la chambre
antérieure des hémorragies qui se résorbent spontanément.
Quoique l'examen du poumon ne donne aucun renseignement,
on fait le diagnostic d'iritis tuberculeuse et on prescrit un régime roborant. »

Ultérieurement, GRADENIGO vit l'autre œil se prendre et
présenter des lésions analogues, et trois mois après, le malade
mourait de tuberculose miliaire aiguë. L'autopsie a montré
que « la surface interne de la cornée est recouverte de plusieurs
corpuscules blanchâtres que l'on peut aisément détacher de la
membrane de Descemet et qui se trouvent composés d'une
masse caséeuse peu résistante..... Un grand nombre de petits
boutons blancs jaunâtres, identiques à ceux de la cornée se
trouvent dans le parenchyme de l'iris, principalement à sa
surface et sont placés sur le bord ainsi que sur la circonférence
périphérique de l'iris..... L'examen microscopique permet de
reconnaître que leur structure est absolument identique à celle
des tubercules miliaires ». Ce cas est donc indubitable et l'on y
trouve signalés plusieurs des symptômes qui deviendront clas-

siques ultérieurement et notamment les hémorragies à répétition de la chambre antérieure. Le cas de PERLS publié en 1872 est non moins indiscutable et est relatif à une infiltration massive et diffuse de l'iris d'un enfant de 2 ans, mort ultérieurement de granulie.

A partir de cette époque, les observations se multiplient dans des proportions considérables et l'on ne saurait sans risquer la monotonie citer toutes les observations dont les principales sont celles de BERTHOLD (1871), PARINAUD (1870), SALTINI (1875), MANFREDI (1876), WEISS (1877), HAAB (1879), PONCET (1882), Félix LAGRANGE (1893).

Mais déjà s'étaient ouvertes des discussions qui ne sont pas encore terminées actuellement sur l'origine primitive ou secondaire de la tuberculose du tractus uvéal. Alors que la majorité des auteurs avaient, dès le début, et sous l'influence des idées de GUÉNEAU DE MUSSY et de BOUCHUT, tendance à considérer comme toujours secondaires les tuberculoses choroïdiennes, la discussion sur l'origine des bacilloses de l'iris était déjà engagée. Alors que PARINAUD dès 1870 et ultérieurement TERSON, PONCET, HIRSCHBERG, SAMELSOHN pour ne citer que les principaux défenseurs de la nature primitive de la tuberculose irienne soutenaient cette manière de voir, DE WECKER, FUCHS et LEBER pensaient que la tuberculose intraoculaire, qu'elle soit irienne ou choroïdienne était toujours secondaire à un foyer profond de l'organisme. La statistique de DENIG, publiée en 1895, était destinée dans l'esprit de son auteur, a montrer la fréquence de la tuberculose irienne d'apparence primitive et à l'opposer à la rareté de la complication irienne au cours des diverses tuberculoses viscérales, pulmonaires, ganglionnaires ou osseuses. Nous critiquerons plus loin en détail les conclusions de cette statistique, mais nous tenons à faire remarquer dès à présent qu'en 1885 la radioscopie et les moyens actuels d'investigation n'existaient pas et que les cas signalés par l'auteur comme primitifs pouvaient être en réalité secondaires à un foyer latent et profond de tuberculose. Actuellement, les recherches récentes des phtisiologues tels que KUSS, des radiologistes tels que RIST et MAINGOT montrent la fréquence des inoculations viscérales tuberculeuses au cours de la première année d'existence et rendent vaine toute discussion sur l'origine de la tuberculose du tractus uvéal que l'on peut considérer à l'heure actuelle comme constamment secondaire.

Mais jusqu'ici il ne s'agissait que de lésions tuberculeuses avec néoproductions spécifiques, tubercules crus ou caséifiés. La notion d'une tubercule irienne ou choroïdienne évoluant sous le masque d'une inflammation banale de ces membranes est beaucoup plus récente et dérive directement des idées de PONCET sur la tuberculose inflammatoire. FONSAGRIVES dans sa thèse inspirée par PONCET en 1904 établit nettement le premier la notion de la tuberculose inflammatoire simple de l'iris évoluant sous le masque d'une iritis banale, tout en reconnaissant qu'antérieurement à lui VAN DUYSE, QUINT avaient publié des faits analogues. Cette manière de voir a reçu ultérieurement l'approbation de la majorité des oculistes et notamment de TRUC en 1912. Pour la choroïde, l'existence d'une choroïdite tuberculeuse inflammatoire, à aspect ophtalmoscopique d'inflammation banale semblait prouvée à la suite des expériences de ROLLET et AURAND (1909) et des observations de VAN DUYSE et STOCK ; néanmoins, en dépit des publications récentes de LAGRANGE (1923), l'entité de ce type clinique est moins nettement fixée qu'en ce qui concerne l'iris.

Les recherches expérimentales ont toutes eu pour base les travaux de VILLEMIN qui dès 1866 montra l'inoculabilité de la tuberculose et ont été favorisées par KOCH qui découvre en 1882 le bacille tuberculeux. On a essayé de reproduire la tuberculose du tractus uvéal, soit par inoculation dans la chambre antérieure, le vitré ou la choroïde, *in situ* en un mot, soit par injection de produits bacillaires ou toxiques dans le sang. Parmi les auteurs qui ont utilisé la première de ces deux méthodes il convient de citer HAENSELL qui opéra avec succès en 1877 sur la chambre antérieure du lapin. Ultérieurement ROLLET et AURAND dans de multiples expériences datant de 1907, 1908, 1909 et 1910 ont obtenu par inoculation dans la chambre antérieure, dans l'épaisseur de la choroïde et du nerf optique des résultats positifs extrêmement intéressants, car les lésions créées expérimentalement étaient tantôt caséeuses et spécifiques, tantôt du type inflammatoire simple. Opérant par la voie sanguine Félix Lagrange obtint dès 1898 une tuberculisation expérimentale du tractus uvéal du lapin, chez deux animaux sur les dix inoculés. Stock en 1907, et Daels la même année obtinrent des résultats identiques, qui sont encore en faveur de l'origine secondaire des tuberculoses du tractus uvéal.

Tracer l'historique complet du traitement, ou plutôt des traitements que l'on a successivement essayés contre la tuberculose du tractus uvéal est une chose presque impossible, mais nous tenons à indiquer successivement les phases diverses, grandeur et décadence, qu'a traversées, en pareille matière la tuberculinothérapie.

Koch découvre en 1891 la lymphe qui porte son nom et qui est une toxine tuberculeuse provenant de cultures. Les premiers essais de Wagner et Leber en 1891 avaient été plutôt encourageants, mais dès la même année se notent les insuccès thérapeutiques expérimentaux de Baumgarten et Gasparrini, ainsi que de nombreux cas de mort et la méthode tombe, provisoirement, dans l'oubli. Elle en ressort en 1897 avec la tuberculine TR qui donne au point de vue oculaire des résultats satisfaisants à von Hippel notamment et à de nombreux auteurs tels que Rohmer, Gamble, Darier, Koster, Török, Hancock et Mayou, etc. Toutefois quelques cliniciens ont des insuccès, néanmoins la communication de Rohmer en 1908 attire l'attention des ophtalmologistes français sur la méthode. Ultérieurement apparaissent en Allemagne la tuberculine BE, célébrée par von Hippel et la TBK, en France la tuberculine CL de Calmette, en Russie l'Endotine. Ces produits trouvent entre 1908 et 1914 de chauds partisans parmi lesquels il convient de citer von Hippel en Allemagne, Dor et Darier en France. Puis, le ton change progressivement et l'on voit apparaître des statistiques plus défavorables. Verhoeff n'est pas satisfait de la tuberculine, Max Reif en 1913 relate des insuccès ainsi qu'Hertel en 1914. La tuberculinothérapie perd chaque jour du terrain et il est curieux de constater que son dernier champ d'action est représenté par la tuberculose irienne ;

actuellement les publications se raréfient et deviennent de moins en moins optimistes.

Tout dernièrement apparaît une nouvelle méthode thérapeutique dont les résultats nous paraissent spécialement féconds, nous voulons parler de la radiothérapie qui nous paraît devoir détrôner et remplacer en grande partie la tuberculinothérapie en matière de tuberculose irienne. Il s'agit là d'une méthode introduite tout récemment par ROLLET et dont les très heureux résultats seront exposés en détail au chapitre du traitement.

§ II. — CONSIDÉRATIONS GÉNÉRALES.

1° *Fréquence.*

La fréquence de la tuberculose du tractus uvéal est très différemment appréciée par les divers auteurs. MULES admettait autrefois que l'on rencontrait une tuberculose irienne sur 30.000 consultants d'ophtalmologie. HIRSCHBERG estimait que l'on en voyait une sur 6.000 malades ; HORNER une sur 4.000, NATANSON une sur 7.000. Puis brusquement avec les facilités de diagnostic qui ont suivi l'introduction en clinique des examens histologiques et des inoculations, le pourcentage a sensiblement augmenté. Enfin la connaissance de la tuberculose inflammatoire a fait progresser considérablement le chiffre des tuberculoses oculaires. Les Allemands, exagérant avec VON HIPPEL les idées de PONCET, sont arrivés à mettre l'étiquette de tuberculose sur une grande quantité d'iritis, d'iridocyclites et de choroïdites : c'est ainsi que VON HIPPEL admet que sur 100 malades on rencontre 5 tuberculoses iriennes ou choroïdiennes. Un tel pourcentage dépasse considérablement la réalité. D'après notre statistique personnelle on rencontre environ 3 cas de tuberculoses du tractus uvéal sur 6.000 consultants oculaires, soit un pour deux mille malades. Ce chiffre nous paraît correspondre à la moyenne habituelle.

L'étude de ces pourcentages ne présente d'ailleurs qu'un intérêt tout relatif ; nous avons cité ces statistiques pour montrer combien les conceptions que l'on peut se faire de la tuberculose irido-choroïdienne peuvent varier suivant les auteurs.

Les chiffres de pourcentage doivent d'ailleurs être basés sur des examens serrés et le diagnostic de tuberculose ne doit être porté qu'après un contrôle de l'examen clinique par tous les moyens que le laboratoire met à notre disposition.

2° *Age.*

La tuberculose irienne se voit surtout de 5 à 30 ans. Les affections du tractus uvéal, d'après IGERSHEIMER, relèveraient en général de la tuberculose jusqu'à 30 ans et de la syphilis passé cet âge. Ceci nous paraît erroné puisque O'GILVY a rapporté un cas de tuberculose irienne vérifié histologiquement chez un homme de 72 ans. Nous-mêmes possédons deux observations concernant des bacilloses de l'iris chez des sujets respectivement âgés de 34 et 40 ans. D'autre part la statistique de KOSTITCH, établie sous la direction de ROLLET montre que sur 20 malades atteints de syphilis gommeuse de l'iris, 12 étaient âgés de moins de 25 ans.

Nous donnons ci-dessous l'âge des 19 malades qui ont pu être observés à la clinique ophtalmologique du Professeur ROLLET et qui étaient atteints de tuberculoses iriennes indiscutables.

En dessous de 1 an : 1 cas (à 8 mois 1/2) ;
De 1 à 5 ans : 0 ;
De 5 à 10 ans : 3 ;
De 10 à 15 ans : 4 ;
De 15 à 20 ans : 4;
De 20 à 30 ans : 5 ;
Au delà de 30 ans : 2.

Les âges extrêmes observés ont été de 8 mois 1/2 d'une part, et de 40 ans de l'autre. L'âge moyen fourni par notre statistique est de 17 ans 1/2 exactement.

3° *Sexe.*

Les deux sexes seraient inégalement touchés d'après les auteurs classiques et la femme serait plus atteinte que l'homme : notre statistique personnelle va à l'encontre de cette manière de voir : sur 19 cas, 9 concernent des fem ⚥ es (soit 48 0/0) et 10 sont relatives à des hommes (52 0/0).

4° *Unilatéralité ou bilatéralité.*

La tuberculose du tractus uvéal, sauf dans la granulie, est une affection unilatérale au début. Mais, d'après les classiques, l'autre œil se prendrait assez fréquemment au bout d'un intervalle variable de quelques mois à quelques années. On peut observer l'atteinte d'un œil alors que le congénère a été enlevé depuis plusieurs années ; l'allure sympathisante de la tuberculose du tractus uvéal a été notée par tous les auteurs.

Notre expérience personnelle va plutôt à l'encontre de cette manière de voir. Nous avons en effet constaté, à la faveur de nos documents que l'affection reste fréquemment unilatérale. Sur nos 19 observations, une seule était franchement bilatérale d'emblée : il s'agissait d'une tuberculose miliaire de l'iris survenue chez une jeune fille de 19 ans atteinte d'un lupus du nez. Les dix-sept autres cas sont restés unilatéraux pendant toute la durée de l'évolution de la maladie.

§ III. — ETIOLOGIE. — PATHOGÉNIE.

L'origine primitive ou secondaire des tuberculoses du tractus uvéal a de tout temps, semble-t-il, passionné les cliniciens et l'on peut dire que dans chacune des communications les plus importantes sur ce sujet les auteurs ont cru devoir prendre parti pour ou contre la nature primitive ou secondaire de l'affection.

I. — *Origine primitive.*

L'origine secondaire avait été admise au début par DE WECKER, par LEBER et par FUCHS. Mais ultérieurement PARINAUD se déclara partisan de la nature primitive de la tuberculose du tractus uvéal. Nous devons citer, parmi les adeptes de cette manière de voir PONCET, REMY, ALEXANDER, DUJARDIN, MULES, TERSON, HIRSCHBERG, SAMELSOHN, KOSTER, DEUTSCHMANN, WEISS, SCHMIDT-RIMPLER, SECONDI, MAC HARDY, DIANOUX,

Greeff, Denti et Rombolotti. Denig apporta une contribution statistique importante en faveur de la nature primitive de la maladie. Cette statistique déjà fréquemment reproduite dans divers ouvrages est intéressante en ce qu'elle oppose 38 cas de tuberculose oculaire chez des malades indemmes de tout antécédent bacillaire et de toute autre coexistence de lésions tuberculeuses, et cinq cas de tuberculose oculaire secondaire constatés dans un ensemble de 190 tuberculeux, dont 60 cas de pulmonaires, 90 cas de tuberculeux osseux, 20 cas de tuberculose ganglionnaire et 20 autres cas de tuberculoses diverses.

En réalité, cette statistique, qui pouvait paraître assez convaincante à l'époque où elle fut faite, c'est-à-dire en 1885, ne prouve en réalité qu'une chose, c'est que la tuberculose du tractus uvéal est souvent cliniquement primitive, à un examen superficiel non appuyé par la radioscopie comme cela avait lieu avant 1885. La notion de la fréquence des bacilloses médiastinales n'était pas encore acquise à cette date et la statistique de Denig manque de la confirmation la plus positive, c'est-à-dire des constatations nécropsiques. Quand à la petite quantité des tuberculoses secondaires de l'œil, elle ne prouve rien non plus, sinon la rareté de la tuberculose oculaire en général, fait d'ailleurs acquis et connu depuis longtemps.

Un certain nombre de cas sont cependant réellement primitifs et admis comme tels par tous, ce sont ceux qui évoluent à la suite de traumas infectants de la conjonctive et de la cornée, telles les observations de Bloch, de Jocqs et Duclos, de Rollet et Moreau, de Dor, de von Hippel, de Wolff et de Haab. Mais ce ne sont pas là des tuberculoses iriennes pures : il existe en outre soit une kératite soit une conjonctivite de même nature. Dans le même ordre de faits, nous signalerons les cas d'iritis bacillaire survenue à la suite de kératite et de conjonctivite et que nous avons déjà signalés à propos des atteintes tuberculeuses de la conjonctive et de la cornée.

II. — *Origine secondaire.*

Actuellement on tend à admettre que toutes les tuberculoses

uvéales sont d'origine secondaire, exception faite des cas post-traumatiques signalés ci-dessus. Nous rappelons ici que DE WECKER, FUCHS et LEBER dès 1890 pensaient à la nature métastatique des tuberculoses de l'uvée. LEBER insistait déjà sur le rôle des foyers minuscules latents et profonds et pensait que la généralisation se faisait par voie sanguine. Aujourd'hui tout le monde admet avec les classiques que l'immense majorité des enfants subit l'inoculation tuberculeuse dans les premiers mois de l'existence à tel point que la cuti-réaction perd toute valeur passé les six ou douze premiers mois de l'existence. Ce chancre primitif d'inoculation siège pour KUSS dans les ganglions péribronchiques. RIST et MAINGOT et ultérieurement RIBADEAU-DUMAS et DEBRÉ en ont retrouvé l'image radioscopique « sous l'aspect d'une ombre limitée siégeant à la base d'un lobe, souvent d'un lobe inférieur, en plein parenchyme sain. De cette ombre on voit parfois partir une striation péribronchique qui la rattache à une ombre ganglionnaire hilaire ». Le chancre d'inoculation est donc primitivement pulmonaire et guérit le plus souvent.

RIST, étudiant en phtisiologue la question de l'origine primitive ou secondaire de la tuberculose du tractus uvéal conclut à la seconde de ces deux manières de voir. Mais il insiste sur ce fait que le foyer pulmonaire est toujours silencieux et se traduit uniquement par une zone obscure nettement limitée située au niveau d'un lobe pulmonaire et décelable uniquement par la radioscopie. Ayant eu à examiner d'assez nombreux malades atteints de tuberculoses oculaires, il a toujours constaté cette lésion. D'autre part, il met en lumière cette autre notion que la tuberculose du tractus uvéal s'observe exceptionnellement chez des tuberculeux pulmonaires en évolution, mais toujours chez des sujets atteints de ce chancre d'inoculation primitive restant cliniquement latent.

Ce dernier est d'ailleurs connu anatomiquement. NAEGELI a publié une statistique sur sa fréquence. Se basant sur un grand nombre d'autopsies, il a trouvé le reliquat chez 97 0/0 des sujets habitant les grandes villes sous forme d'une cicatrice pulmonaire fibreuse ou calcifiée, mais toujours riche en bacilles, susceptibles de faire des embolies microbiennes de localisations diverses. De telles constatations expliquent admirablement pourquoi passé les premiers mois d'existence, l'état d'allergie est réalisé chez l'immense majorité des êtres vivants, comme le prouve la presque constance des cutiréactions positives.

D'autre part, l'absence de signes, autres que ceux fournis par la radioscopie, permet de comprendre pourquoi certains auteurs ont cru devoir affirmer la nature primitive des tuberculoses du tractus uvéal. Le foyer initial, latent, caché ne se traduit pas à un examen uniquement clinique, jusqu'au jour où les localisations extrapulmonaires, parfois oculaires, qui en dépendent directement viennent attirer l'attention du clinicien.

De telles notions générales rendent vaines toutes discussions au sujet de l'origine primitive ou secondaire de la tuberculose uvéale. On peut admettre toutefois que celle-ci paraît souvent cliniquement primitive, le foyer initial étant trop latent, trop silencieux et trop profond pour apparaître à l'examen purement clinique. Mais on peut dire de la tuberculose du tractus uvéal ce que l'on dit de la méningite tuberculeuse ; cliniquement primitive, elle est toujours anatomiquement secondaire.

Les statistiques montrent d'ailleurs que le foyer initial est très souvent cliniquement décelable. CALDERARO estime que dans 85 0/0 on peut mettre en évidence une autre lésion bacillaire coexistante. KUNZ n'admet que 64 0/0 de cas secondaires. Henri LAGRANGE sur les 12 observations de sa thèse trouve 9 cas où l'étude clinique démontre soit d'autres lésions bacillaires, soit des antécédents personnels indiscutables. L'étude de plus d'une centaine de cas publiés dans les littératures française et étrangère et où les observations complètes sont utilisables avec des détails sur les antécédents héréditaires et personnels, nous a permis de nous rendre compte que dans 80 0/0 des faits au moins, on note soit d'autres lésions bacillaires ayant précédé l'apparition de l'iritis, soit des antécédents personnels démonstratifs. Ces cas sont ceux d'ABADIE, AURAND, BEAUVIEUX, DUPUY-DUTEMPS, EPERON, FAGE, GRADENIGO, GOURFEIN, JACOB ISLER, KNAPP, FÉLIX et Henri LAGRANGE,

Lakah et Monbrun, Monthus, Moissonnier, Natanson, Panas et Richer, Pechin, Perls, Rohmer, Terrien, Treacher-Collins, Young et les faits rapportés dans les thèses de Seillon et Ferré inspirées par le Professeur Rollet. Dans notre série personnelle de 19 cas, nos malades présentaient dans plus de la moitié des observations d'autres lésions tuberculeuses telles que le lupus du nez, ostéite ancienne fistulisée du coude, hydarthrose du genou, bronchites à répition, cicatrices de ganglions suppurées, adénopathies, mauvais état général. Les lésions pulmonaires en activité étaient plus rarement associées à la tuberculose du tractus uvéal. Dans les cas où les sujets paraissaient cliniquement indemmes de toute lésion, nous avons toujours pu noter des antécédents héréditaires ou collatéraux de tuberculose indubitable.

Cette proportion de 80 0/0, relative à la statistique globale que nous avons pu établir en utilisant les observations des auteurs cités plus haut, pourra encore paraître un peu faible et l'on pourra objecter qu'il reste encore un nombre relativement important de cas d'aspect primitif, mais on ne saurait oublier que la radioscopie n'a pas été systématiquement employée pour déceler les adénopathies trachéobronchiques qui représentent la plus fréquente des portes d'entrée de la tuberculose.

Gourfein qui a appliqué récemment ce moyen de contrôle a eu 100 0/0 de résultats positifs.

La preuve de la nature secondaire de l'immense majorité des cas de tuberculose de l'iris et de la choroïde nous semble surabondamment faite. Nous rappellerons en outre à l'appui de cette manière de voir les observations démonstratives de Jousset qui a montré la fréquence des septicémies bacillaires, expliquant ainsi la possibilité de l'envahissement de l'iris ou de la choroïde par voie sanguine et les expériences d'Henri Lagrange dont nous reparlerons avec plus de détails. Nous voulons simplement insister ici sur ce fait que ce dernier auteur a obtenu par superinfection, par inoculation dans la chambre antérieure du lapin déjà tuberculisé des lésions expérimentales proches de celles que l'on observe en pathologie humaine, alors que les inoculations dans la chambre antérieure du lapin vierge d'infection tuberculeuse donnent des lésions moins proches des lésions humaines anatomiquement et cliniquement.

§ IV. — REPRODUCTION EXPÉRIMENTALE DES TUBERCULOSES DU TRACTUS UVÉAL.

La reproduction expérimentale des tuberculoses endo-oculaires a été réalisée par plusieurs auteurs. Les uns se sont servis d'*inoculations in situ*, les autres d'*injections intraveineuses*. Par ces deux procédés, des résultats positifs, très intéressants ont été obtenus. HAENSELL a le premier en 1877 reproduit la tuberculose uvéale en introduisant des produits tuberculeux dans la chambre antérieure de l'animal.

I. — L'INOCULATION « IN SITU » a donné à ROLLET, en collaboration avec AURAND des résultats extrêmement intéressants dans plusieurs séries d'expériences.

A) *La première série* remonte à 1907. ROLLET et AURAND se sont servis de bacilles provenant de cultures de tuberculose humaine de moyenne virulence. L'animal en expérience était le lapin. Après boutonnière scléroticale, précédée des soins d'asepsie habituelle, les auteurs glissaient jusqu'à la choroïde une spatule de platine chargée de bacilles. Chez d'autres animaux, l'inoculation était faite dans le vitré à la partie postérieure du globe oculaire et à l'aide d'une longue aiguille. Les résultats des inoculations intrachoroïdiennes et des inoculations vitréennes furent positifs mais lents et le délai minimum d'un mois a toujours été nécessaire, même dans les inoculations faites sur la choroïde elle-même. Les lésions se sont toujours localisées à la partie déclive du globe oculaire ; elles sont présentées tantôt sous la forme de tuberculose miliaire proprement dite, tantôt sous la forme de choriorétinite d'emblée chronique, disséminée. Les lésions sont presque toujours restées localisées en arrière et la propagation au tractus uvéal antérieur dans les quelques cas où elle a eu lieu a demandé environ six mois pour se faire (*voir planche III, fig.* 1); il n'y a pas eu de propagation du côté du nerf optique. Au point de vue de l'évolution ultétérieure de la maladie, tantôt les animaux sont morts par généralisation viscérale, sans infection ganglionnaire et au bout de six mois, tantôt les lésions ont guéri laissant les plaques de choriorétinite cicatricielle. (*Voir planches I et II.*)

De cette première série d'expériences, nous voulons retenir surtout les faits suivants :

a) Les lésions obtenues ont été tantôt du type spécifique avec productions nodulaires, tantôt du type inflammatoire simple, réalisant ainsi d'une manière éclatante la démonstration de l'existence d'une tuberculose inflammatoire évoluant sous le type d'une choriorétinite disséminée, ce qui cadre admirablement avec ce que nous connaissons en pathologie humaine.

b) Les lésions observées, qu'elles soient du type miliaire ou du type inflammatoire simple se sont toujours montrées très pauvres en pigment ; cette notion de la tuberculose destructrice de pigment a été confirmée ultérieurement par Félix LAGRANGE.

B) *Dans une deuxième série* d'expériences faite en 1909, ROLLET et AURAND ont cherché à obtenir des névrites optiques expérimentales. Les inoculations ont eu lieu cette fois dans la gaine du nerf optique du lapin à l'aide de cultures de bacilles de Koch sur pomme de terre glycérinée, de tuberculine **TR** et de culture liquide homogène de tuberculose humaine.

1° *Avec le bacille de Koch en culture sur pomme de terre*, les auteurs obtinrent une papillite très nette dès le treizième jour et qui ne disparut qu'au soixantième jour. L'animal mourut le soixante-quatrième jour, sans lésions de tuberculose généralisée. L'examen miscrocopique du nerf montre de l'œdème du nerf, de la périvascularite et des follicules tuberculeux sous-piemériens. L'aspect était donc celui d'une névrite tuberculeuse.

2° *Avec la tuberculine TR*, les auteurs obtinrent une rétinohyalite dès le quatrième jour, masquant la pupille. Au vingt-

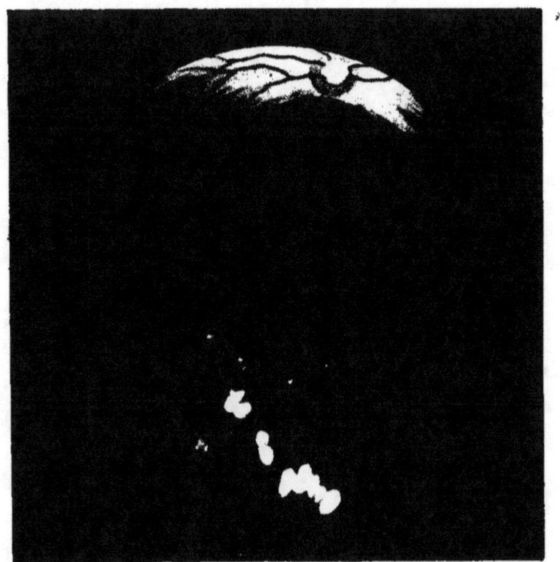

FIG. 1. — Tuberculose expérimentale de la choroïde. ROLLET et AURAND.

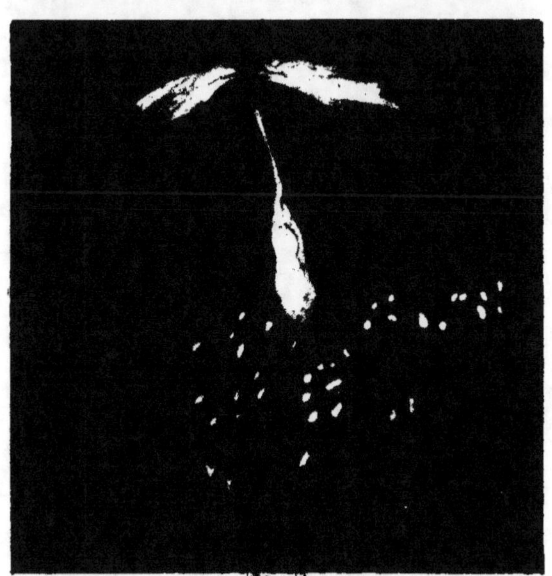

FIG. 2. — Tuberculose expérimentale du vitré et de la choroïde. ROLLET et AURAND.

PLANCHE I

G. Deberque. Imp. Paris.   G. Doin et Cie. Editeurs. Paris.

huitième jour, celle-ci redevenue visible prenait le type d'une papillite œdémateuse. L'énucléation faite au trente-quatrième jour montra les mêmes lésions que précédemment, sans présence toutefois de tubercules anatomiques. Il s'agissait donc d'une neuro-papillite d'aspect banal.

3° *Enfin avec le bacille de Koch en culture homogène*, ROLLET et AURAND obtinrent un œdème papillaire au sixième jour. L'animal mourut le quinzième jour ; les deux yeux furent énucléés. L'œil inoculé présentait des lésions d'inflammation banales avec infiltration des gaines. Dans la dure-mère, se trouvaient en outre des amas de cellules épithélioïdes ; la péri-vascularite était intense. Les résultats les plus curieux furent ceux observés au niveau de l'œil congénère : celui-ci présentait des lésions inflammatoires banales avec amas de cellules épithélioïdes. Il s'agit donc d'une neuro-rétinite sympathique et non d'une localisation de l'infection générale tuberculeuse par l'intermédiaire de la grande circulation, l'animal ne présentant aucune trace de tuberculose généralisée. Ce résultat est à notre connaissance le seul de ce genre et se trouve donc particulièrement remarquable. La rapidité de transmission de l'ophtalmie sympathique, qui n'a été que de quinze jours, s'expliquerait par le fait que les lésions sympathisantes atteignaient à la fois la gaine durale, l'espace vaginal, les vaisseaux du nerf, le tissu cellulaire périoptique et le tissu nerveux lui-même, d'où possibilité de cinq voies migratrices pour l'infection observée.

De cette deuxième série d'expériences nous voulons retenir les deux faits suivants :

a) Les auteurs ont obtenu tantôt des tuberculoses du nerf optique, tantôt des papillites simples ; le nerf optique semble donc lui aussi pouvoir être atteint de tuberculose inflammatoire simple, sans lésions spécifiques.

b) La production d'une ophtalmie sympathique, fait unique, ou mieux d'une neurorétinite tuberculeuse sympathique, obtenue avec des cultures de bacilles de Koch est en faveur de l'opinion émise par certains au sujet de la nature tuberculeuse de l'ophtalmie sympathique et cela d'autant plus qu'avec les autres microbes ou toxines employés (pneumocoque, streptocoque, Pfeiffer, Lœffler) les auteurs n'ont rien obtenu de semblable.

C) *Enfin en* 1910, ROLLET et AURAND désirant étudier la tuberculinothérapie oculaire expérimentale ont dû préalablement tuberculiser leurs animaux. Ils sont arrivés très facilement à produire des lésions iriennes en vingt-cinq jours et des lésions cornéennes en trente-sept jours, chez le lapin, en injectant dans la chambre antérieure des animaux une émulsion de cultures bacillaires, ou en déposant directement sur l'iris à l'aide d'une spatule une parcelle de cultures. Les lésions iriennes obtenues rappelaient en tous points la tuberculose humaine de l'iris et s'accompagnaient parfois d'un léger hypopyon.

Ces tuberculoses expérimentales par inoculation directe de l'uvée, de la chambre antérieure ou du vitré ont été réalisées également par divers expérimentateurs. L'inoculation intracamérienne au lapin de parcelles d'iris excisé ou mieux de l'humeur aqueuse de malades suspects de tuberculose de l'iris a été préconisée par GOURFEIN. Il serait très long de citer tous les auteurs qui ont procédé par inoculation directe de produits tuberculeux. Nous nommerons simplement ALEXANDER, BAUMGARTEN, KOSTENITSCH et DONITZ, et nous nous arrêterons plus longuement sur les dernières expériences d'Henri LAGRANGE (1924).

Cet auteur a étudié les lésions produites par l'injection de cultures de bacilles dans la chambre antérieure, chez le lapin vierge d'infection tuberculeuse et chez le lapin déjà tuberculisé expérimentalement.

Chez l'animal sain en état d'anergie l'injection de bacilles vivants provoque une légère réaction immédiate, puis vers la troisième semaine on voit apparaître des nodules iriens et cornéens qui s'installent insidieusement. Vers le vingtième jour, si l'on sacrifie les animaux, on constate un envahissement ganglionnaire des groupes cervicaux, thoraciques et abdominaux. Les lésions oculaires présentent le bacille de Koch en abondance et ont un aspect diffus. Chez l'animal déjà tuberculisé par voie sous-conjonctivale, l'injection intracamérienne provoque une réaction extrêmement violente, la progression des lésions est rapide et l'aspect clinique est celui que l'on observe en clinique humaine dans les tuberculomes confluents de l'iris. Les lésions ont là un caractère plus local et contiennent peu de bacilles de Koch. C'est sur l'analogie de ces lésions obtenues par superinfection et des lésions humaines que LAGRANGE se base pour soutenir la nature secondaire des tuberculoses uvéales de l'homme.

II. — *La reproduction de la tuberculose du tractus uvéal parinoculation sanguine* a été réalisée par Félix LAGRANGE en 1898. Cet auteur a inoculé 10 lapins par voie intracarotidienne, à l'aide de bacilles de Koch. Il obtint chez deux de ces animaux des tuberculoses miliaires de la choroïde et de l'iris. Les figures qu'il publie sont très démonstratives. Cette première expérience est très importante à connaître, car elle précise le mode de dissémination sanguine d'une infection tuberculeuse profonde et est une preuve de plus en faveur de la nature secondaire des tuberculoses uvéales.

STOCK en 1907 a inoculé à des lapins des cultures pures de bacille de Koch dans les veines de l'oreille. Il obtint ainsi au niveau de l'iris des formes nodulaires ou miliaires, et des formes parenchymateuses plastiques sans lésions spécifiques. Il put démontrer la nature tuberculeuse et des formes nodulaires et des formes inflammatoires simples par réinjection de fragments prélevés à d'autres lapins.

DAELS en 1907 également a inoculé des lapins par voie carotidienne avec des bacilles humains vivants, des bacilles tués par la chaleur et des bacilles larvés. Dans toutes ces expériences il a pu obtenir des tuberculoses uvéales ou conjonctivales. Il faut en retenir le fait intéressant que des bacilles tués par la chaleur sont susceptibles de provoquer des lésions tuberculeuses.

Henri LAGRANGE, enfin, a cherché récemment à créer des lésions tuberculeuses par inoculation par voie sanguine, chez des animaux déjà tuberculisés expérimentalement ; ces essais de superinfection par voie sanguine n'ont pas été suivis de succès : quelques animaux sont morts à la suite des réactions intenses qui ont suivi les injections par voie sanguine. Ceux qui ont survécu n'ont jamais présenté aucune lésion uvéale.

On voit d'après ces expériences, que la reproduction· des tuberculoses uvéales est chose faite et acquise. Ces résultats positifs expliquent admirablement ce que l'on observe en pathologie humaine et les expériences de ROLLET et AURAND entre autres montrent que si l'on obtient le plus souvent des lésions spécifiques, on peut reproduire également des lésions inflammatoires d'aspect banal, prouvant ainsi que la tuberculose inflammatoire de l'iris, de la choroïde et du nerf optique correspond à une réalité anatomique et clinique.

§ V. — ETUDE ANATOMIQUE ET CLINIQUE DE LA TUBERCULOSE DE L'IRIS.

I. — *Anatomie pathologique.*

A) *Lésions de l'iritis tuberculeuse* (tuberculose inflammatoire de l'iris).

L'anatomie pathologique de l'iritis tuberculeuse inflammatoire simple est encore mal connue, les examens histologiques étant très rares et les énucléations peu fréquentes. On ne trouve dans la thèse de FONSAGRIVES aucun document anatomo-pathologique, aucun œil n'ayant été enlevé. Il ne faut s'attendre à trouver au niveau de l'iris dans la forme inflammatoire simple aucune lésion spécifique, mais simplement des signes histologiques d'inflammation subaiguë ou chronique. Les lésions sont, par définition, d'allure banale, et comparables en tous points à celles que l'on peut observer au niveau des différents organes susceptibles d'être atteints d'une affection analogue. Toute iritis, cataloguée cliniquement dans le groupe tuberculose inflammatoire simple de l'iris, à l'examen histologique de laquelle se rencontrent des nodules tuberculeux doit être immédiatement rattachée à la tuberculose miliaire de l'iris.

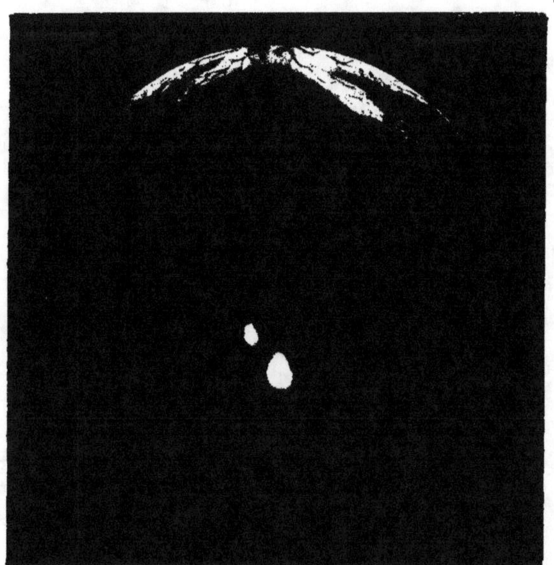

FIG. 1 — Tuberculose expérimentale de la choroïde (période de début.
(ROLLET et AURAND).

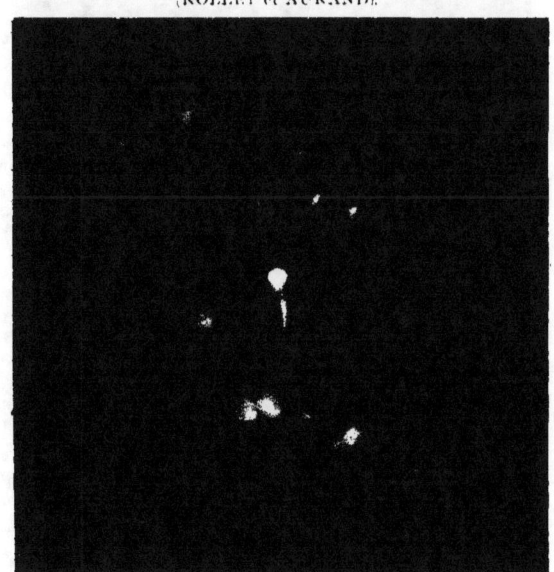

FIG. 2. — Tuberculose expérimentale de la choroïde (période cicatricielle).
(ROLLET et AURAND).

PLANCHE II

G. Deberque. Imp. Paris.   G. Doin et Cie. Éditeurs. Paris.

B) *Lésions de la tuberculose miliaire de l'iris.*

Au sujet de la tuberculose miliaire de l'iris et surtout de la bacillose confluente, les documents abondent. Nous possédons personnellement huit pièces concernant cette affection et où l'étude du processus nous a donné d'intéressantes constatations.

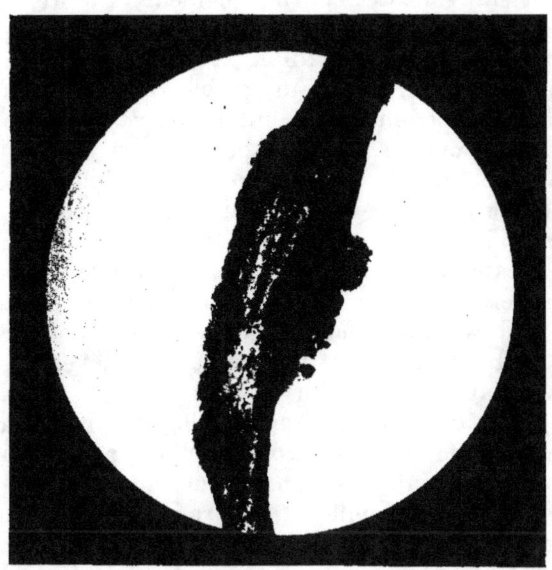

FIG. 3. — Tuberculose miliaire de l'iris. Enfant de 8 mois 1/2.
Mort par méningite tuberculeuse.

La tuberculose miliaire pure n'est représentée que par un échantillon (*fig.* 3) et dans la littérature on ne trouve qu'un nombre relativement restreint de semblable affection à l'état isolé ; mais dans plusieurs de nos cas, on peut observer à côté du tuberculome confluent de la périphérie irienne et du corps ciliaire, des fragments d'iris restés à peu près normaux et sur lesquels on voit se développer de petites granulations au stade initial particulièrement favorables pour l'étude du début anatomique du processus.

Le début semble se faire par le stroma irien, mais dans les parties les plus superficielles ou les plus profondes de ce dernier, c'est-à-dire tantôt dans les régions immédiatement sous-jacentes à l'épithélium antérieur de l'iris, tantôt dans les points placés directement en avant des couches pigmentées postérieures.

Histologiquement, CORNIL et ultérieurement FIEUZAL et BINET, SAMELSOHN, ALEXANDER, WOLFF et REDMOND ont montré que le premier processus semble être la karyokinèse des cellules fixes du stroma irien, ultérieurement se produit une infiltration leucocytaire. Puis, d'après CORNIL, les cellules fixes deviendraient cubiques et produiraient des cellules épithélioïdes. La coalescence de celles-ci donnerait enfin des cellules géantes. Les anciens histologistes faisaient dériver ces dernières de la nécrose des capillaires situés au niveau des foyers tuberculeux. Nous n'insisterons pas sur le processus histologique général, qui est ici ce qu'il est ailleurs et nous nous attacherons surtout aux points qui intéressent plus spécialement le développement de la tuberculose au niveau de l'iris.

Un des points qui nous a frappé le plus, au niveau des lésions de début, concerne la destruction du pigment au voisinage des granulations tuberculeuses. Sur deux de nos préparations concernant, l'une une bacillose miliaire de l'iris chez un enfant de 8 mois 1/2, l'autre une tuberculose confluente irido-ciliaire avec granulations parsemées sur les portions restées à peu près normales de l'iris, ce phénomène est très net. Au niveau des lésions commençantes, les couches pigmentées superficielles de l'iris disparaissent très rapidement et la ligne noire que forme le pigment à ce niveau est brusquement interrompue par une tache claire qui n'est autre que la granulation tuberculeuse. Ce phénomène de destruction pigmentaire dans la tuberculose est connue depuis longtemps, mais nous tenons à insister ici sur sa précocité .

A ce stade la cornée peut être atteinte par de la descémétite banale. Nous renvoyons le lecteur au chapitre concernant la bacillose cornéenne pour la description des lésions de cette membrane, mais nous tenons à dire que la cornée peut rester intacte. Dans le cas que nous citions plus haut concernant un enfant de 8 mois 1/2, la partie centrale de la cornée restait indemne et l'on constatait simplement une inflammation banale du limbe cornéen, caractérisée par l'apparition de cellules d'origine sanguine et de quelques néocapillaires. Mais on ne voyait aucune lésion spécifiquement tuberculeuse.

Cette tuberculose miliaire va évoluer anatomiquement soit

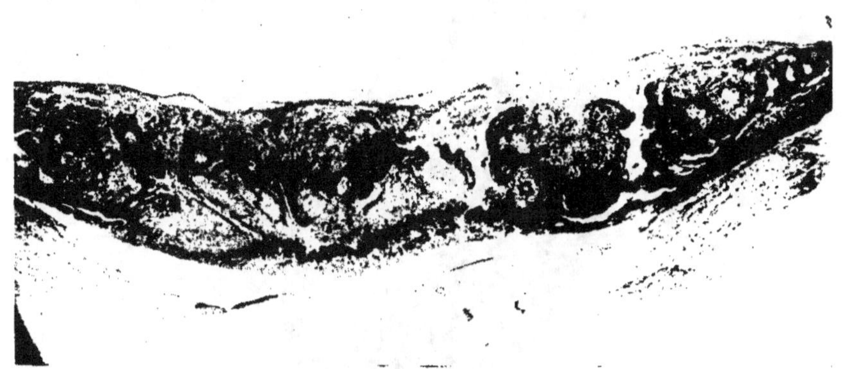

Fig. 4. — Infiltration massive de l'iris. Accolement total de l'iris à la face postérieure de la cornée. Énucléation, guérison (femme 19 ans).

vers l'infiltration tuberculeuse massive de l'iris, soit vers le tuberculome congloméré irido-ciliaire. Ces deux formes peuvent d'ailleurs coexister.

C) *La tuberculose massive de l'iris et le tuberculome iridociliaire.*

1° Nous possédons plusieurs observations de *tuberculose massive de l'iris.* Dans les cas examinés, le tissu propre de l'iris était transformé en une vaste nappe de processus tuberculeux, au sein de laquelle on voyait encore de fins débris pigmentaires.

Dans l'un de nos cas, la lésion était moulée en quelque sorte sur
l'iris dont elle conservait vaguement la forme. Dans un autre
de nos cas, l'iris était adhérent à la face postérieure de la
cornée (*fig.* 4). Dans une troisième observation, la chambre
antérieure était complètement remplie par un vaste amas de
tissu tuberculeux qui se moulait véritablement sur elle. Chose
curieuse, bien que le processus vînt jusqu'à la face postérieure

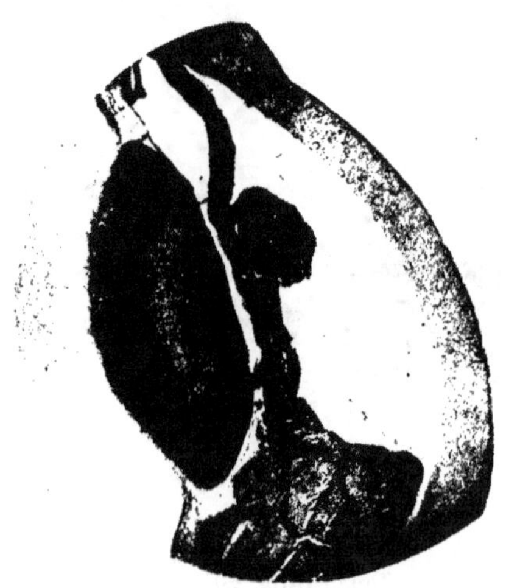

Fig. 5. — Garçon de 11 ans. Tuberculome confluent de l'iris et du corps ciliaire.
Petit tubercule isolé de la portion sphinctérienne de l'iris. Énucléation, guérison.

de la cornée, celle-ci offrait peu de lésions histologiques : la
membrane de Descemet était encore intacte par endroits au
centre et les lames les plus postérieures de la cornée ne présentaient qu'une infiltration lympho-leucocytaire véritablement
minime.

2° *Le tuberculome irido-ciliaire* est une lésion beaucoup plus fréquemment observée. Il peut être isolé, c'est-à-dire que les lésions sont d'emblée localisées au niveau d'un point du grand cercle de l'iris et que le reste de cette membrane est à peu près intact. Il peut également être le résultat d'une confluence en un point des granulations tuberculeuses disséminées sur le reste

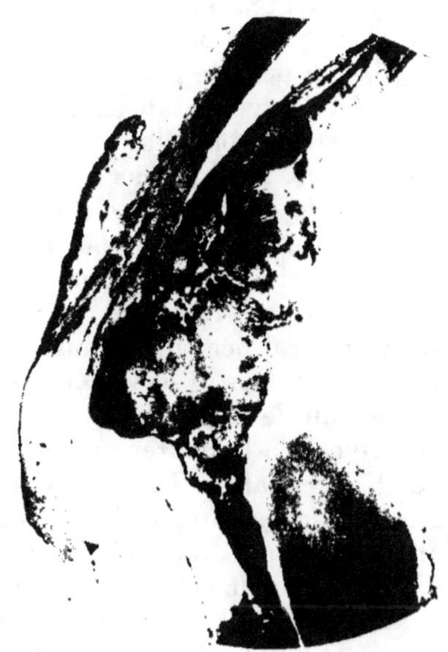

Fig. 6. — Tuberculose confluente de la base de l'iris et des procès ciliaires
(fille de 11 ans). Énucléation, guérison.

de l'iris. Nous avons eu plutôt l'occasion d'observer des faits se rattachant à cette dernière catégorie (*fig.* 5).

Quoi qu'il en soit, cette lésion s'établit toujours au niveau de la périphérie irienne et du corps ciliaire. Dans cette zone très limitée, le tuberculome va se trouver placé en dessous du muscle ciliaire et de son tendon, en avant de la zonula.

Le tendon du muscle ciliaire et l'appareil suspenseur du cris-

tallin vont opposer au développement du tuberculome une
forte résistance. Cette notion sur laquelle les anciens auteurs,
et plus récemment Henri Lagrange, avaient insisté, se trouve
vérifiée et confirmée par nos observations. Dans aucune de
nos préparations nous n'avons eu l'occasion d'observer l'effon-
drement de la zonula et celle-ci s'est toujours montrée résistante. Le cristallin et son appareil suspenseur, dans tous nos
faits, est toujours resté indemne. Dans un de nos cas, on pouvait
voir le cristallin indemne entouré de sa capsule, coincé en quelque
sorte entre la rétine décollée venue au contact de sa face postérieure et un volumineux tuberculome confluent occupant
toute la chambre antérieure. Nous avons également été frappés
par la résistance du muscle ciliaire et de son tendon. On peut
observer évidemment à ce niveau des signes histologiques d'inflammation banale caractérisés par l'apport anormal de lymphocytes, mais on ne voit que rarement le tissu tuberculeux
avoir tendance à détruire et à perforer le muscle ciliaire ou son
tendon comme dans l'une de nos observations (*fig.* 6).

La destruction se fait au devant de celui-ci, sur un plan plus
antérieur ; c'est à ce niveau, à la hauteur même de l'angle de la
chambre antérieure et du canal de Schlemm que la perforation
s'effectue, et que la coque oculaire cède devant le processus
tuberculeux. Ce fait anatomique était déjà connu cliniquement.
On a cherché à l'expliquer par le courant de l'humeur aqueuse.
Nous croyons plus simple, plutôt que d'invoquer un fait physiologique encore mal connu, de l'expliquer anatomiquement.
L'angle de la chambre antérieure, creusé par le canal de Schlemm,
amoindri par la présence du tissu trabéculaire de la sclérotique
constitue évidemment le *locus minoris resistentiæ* de la chambre
antérieure. La solidité des fibres zonulaires en arrière, du tendon
du muscle ciliaire en haut, la robustesse toute particulière des
parties centrales de la cornée, s'opposent à la sortie du processus
tuberculeux au niveau de ces diverses portions du globe oculaire.
La tumeur tuberculeuse est invinciblement dirigée, automati-
quement si l'on peut dire, vers cette région d'élection au niveau
de laquelle elle se fait plus librement jour au dehors.

Histologie. — Nous n'insisterons pas davantage sur la structure du tuberculome irido-ciliaire. Le processus tuberculeux est ici ce qu'il est ailleurs, sans particularités spéciales. Dans tous nos cas, au sein d'une nappe lymphocytaire toujours très marquée, on voyait des cellules épithélioïdes et des cellules

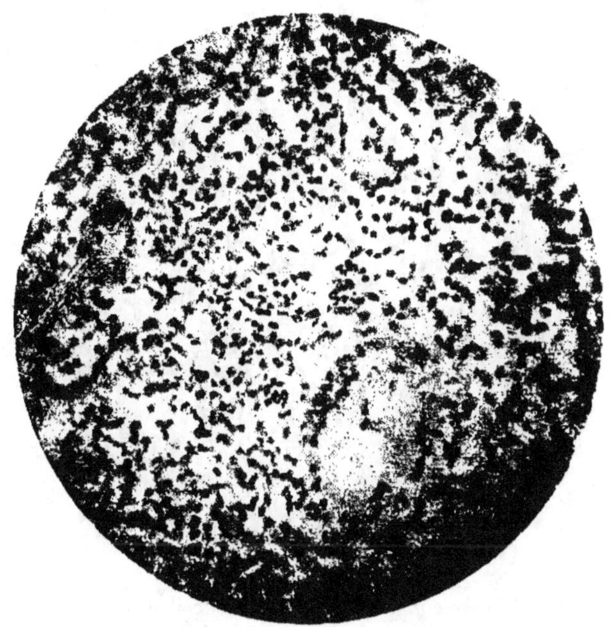

FIG. 7. — Cellule géante et cellules épithélioïdes. Tuberculose confluente de l'iris et du corps ciliaire (fille 11 ans, voir fig. 6).

géantes du type Langhans, à noyaux en couronne (*fig. 7*). Les zones de caséification étaient toujours très peu accentuées, mais jamais nous n'avons eu l'occasion de voir sur nos pièces des travées de sclérose, indiquant un début de guérison cicatricielle. Nous avons toujours eu l'impression de nous trouver en face d'un processus très actif. Nous n'avons pu rechercher

les bacilles sur toutes nos pièces. Dans un cas nous avons réussi
à les mettre en évidence ; nos autres essais sont restés infruc-
tueux. Ces résultats négatifs ne nous ont pas surpris, car tout
le monde sait combien il est rare et peu fréquent de trouver des
bacilles dans les tuberculoses dites chirurgicales.

Nous avons pu étudier sur une de nos préparations le mode

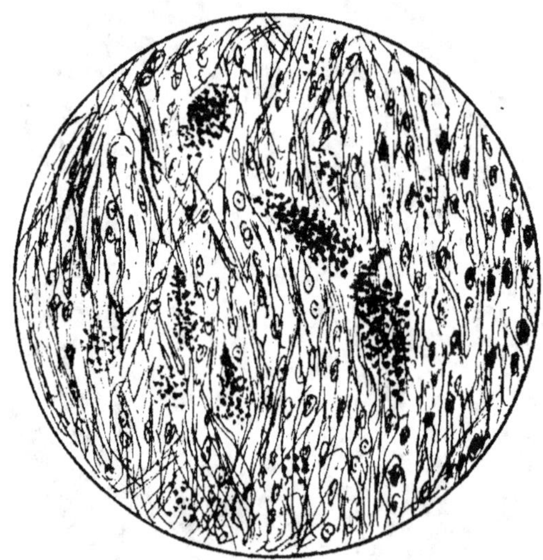

Fig. 8. — Tuberculose confluente de l'iris et du corps ciliaire. Destruction
du pigment par les cellules épithélioïdes.

de destruction pigmentaire que l'on retrouve ici (*fig.* 8). L'iris
et une partie du corps ciliaire étaient encore reconnaissables à
leurs traînées pigmentaires. On pouvait assister dans ce cas au
processus histologique de la destruction. Côte à côte se voient
des cellules fixes du tissu conjonctif et des cellules épithélioïdes
appartenant au tissu tuberculeux bourrées de pigments. Plus
loin le pigment disparaît progressivement au sein des cellules
épithélioïdes qui semblent le digérer progressivement et le sup-

primer. Il semble bien que ce soit aux cellules épithélioïdes, dont le pouvoir phagocytaire est admis par les histopathologistes qu'appartient le rôle d'absorber et de détruire le pigment, ce phènoméne restant une des caractéristiques histologiques de la tuberculose du tractus uvéal.

II. — *Signes et formes cliniques de la tuberculose de l'iris.*

Lorsque l'on veut étudier les différents aspects cliniques que donne la tuberculose au niveau de l'iris, on est frappé par la complication des désignations employées par les différents auteurs. Cette complication, plus apparente que réelle, s'évanouit si l'on songe que les diverses formes individualisées et opposées par les cliniciens ont en réalité des limites beaucoup moins tranchées. Il se passe ici encore ce que nous avons déjà signalé dans la conjonctivite tuberculeuse : les diverses formes sont en réalité le plus souvent consécutives les unes aux autres et s'observent successivement chez le même malade. Nous rapportons ci-dessous néanmoins les principales classifications adoptées par les auteurs qui se sont de la occupés question.

VIGNES isolait deux formes successives :

L'iritis tuberculeuse où les phénomènes d'inflammation prédominaient ; la tuberculose de l'iris avec productions de lésions spécifiques (granulations ou tuberculomes).

LAGRANGE adoptait la classification suivante reproduite ultérieurement par TERRIEN :

Forme miliaire ; forme confluente ; forme inflammatoire avec hypopyon masquant tout détail.

SEILLON dans sa thèse inspirée en 1905 par ROLLET donne la classification suivante :

Iritis d'aspect banal restant tel ou se transformant dans la forme suivante : granulations iriennes ; tuberculome par confluence des éléments précédents ; tubercules abcédés. Enfin forme spéciale à évolution bénigne de van Duyse.

VENNEMAN, dans son article de l'Encyc[opédie d'Ophtalmologie (1906) divisait la tuberculose en trois formes :

Iritis simple parenchymateuse ou séreuse, généralement passagère et faisant place à l'une des deux formes suivantes :

Tuberculome massif de l'iris (forme particulièrement grave et maligne). Granulie irienne (forme bénigne (?) d'après l'auteur).

PECHIN admet les trois formes suivantes :

Forme miliaire granulique, simple épisode irien au cours d'une granulie terminale et rapidement mortelle. Tuberculose inflammatoire simple pouvant évoluer indéfiniment sous l'aspect d'une iritis banale ou donner naissance à la forme suivante : Forme nodulaire.

Henri LAGRANGE dans sa thèse toute récente décrit les aspects ci-dessous : Infiltration tuberculeuse massive de l'iris ; tuberculose miliaire de l'iris ; tuberculose irido-ciliaire.

On voit qu'il existe certaines différences de conception. Il semble toutefois que l'on puisse cesser de considérer avec VENNE-MAN la forme granulique comme une forme bénigne. Tout le monde admet au contraire sa gravité.

Nous adopterons la classification suivante :

Iritis d'aspect banal (tuberculose inflammatoire simple de PONCET) évoluant indéfiniment comme tel ou susceptible de donner naissance à des lésions spécifiques.

Granulations tuberculeuses de l'iris, tantôt simple épisode au cours d'une granulie, tantôt évoluant soit vers la guérison, observée assez rarement, soit vers la forme suivante par confluence des lésions.

Tuberculose irido-ciliaire.

A) *La tuberculose inflammatoire de l'iris (iritis tuberculeuse à forme séreuse ou plastique).*

1° *L'iritis tuberculeuse existe-t-elle ?*

L'iritis simple parenchymateuse ou séreuse peut faire partie des formes cliniques de la tuberculose irienne. Elle peut être le premier stade de cette affection et l'on verra alors se développer ultérieurement les lésions spécifiques sous forme de granulations ou de tubercules, mais elle peut rester indéfiniment au stade inflammatoire simple. C'est la tuberculose inflammatoire de PONCET à localisation irienne. Il existe donc là deux ordres nets de faits : dans le premier la nature tuberculeuse d'une iritis qui aura pu sembler à un premier abord banale est prouvée par l'évolution ultérieure de la maladie et par l'apparition des granulations tuberculeuses ou d'un tubercule confluent, dans le second la lésion reste banale et il faut chercher dans les antécédents des malades ou dans l'atteinte tuberculeuse coexistante d'un ou plusieurs organes la preuve de la nature bacillaire de l'iritis présentée par les sujets. Nous exposerons rapidement les faits qui permettent de faire la preuve d'une pareille manière de voir.

C'est à PONCET que revient le mérite d'avoir établi la nature tuberculeuse de certaines manifestations inflammatoires d'apparence banale, telles que le rhumatisme tuberculeux. Ses idées, qu'il a généralisées ensuite, ont pu être appliquées aux inflammations des divers organes. Au point de vue oculaire, la tuberculose inflammatoire simple de l'iris a été exposée et isolée dans la thèse de FONSAGRIVES, inspirée par PONCET et ROLLET. Mais déjà auparavant VAN DUYSE avait remarqué que certains cas de tuberculoses de l'iris étaient précédés d'une période d'iritis banale pouvant durer jusqu'à quatre mois, comme dans l'une de ses observations. QUINT avait publié des faits analogues. VIGNES devait apporter un fait plus démonstratif en publiant l'observation d'un malade atteint d'iritis simple à poussées successives, chez lequel on fit une iridectomie. L'inoculation au cobaye des fragments d'iris excisé fut positive. Ultérieurement on vit se développer chez le malade des tubercules iriens. Il s'agit donc d'un cas où pendant la période inflammatoire simple, le tissu irien était déjà le siège de lésions bacillaires, prouvées par l'inoculation. Mais toutes ces observations ont trait à des iritis tuberculeuses évoluant ultérieurement sous forme de granulations iriennes.

Les faits rapportés par FONSAGRIVES, concernent dix malades porteurs d'autres tubercules touchant tantôt le poumon, tantôt les ganglions, tantôt les os, tantôt d'autres organes et qui présentèrent des iritis banales, unies ou bilatérales et qui n'évoluèrent jamais vers l'édification de lésions spécifiques, granulations ou tubercules. Deux de ces malades moururent de granulie. FONSAGRIVES conclut que de nombreuses iritis d'origine indéterminée ou attribuée au rhumatisme sont en réalité tuberculeuses.

Antérieurement COUTURIER, sans tirer de ses observations toutes les conclusions qu'elles comportaient, avait rapporté dès 1886 dix-sept observations d'iritis séreuses survenues chez des scrofuleux. Ultérieurement, DOR, qui avait fourni à FONSAGRIVES plusieurs de ses observations classait ces faits dans ce qu'il appelait des tuberculides ou tuberçulies oculaires, affections diverses caractérisées par la positivité du sérodiagnostic tuberculeux des sujets, par la poussée thermique provoquée chez le cobaye par l'inoculation du sérum des malades (réaction de MERIEUX), enfin par la réaction des sujets à l'injection de tuberculine. Plus tard ABADIE et LAKAH arrivaient à l'idée de la nature tuberculeuse de certaines iritis torpides résistant au traitement spécifique et améliorées par un régime tonique. Les Allemands en effet paraissant dépasser même les idées de PONCET admettent avec VON MICHEL et HAAB le rôle prépondérant de la tuberculose dans l'étiologie des affections de l'uvée. Leurs statistiques sont faussées semble-t-il car ils se contentent comme preuves de la nature tuberculeuse des iritis observées, des réactions des malades à la tuberculine et des résultats négatifs du Wassermann.

C'est ainsi que BRUCKNER, BEUCHLIN, STOCK, IGERSHEIMER admettent que 58 0/0 à 91 0/0 des iritis banales sont d'origine tuberculeuse, ce qui nous paraît très exagéré. VON HIPPEL traite avec succès par la tuberculine un grand nombre d'iritis d'aspect banal et conclut à leur nature tuberculeuse. DOR et DARIER tendent aux mêmes conclusions. Selon nous, on est en droit de suspecter une étiologie bacillaire en face d'une iritis d'aspect banal et d'origine indéterminée, d'après les éléments suivants : absence d'antécédents syphilitiques et réaction de Bordet-Wassermann négative, absence d'autres causes nettes telles que gonococcie ou maladie infectieuse récente, présence d'antécédents personnels ou héréditaires de tuberculose et

surtout coexistence de lésions bacillaires diverses éteintes ou
en activité. La majorité des ophtalmologistes réclame en outre
une cutiréaction à la tuberculine positive. Nous estimons que
ce mode de contrôle ne présente aucune valeur passé la première
année d'existence.

On peut conclure de tous ces faits que l'irido-cyclite banale
d'origine tuberculeuse, restant indéfiniment au stade inflammatoire simple existe vraiment et que sa description parmi les
formes cliniques de la tuberculose de l'iris est justifiée. Nous
rappellerons en outre brièvement ici que cet aspect clinique a
été reproduit expérimentalement par O. BRUNS et par STOCK.
Le premier injectant des bacilles tuberculeux morts dans la
carotide de lapins a obtenu des iritis sans formation de nodules
ou de granulations. STOCK injectant dans les veines des lapins
des cultures tuberculeuses a obtenu tantôt des formes nodulaires, tantôt des iritis plastiques simples, avec ou sans participation de la cornée. L'existence de cette forme est donc enfin
prouvée par sa reproduction expérimentale. L'explication de
son allure chronique et de l'absence de production d'éléments
spécifiques varie suivant les auteurs. Pour VAN DUYSE le
bacille serait de virulence amoindrie, ce qui cadre avec les
expériences de STOCK ; pour VIGNES le terrain des sujets atteints
serait particulièrement résistant ; pour FONSAGRIVES la toxine
seule serait en jeu et l'iritis banale des tuberculeux est à rapprocher des néphrites expérimentales restant banales obtenues par
injection de la lymphe de Koch.

2° *Symptômes.* — L'iritis tuberculeuse, première manifestation d'une affection qui évoluera vers l'édification de lésions
nodulaires, ou qui restera indéfiniment au stade inflammatoire
simple, ne présente aucune particularité susceptible d'attirer
au début l'attention du clinicien, à part le terrain souvent
franchement tuberculeux sur lequel elle se développe. Parfois
elle peut se présenter sous l'aspect d'une iridochoroïdite chronique, et nous reparlerons de cette forme. Habituellement
c'est l'aspect d'une iridocyclite banale, unilatérale, au moins au
début.

a) *Signes fonctionnels.*

Nous passerons rapidement sur les signes fonctionnels en notant que le début peut être brusque ou turpide ou indisieux. Fonsagrives qui a recherché s'il existait des signes particuliers n'en a pas noté. Les malades accusent tantôt de vives douleurs irradiées dans la région périorbitaire, exacerbée par la pression au niveau du corps ciliaire, tantôt des troubles beaucoup moins accusés, se réduisant à de la photophobie avec des douleurs moins intenses, mais toujours du type ciliaire avec aggravation par la pression du corps ciliaire.

b) *Signes objectifs.*

Objectivement on note une *injection* portant à la fois sur les vaisseaux conjonctivaux et sur les vaisseaux limbriques profonds. Cette dilatation vasculaire est plus ou moins accusée. L'iritis observée peut être tantôt du type parenchymateux, tantôt du type séreux avec descémétite. On sait que ces deux formes que les auteurs classiques opposaient l'une à l'autre, ne doivent pas être rigoureusement séparées.

L'iritis tuberculeuse du type inflammatoire simple se présente tantôt et le plus souvent sous la forme *séreuse* avec larges plaçards de descémétite, tantôt sous la forme *plastique* avec gonflement du tissu de l'iris et tendance précoce à faire des synéchies, tantôt enfin sous une combinaison de ces deux formes : iritis parenchymateuse avec participation de la membrane de Descemet. Chez un de nos malades, il s'agissait d'une forme séreuse unilatérale, la réaction portait surtout sur la membrane de Descemet où l'on observait de larges précipités. Les dimensions de ces dépôts étaient particulièrement remarquables. Il est d'ailleurs à noter que tous les auteurs ont insisté sur la taille élevée des dépôts cornéens dans les tuberculoses oculaires.

Le seul caractère un peu particulier de cette iritis serait sa tendance à s'accompagner d'*hypohema*. L'hypopyon a été signalé, mais l'hémorragie de la chambre antérieure se rencontrerait plus fréquemment. Ce fait, assez particulier, est à rapprocher des hémorragies intracamériennes que l'on rencontre dans les tuberculoses nodulaires de l'iris et que l'un de nous a pu comparer avec justesse à de véritables hémoptysies. Il ne faut pas croire qu'il s'agisse là d'un caractère constant et autant qu'on puisse l'estimer approximativement, ce symptôme ne doit guère se rencontrer que dans le quart des cas, au maximum.

3º *Evolution.* — Cette iritis une fois constituée pourra évoluer de deux façons différentes. *Elle peut n'être que le premier temps d'une tuberculose nodulaire* qui va lui succéder. Dans ce cas il peut être intéressant de savoir combien de temps l'iritis peut rester au stade inflammatoire pur. La lecture des observations montre qu'il est difficile de se faire une opinion ferme à ce sujet. Il semble que dans la majorité des cas les nodules soient perceptibles à l'examen au bout d'un mois environ, mais on ne saurait oublier le fait déjà signalé, rapporté par VAN DUYSE où cette période intercalaire dura quatre mois. Nous devons enfin insister sur l'observation de JACQUEAU : poussée d'iritis banale survenue chez un homme, guérison par l'atropine et les moyens habituels ; un an après apparition d'une iritis tuberculeuse avec granulations multiples. On voit que le délai peut être très long. QUINT l'estimait de quelques semaines à neuf mois. Rien ne permet d'ailleurs, tant que l'iritis reste au stade inflammatoire simple, de prédire qu'il se formera ultérieurement des lésions spécifiques.

Mais assez souvent cette iritis va persister indéfiniment à l'état plastique ou séreux. Ici plusieurs éventualités peuvent avoir lieu. La durée de la maladie peut être écourtée du fait de l'apparition d'une granulie généralisée sans que pour cela l'aspect de l'iritis change. Si l'état général du malade le permet, l'évolution se rapproche singulièrement des iritis rhumatismales. L'affection évolue sous forme de poussées successives avec baisse progressive de la vision par dépôts pigmentaires sur la cristalloïde antérieure ou synéchies postérieures. Chez le malade auquel nous faisions allusion plus haut et qui était un homme de 34 ans atteint d'iritis séroplastique unilatérale, nous avions pu assister à plusieurs de ces poussées successives caractérisées par la rougeur oculaire, les douleurs et la baisse progressive de la vision.

La choroïde d'abord non touchée peut participer à l'infection chronique du tractus uvéal, et l'on a alors le tableau de l'iridochoroïdite chronique à marche progressive, insidieuse, lente et sûre vers la cécité. Souvent l'affection unilatérale au début frappe ultérieurement l'autre œil, c'est l'iridocyclite à allure d'ophtalmie sympathique dont ROUSSEAU avait signalé la possibilité de l'étiologie tuberculeuse. Nous devons signaler en passant avec Henri LAGRANGE, que c'est cette tendance sympathisante fréquemment notée dans les iridocyclites tuberculeuses inflammatoires chroniques qui a fait considérer par certains auteurs l'ophtalmie sympathique comme étant peut-être d'origine tuberculeuse. Mais cette allure sympathisante est loin d'être la règle et nous ne l'avons pas observée chez les malades que nous avons eu l'occasion de suivre.

B) *Tuberculose miliaire de l'iris.*

Cette forme fait généralement suite à la précédente. Elle peut cependant s'installer d'emblée. Chez plusieurs de nos malades, les tubercules ont pris très rapidement naissance et nous n'avons pas eu l'occasion d'observer la période inflammatoire.

La tuberculose miliaire de l'iris peut s'observer dans des circonstances très différentes et il est nécessaire de donner quelques précisions à ce sujet.

On peut la voir au cours de la granulie. Cette forme très spéciale fait alors partie du tableau sypmtomatique de la septicémie bacillaire ou le précéder de peu. La participation possible de l'iris à cette affection n'est niée par personne, mais on observe beaucoup plus fréquemment des tubercules choroïdiens et c'est toujours au niveau du fond d'œil et non à la surface de l'iris que les auteurs ont conseillé de chercher la confirmation du diagnostic de granulie ou de méningite tuberculeuse, dans les cas douteux.

La tuberculose miliaire de l'iris se rencontre beaucoup plus fréquemment en dehors de tout état granulique. Cette forme est anatomiquement et cliniquement semblable à la précédente ; elle n'en diffère que par son évolution possible vers la guérison ; on peut d'ailleurs voir survenir ultérieurement , soit une granulie, soit une méningite tuberculeuse, toutes deux en rapport, comme nous le verrons non avec la lésion oculaire, mais avec le foyer initial souvent latent qui est à la base de la tuberculose irienne elle-même. On peut enfin voir évoluer cette dernière forme vers le tuberculome confluent irido-ciliaire. Au point de vue purement oculaire ces deux formes se ressemblent singulièrement.

1º *Signes fonctionnels.* — Ceux-ci sont en général assez atténués ; les *douleurs* sont peu accentuées habituellement, tout au moins tant que les tubercules n'ont pas de tendance à s'agglomérer. Chez nos malades les douleurs ont toujours été peu marquées et SEILLON dans sa thèse inspirée par l'un de nous avait déjà insisté sur ce caractère. La torpidité paraît donc un phénomène assez particulier sans qu'il y ait rien d'absolu. On peut voir en effet survenir au moment des poussées évolutives des douleurs plus ou moins accentuées, du type ciliaire, exagérées par la pression oculaire.

L'acuité visuelle est habituellement compromise de très bonne heure, comme il est facile de le concevoir. Chez tous nos malades elle était inférieure à 1/20 et souvent très basse.

2º *Signes physiques.* — La caractéristique de l'affection est l'apparition de granulations iriennes. Cliniquement après une période plus ou moins courte d'iritis banale, qui est souvent réduite à quelques jours on voit s'édifier au niveau de l'iris des granulations grises d'abord indistinctes au milieu du processus inflammatoire irien qui les entoure puis se détachant plus nettement. Le siège de ces granulations a été longtemps discuté par les anciens auteurs, qui ont voulu en faire un élément de diagnostic. VAN DUYSE estimait en 1892 que les néoformations tuberculeuses se développaient surtout vers la périphérie de l'iris et les gommes syphilitiques vers le sphincter. DE WECKER et PANAS n'ont émis dans leurs ouvrages respectifs aucune opinion ferme. Fuchs affirmait que les gommes syphilitiques étaient toujours localisées au sphincter pupillaire mais que les néoproductions tuberculeuses pouvaient siéger partout. Terrien dans son ouvrage tout récent sur le diaphragme irido-ciliaire croit que les tubercules se voient de préférence au niveau de l'orifice pupillaire. Il est difficile, comme on le voit, d'imaginer des opinions plus diamétralement opposées. Nous avons tenu cependant à exposer ce débat, parce que pendant longtemps la localisation sphinctérienne d'une néoproduction pathologique était considérée comme la preuve de sa nature syphilitique et que sa disposition périphérique devait la faire considérer comme tuberculeuse. Cet axiome, beaucoup trop absolu, doit être rejeté. Il résulte de l'étude de nos observations que, lorsque les tubercules sont nombreux, on peut les voir siéger partout : à la racine de l'iris, à sa face antérieure ou au niveau du sphincter. Il existe en outre en pareil cas, comme le prouvent nos examens anatomiques, des granulations postérieures faisant saillie dans la chambre postérieure et invisibles cliniquement. La confluence des granulations si elle se produit, a un lieu d'élection toujours le même : l'angle de la chambre antérieure dans la moitié inférieure de celle-ci.

Les granulations, d'abord grises, deviennent jaunes en se caséifiant. Il est d'ailleurs à noter que l'on peut observer à la fois, chez le même malade des granulations grises et jaunes. Dans une de nos observations concernant une tuberculose miliaire unilatérale de l'iris, on pouvait voir sur l'iris des granulations grises récentes et des granulations jaunes. Nous insistons sur cette distinction car les premières paraissent susceptibles de régresser sous l'influence du traitement radio-thérapique, comme nous l'avons observé chez plusieurs de nos malades, alors que chez les mêmes malades les granulations jaunes restaient sans changement. Il y a là un élément de pronostic, dont l'importance nous paraît considérable. Les granulations sont de grandeur et de nombre variés, elles atteignent au maximum la taille d'une tête d'épingle en verre et leurs dimensions habituelles sont celles d'un grain de chénevis. Plus ou moins invisibles elles peuvent s'enfoncer presque complètement dans le parenchyme irien sous-jacent. Parfois elles sont tellement petites que le microscope cornéen est nécessaire pour les voir avec tous leurs détails. Leur surface peut être ou non parcourue par des vaisseaux. ABADIE et ultérieurement LAKAH avaient insisté sur la valeur séméiologique considérable à leur sens du développement de fins vaisseaux à la surface des granulations iriennes qui pour eux seraient caractéristiques de la tuberculose. Actuellement la majorité des auteurs avec PECHIN ne semble pas attacher une grande importance à ce signe qui peut ou non se rencontrer mais n'offre aucun caractère pathognomonique.

Les hémorragies dans la chambre antérieure constituent un signe important au cours de l'évolution de la tuberculose nodulaire de l'iris ; l'un de nous a pu les comparer aux hémoptysies de la tuberculose oculaire. *L'hypopyon* peut également s'observer au stade de la granulation tuberculeuse de l'iris. Mais ces deux symptômes, hypohéma et hypopyon, sont plus marqués au moment de la conglomération des tubercules et nous les étudierons ultérieurement.

Il existe enfin, presque constamment, à côté des édifications spécifiques, une réaction inflammatoire irienne de voisinage. Cette réaction se traduit par des signes d'iritis plastique ou séreuse associée. Elle peut être assez intense pour masquer plus ou moins, par le trouble de la chambre antérieure, les lésions tuberculeuses ; le plus souvent elle est très réduite et se traduit surtout par des douleurs ciliaires provoquées ou spontanées. Il existe même des cas, ou au moins pendant un certain temps, les tubercules évoluent en quelque sorte à l'état pur sans qu'aucune réaction inflammatoire de voisinage ne leur soit surajoutée.

3º *Evolution.* — A ce stade, on peut voir survenir des guérisons et on ne saurait trop répéter que l'application au cas présent de l'aphorisme de Walter JESSOP n'ayant jamais vu guérir de tubercules choroïdiens est beaucoup trop absolue. Nous ne saurions rapporter ici tous les cas de guérison qui ont été observés à la suite des divers modes de traitement appliqués : tuberculine, rayons X, sérums antituberculeux, régime récalcifiant. Nous devons signaler cependant que la guérison parait plus difficile lorsque la granulation jaune tend à remplacer la granulation grise. L'aspect de l'iritis à granulations tuberculeuses guéries est assez particulier. Si les granulations sont petites et peu accentuées l'aspect peut être celui d'une iritis banale au stade cicatriciel avec des synéchies postérieures, des traînées pigmentaires sur la cristalloïde antérieure et des zones d'atrophie irienne. Si les granulations ont été plus grosses on constate à l'endroit où se trouvaient les nodules des trouées dans le tissu irien, remplies par une membrane tachetée ou marbrée comme dans les cas de von MICHEL et de SGROSSO ou des cicatrices arrondies réparties irrégulièrement dans le tissu irien comme dans le cas de LATORFF. Dans les cas de guérison que nous avons pu observer à la suite du traitement radiothérapique, nous avons vu disparaître les granulations grises laissant derrières elles des cicatrices punctiformes à peine perceptibles alors que les granulations jaunes persistaient sans modifications.

Trop souvent malheureusement la guérison ne se produit pas. La maladie peut être interrompue par une granulie rapidement mortelle. Le plus souvent on assiste à une coalescence et à une conglomération des granulations élémentaires et l'on se trouve alors en présence de la forme suivante que nous allons maintenant décrire.

C) *Le tuberculome massif de l'iris.*

Le tuberculome massif de l'iris correspond à la forme destructive du type ulcéro-caverneux. C'est dans ces cas que l'on peut voir se produire la perforation oculaire et la perte de l'œil par panophtalmie ou par atrophie ; il ne semble pas que dans cette forme on puisse encore observer des guérisons.

Cet aspect anatomo-clinique se constitue grâce à la conglomération des tubercules : l'évolution est celle d'une tumeur maligne avec sa masse unique, sa tendance destructive et perforante et son accroissement rapide.

1° *Les signes fonctionnels* sont habituellement ici beaucoup plus accusés que dans les formes précédemment décrites ; *les douleurs* peuvent cependant encore manquer et WIRCHOW insistait déjà sur ce caractère. Le plus souvent cependant des poussées d'iridocyclite surajoutée ou des crises d'hypertomic viennent produire des phénomènes douloureux souvent très intenses.

Le tonus peut subir des modifications de divers ordres au début, l'œil est fréquemment hypatone. Ultérieurement, comme le processus évolue vers l'angle de filtration qui semble être suivant les idées de F. LAGRANGE et de LEBER la voie de sortie de l'humeur aqueuse, il ne faut pas s'étonner de voir apparaître de l'hypertonie, assez rarement signalée du reste mais classiquement connue. Ce glaucome secondaire que l'on retrouve dans les cas de LUBOWSKI et PÉCHIN, peut affecter parfois la forme aiguë. Les douleurs glaucomateuses viennent alors s'ajouter aux douleurs d'origine irienne. Chez une de nos malades qui dut finalement être énucléée et qui présentait une infiltration parenchymateuse diffuse de l'iris, les phénomènes d'hypertension apparurent une quinzaine de jours après le début de la maladie et persistèrent sans modifications jusqu'à la fin résistant aux myotiques. On ne put noter dans cette observation ces alternatives d'hyper et d'hypotonie que l'on observe assez fréquemment chez de tels malades. Cette persistance des phénomènes glaucomateux était explicable par une soudure manifeste de l'angle iridocornéen (*fig.* 9).

L'acuité visuelle, compromise par tant de lésions, est en général complètement supprimée et réduite à la perception lumineuse. Il existe cependant des cas où le fond de l'œil a pu être examiné. On a constaté très fréquemment de la papillite concomitante.

2° *Les signes physiques*. Le tuberculome qui caractérise cet aspect clinique, se constitue au voisinage de l'angle irien. La valeur séméiologique de la topographie, nulle ou peu marquée, s'il s'agit de granulations miliaires prend ici toute sa valeur. Les observations d'Henri LAGRANGE et celles de nombre d'auteurs, sont en faveur de cette manière de voir et cette topographie explique admirablement l'évolution anatomique et clinique du tuberculome constitué.

Il s'agit donc en général d'une grosse masse unique collée dans l'angle irido-cornéen à la périphérie de l'iris. Fait important et de grande valeur au point de vue séméiologique, ce tuberculome massif est entouré de petites granulations au début qui vont l'accroître périphériquement mais qui sont parfois si

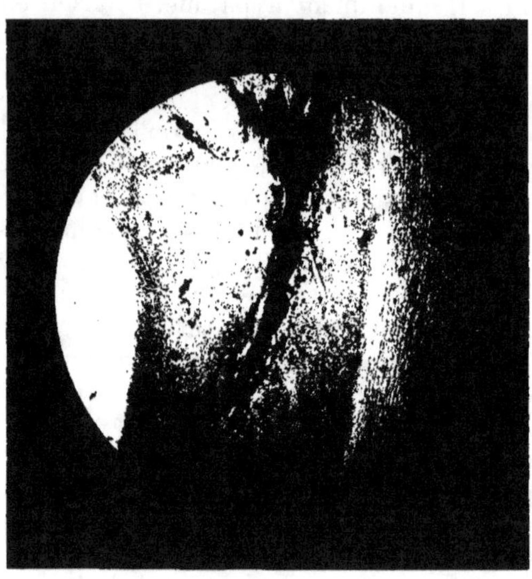

FIG. 9. — Tuberculome massif de l'iris et du corps ciliaire. Accolement irido-cornéen. Glaucome secondaire pendant toute l'évolution de l'affection. Énucléation, guérison.

minuscules que le microscope cornéen est nécessaire pour les percevoir. Cette grosse masse peut ou non être parcourue par les vaisseaux. Sa teinte générale d'abord grise passe rapidement au jaune.

b) *Hémorragies.* — Mais tout ne se borne pas là. La chambre antérieure elle-même peut participer à la symptomatologie de l'affection par des modifications diverses.

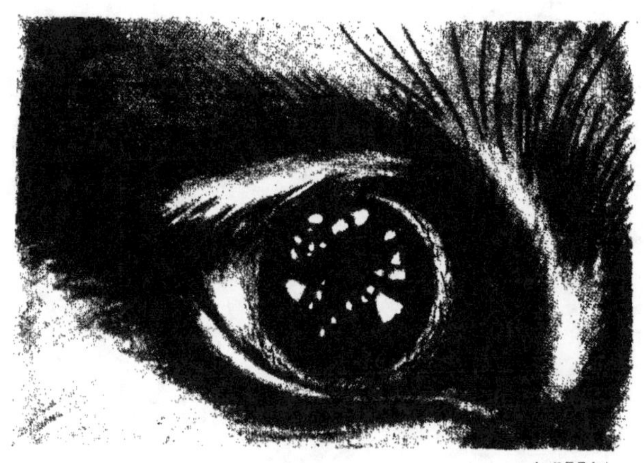

FIG. 1. — Œil de lapin. — Tuberculose de l'iris secondaire à une tuberculose
expérimentale du vitré (agrandi 3 fois . (ROLLET et AURAND).

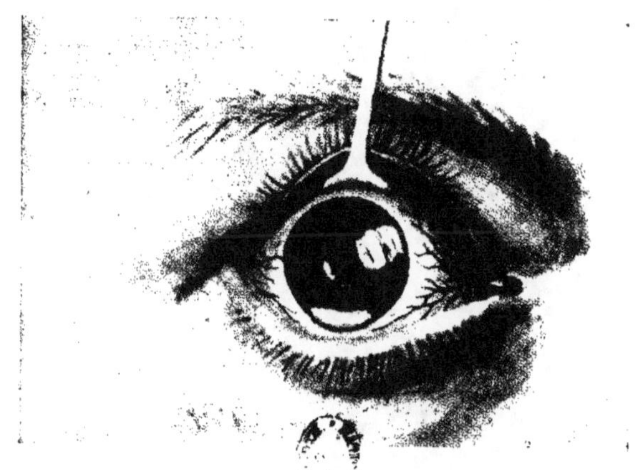

FIG. 2. — Tuberculome massif de l'iris Hypopyon tuberculeux
jeune fille de 22 ans .

PLANCHE III

G. Deberque, Imp. Paris.   G. Doin et Ce. Éditeurs. Paris.
       Page 74

Ce sont tout d'abord les hémorragies. L'hypohéma déjà signalé dans la forme précédente est encore plus fréquent dans le tuberculome constitué. Il peut se produire à plusieurs reprises. Le sang épanché peut se résorber. Il s'agit véritablement, au moins en certains cas, de véritables hémorragies à répétition, comparables aux hémoptysies tuberculeuses.

Chez une de nos malades, nous avons pu assister à ces hémorragies particulièrement récidivantes. Par moment, la chambre antérieure se remplissait brusquement de sang. Celui-ci se résorbait en général assez rapidement ; puis l'hémorragie reprenait trois semaines à un mois après. Dans aucune autre affection oculaire nous n'avons rencontré de semblables accidents hémorragiques.

c) *L'hypopyon* est un phénomène également fréquent. Il est d'aspect spécial granuleux, caséeux avec une limite supérieure horizontale, ne se déplaçant pas suivant les diverses inclinaisons de la tête comme on l'observe dans les hypopyons accompagnant les ulcères cornéens. Cet hypopyon peut être abondant et masquer complètement les lésions sous-jacentes. PANAS et SALTINI et ultérieurement SEILLON ont insisté sur cette forme qui peut donner au tuberculome l'aspect d'une panophtalmie. Cet hypopyon, s'il est peu abondant, peut être dû aux affections associées ; mais habituellement son abondance et la rapidité avec laquelle il se constitue sont nettement en faveur de l'idée qu'il est produit par la fonte caséeuse du tubercule.

Parfois, au contraire, il est peu abondant et évolue de façon chronique. Chez l'une de nos malades, jeune fille de 22 ans, atteinte d'une tuberculose irienne (planche III, *fig.* 2), c'est une petite lunule de pus, un hypopyon stationnaire depuis 7 mois, indolore, avec réaction périkératique à peine marquée. Cet hypopyon tuberculeux à aspect spécial est décrit dans la thèse de COMBESCOT écrite sous l'inspiration de l'un de nous.

Quoi qu'il en soit, on doit être prévenu de la possibilité d'une telle complication. Sa production donne à la maladie un aspect très spécial susceptible de donner le change. Chez un de nos malades, un vaste hypopyon vint masquer les lésions que l'on

avait pu observer auparavant et nous avons pu nous rendre
compte, que si le malade n'avait pas été vu auparavant, le
cas aurait pu être l'objet d'erreur de diagnostic ; il s'agit là
d'un hypopyon tuberculeux de tout point comparable comme
mécanisme au pseudo-hypopyon gommeux individualisé par
le Professeur ROLLET dans les iritis gommeuses.

d) *Lésions cornéennes.* — La membrane de Descemet et la
cornée elle-même participent à l'affection. On peut observer
à ce niveau plusieurs ordres de lésions.

Dans toute une série de faits, il s'agit simplement de descémétite
plus ou moins marquée avec dépôts de taille variée, en général
assez faibles. Mais on peut voir également, assez fréquemment
des infiltrations interstitielles de la cornée occupant le totalité
ou une partie de la surface de cette membrane. En outre certaines observations relatent la formation de masses gris-jau-
nâtre dans l'intérieur même de la cornée ; il s'agit là d'une
véritable tuberculose cornéenne secondaire beaucoup plus fréquente d'ailleurs que la kératite tuberculeuse primitive.

La situation anatomique des tubercules iriens, vers l'angle
irido-cornéen permet de comprendre que le processus peut filer
vers la cornée. Nous avons retrouvé cette atteinte cornéenne
avec ses diverses modalités dans la très grande majorité de nos
observations et nous avons souvent été frappé par les dimensions des précipités de descémétite, beaucoup plus gros que
dans l'iritis séreuse simple, et de tous points comparables aux
lésions observées dans la sclérokératite bacillaire. Nous avons
pu examiner sur un globe énucléé l'aspect histologique de ces
dépôts qui se sont montrés de nature banale. Il paraît donc
s'agir d'une réaction inflammatoire simple au voisinage d'un
processus tuberculeux.

Nous avons montré par ailleurs que la tuberculose secondaire de la cornée présentait certaines caractéristiques particulières. Les lésions sont surtout localisées à la partie inférieure
de la cornée et ne s'étendent jamais à toute l'étendue de cette
membrane. D'autre part la vascularisation en est faite par de
gros capillaires où il est possible, comme dans l'un de nos cas,

de voir circuler le sang, si l'on examine les malades avec le microscope cornéen et l'éclairage à fente de Gullstrand. Cette vascularisation par gros troncs s'oppose par ses caractères à ce que l'on voit dans la kératite de Hutchinson où la cornée est absolument irriguée par de très fins capillaires sanguins.

3° *Evolution*. — Contrairement aux formes précédentes où la guérison est fréquente, le tuberculome massif évolue constamment vers la perforation et la perte de l'œil, si une énucléation faite à temps ne vient pas prévenir ces complications.

L'évolution anatomique et clinique de ce tuberculome constitué est toujours identique et les divers cas publiés se superposent assez exactement.

L'extension se fait surtout en avant et latéralement vers la cornée d'une part, vers l'angle de filtration d'autre part. La kératite interstitielle que nous avons déjà signalée ne serait donc qu'un processus de défense vis-à-vis de l'infection tuberculeuse.

Par contre l'extension vers le muscle ciliaire et les espaces suprachoroïdiens est souvent arrêtée par le tendon du muscle ciliaire ; de même en arrière le cristallin et son appareil suspenseur, la zonula, opposent en général une barrière efficace au processus tuberculeux. A part l'observation de Schmoll, il est effectivement à noter que le cristallin reste indemne dans les tuberculoses du segment antérieur. Bridé en arrière par la zonula et le cristallin, latéralement par le muscle ciliaire, le tuberculome n'a plus qu'une voie de sortie, c'est le limbe scléro-cornéen. C'est en effet à ce niveau que se fait en général la perforation.

Celle-ci est annoncée par l'apparition d'une bosselure ou d'un staphylome limbique. Puis la perforation s'effectue et l'on assiste à l'envahissement des espaces sous-conjonctivaux, tantôt par le tuberculome lui-même, tantôt par des abcès froids nés dans son voisinage. En même temps, comme on peut le concevoir, l'hypertonie qui préexistait cesse brusquement et fait place à une hypotonie considérable.

Enfin ultérieurement la conjonctive limbique peut elle-même

céder et l'on voit une masse bourgeonnante en chou-fleur venir faire saillie à l'extérieur, mais actuellement le diagnostic et l'énucléation plus précoces qu'autrefois évitent ce stade ultime, et la perforation est rarement observée.

III. — *Evolution générale et terminaisons de la tuberculose de l'iris.*

Tels sont les processus généraux d'évolution de la tuberculose irido-ciliaire. Il nous paraît actuellement utile d'insister sur deux ordres de faits, l'évolution générale et le mode d'extension éventuel à l'autre œil d'une part, la terminaison d'autre part.

A) *Evolution générale.*

La tuberculose de l'iris, quelle que soit sa forme anatomique, peut évoluer de deux principales manières :

1º Dans une série de cas, *l'évolution est véritablement aiguë* et l'on assiste au développement rapide des granulations sur l'iris, à un accroissement incessant de celles-ci et l'apparition continue d'éléments spécifiques nouveaux. On a véritablement l'impression qu'il s'agit d'un processus aigu, dans lequel les signes inflammatoires surajoutés, les douleurs spontanées, l'injection périkératique intense ajoutent encore un cachet spécial à l'allure générale de la maladie. De telles formes sont particulièrement graves. Nous avons eu l'occasion d'observer une fillette de 12 ans, chez laquelle on put voir se développer une tuberculose confluente de l'iris qui, en trois mois aboutit à des menaces de perforation nécessitant l'énucléation.

Cette évolution aiguë est parfois entrecoupée de périodes de rémission pendant lesquelles les lésions cessent de s'accroître jusqu'au moment où l'évolution reprend sa marche progressive vers l'extension des lésions et la perforation.

2º L'évolution est par ailleurs parfois chronique. Dans cette forme, il n'y a peu ou pas de phénomènes inflammatoires surajoutés et le principal symptôme est représenté par l'édification des lésions spécifiques. Cet aspect clinique paraît être moins grave au point de vue évolutif. C'est dans cette forme que l'on a pu obtenir des guérisons par les divers moyens employés, tuberculine, régime reconstituant, etc. Les malades qui ont été guéris par la radiothérapie et que nous avons pu observer présentaient des lésions peu évolutives et dont l'accroissement semblait beaucoup moins rapide que dans le cas signalé plus haut.

B) *Atteinte de l'autre œil.*

Nous avons déjà succinctement parlé de l'atteinte de l'autre œil au cours de la tuberculose de l'iris. Le début est presque toujours unilatéral et la maladie peut rester longtemps et indéfiniment localisée d'un seul côté. VENNEMAN insiste sur la fréquence de l'atteinte de l'autre œil dans les formes plastiques et miliaires. Cette éventualité peut évidemment se voir, mais nous avons l'impression qu'elle est peut-être moins fréquente que cet auteur l'avance et l'on trouve dans la littérature de nombreux cas où l'affection, se présentant sous cette forme clinique, est restée unilatérale. Il est d'ailleurs impossible de se faire une idée précise sur la question, car l'atteinte de l'autre œil peut ne se faire que longtemps après, alors que les malades sont perdus de vue ou traités par un autre ophtalmologiste. Nous tenons à signaler en outre que, assez fréquemment, l'œil le premier atteint présente des lésions spécifiques (tubercules miliaires) alors que le second n'est atteint que de lésions banales sous forme d'iridocyclite parenchymateuse ou séreuse, les observations rapportées par NATANSON, BEAUVIEUX, GOURFEIN sont une démonstration de ce fait particulier.

Mais si les formes plastique et miliaire sont fréquemment bilatérales, le tuberculome irido-ciliaire est au contraire presque constamment unilatéral ; la statistique d'Henri LAGRANGE est la plus intéressante à cet égard et dans aucune de ses douze observations, il n'est fait mention d'une atteinte quelconque de l'œil droit sous quelque forme que ce soit.

C) *Terminaisons de la tuberculose de l'iris.*

Les documents n'abondent pas sur la question. Mais nous

tenons à dire dès à présent que le pronostic visuel et vital est toujours à réserver.

Les résultats de l'auteur dont les chiffres sont les plus considérables, von Hippel, ne doivent pas être pris en considération. Von Hippel donne une statistique globale de 243 cas de tuberculose oculaire avec 75 0/0 de guérisons par la tuberculine. Mais dans ce nombre considérable de bacilloses de l'œil sont compris des kératites phycténulaires et des iritis où la tuberculose n'est, semble-t-il, rien moins que prouvée.

Liebrecht apporte, lui, une statistique de 43 cas de tuberculoses iriennes, vérifiés bactériologiquement et dans certains cas anatomiquement. Ces résultats sont surtout intéressants au point de vue vital. Sur ces 43 cas, 38 seulement sont à utiliser au point de vue documentaire, car les cinq autres n'ont pu être suivis suffisamment longtemps. Parmi ces 38 cas, 14 sont morts de méningite tuberculeuse, 17 autres ont présenté ultérieurement des tuberculoses de divers organes, 7 seulement sont restés bien portants. L'auteur insiste en outre sur ce fait que, parmi les 14 malades morts de méningite tuberculeuse, on comptait dix enfants et il terminait en fixant un pronostic beaucoup plus grave au point de vue vital pour l'enfant que pour l'adulte. Cette notion est d'ailleurs classiquement acceptée et reconnue vraie par tous les ophtalmologistes, et Venneman estime qu'en dessous de 10 ans le pronostic est particulièrement grave et la méningite spécialement à redouter.

La statistique de Fage, publiée en 1909, est à notre connaissance la plus complète sur la question. Cet auteur a pu réunir 112 cas de tuberculoses iriennes non traitées par la tuberculine et se répartissant ainsi :

De 1 à 12 ans : 64 ;
De 12 à 20 ans : 35 ;
Plus de 20 ans : 13.

De ces 112 cas, 39 ont reçu une thérapeutique uniquement médicale. Il y eut 30 guérisons, 3 malades ultérieurement aggravés, 1 décès et 5 sujets que l'on ne put suivre. Les 73 autres malades furent soumis à une thérapeutique chirurgicale. Dans 10 cas, on put exciser des tubercules iriens avec 8 guérisons

et 2 atrophies oculaires consécutives. Dans 6 cas l'excision
parcellaire ne put réussir. Enfin dans 61 cas, on dut pratiquer
l'énucléation. Celle-ci fut sept fois suivie de mort tantôt par
méningite tuberculeuse, tantôt et plus rarement par tuberculose pulmonaire. Les autres cas furent suivis de guérison.
L'auteur conclut donc à la guérison fréquente, même spontanée.

Les 19 cas que nous avons observés personnellement donnent
les résultats suivants : Un enfant de 8 mois 1/2 est mort rapidement de méningite tuberculeuse, après l'énucléation. C'est
le seul cas de mort rapide que nous ayons observé et qui serait
dû à une généralisation tuberculeuse, car nous ne mettons pas
sur le compte de cette dernière un autre décès survenu chez
une malade de 17 ans, en cours de traitement et dû à une diphtérie maligne vérifiée bactériologiquement. Sur les 17 cas restant,
10 durent être énucléés. De l'enquête que nous avons faite, nous
n'avons pu obtenir que 3 résultats éloignés. L'un de ces malades
avait été énucléé à l'âge de 6 ans, en 1918, et restait en bon état
de santé, en 1924, soit six ans après l'opération. Un deuxième
sujet, énucléé à l'âge de 12 ans en 1905, est encore actuellement
en bonne santé, soit vingt ans après l'intervention. Le troisième
résultat éloigné que nous pouvons rapporter concerne un jeune
homme de 16 ans, énucléé en 1907, et mort en 1918 d'affection
indéterminée (*fig.* 10 *et* 11).

Enfin les 7 malades restant ont pu guérir avec conservation
de l'œil. Cinq d'entre eux ont été traités par la radiothérapie.
Nous n'avons pu en suivre que deux. Il s'agissait dans un cas
d'un malade atteint d'une iritis séreuse d'origine tuberculeuse
(tuberculose inflammatoire de l'iris), revu quatre ans après
totalement guéri avec une vision normale ; l'autre cas concernait une jeune fille atteinte de tuberculose miliaire bilatérale
de l'iris avec kératite secondaire : trois ans après le début de
l'affection, les tubercules disparus sous l'influence de la radiothérapie, n'avaient pas reparu ; il persistait des leucomes
cornéens bilatéraux et la vision était de 1/8 et 1/6.

1° *Evolution vers la guérison.* — Il est hors de doute que l'on
puisse observer des guérisons même spontanées. On sait que

certaines formes de tuberculoses pulmonaires évoluent spontanément vers la guérison, il en est de même au niveau de l'iris. Ce fait n'a rien pour nous surprendre. ROLLET et AURAND dans leurs expériences sur la tuberculinothérapie oculaire expérimentale avaient déjà constaté que chez certains animaux inoculés avec succès mais non traités, les lésions tuberculeuses

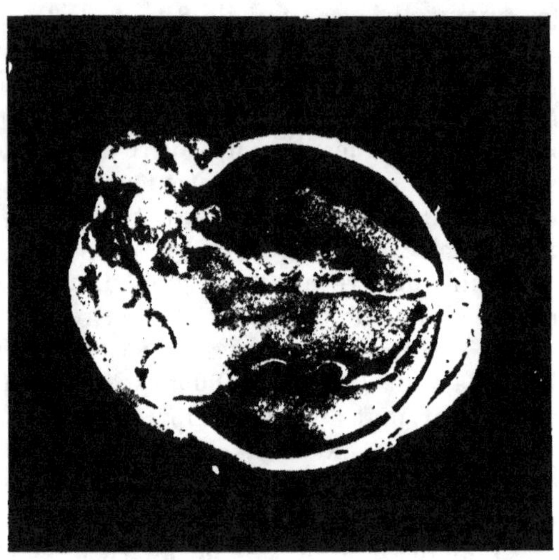

FIG. 10. — H... 16 ans. Tuberculome confluent du segment antérieur kératoglobe. Énucléation. Mort onze ans après, d'affection inconnue (pièce microscopique).

observées pouvaient disparaître spontanément. Il en est de même en pathologie humaine, quelle que soit la forme clinique rencontrée.

Nous avons déjà signalé que les formes indéfiniment plastiques évoluaient très fréquemment vers une guérison de l'organe avec généralement de fortes réductions de l'acuité visuelle, par suite des synéchies, du glaucome secondaire et de la cataracte dystrophique consécutive. La même guérison peut s'observer dans les formes nodulaires. On le voit surtout dans la tuberculose atténuée du type van Duyse avec synéchies consécutives et parfois cicatrices arrondies comme nous l'avons signalé plus haut. Bossis a, dans sa thèse (1893), réuni un certain nombre d'observations. Pechin dans son travail de 1899 pouvait déjà rapporter les trois cas de Haab, les quatre cas de Van Duyse,

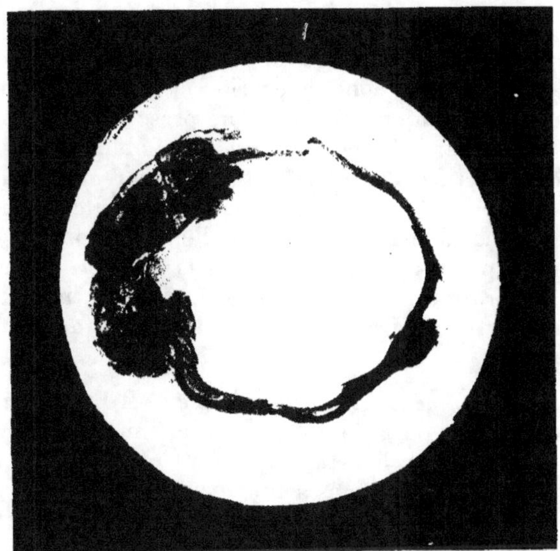

Fig. 11. — H... 16 ans. Tuberculome confluent du segment antérieur. Énucléation. Mort onze ans après d'affection inconnue (coupe microscopique).

les observations de Liebrecht signalées plus haut et les faits de Panas, Silex et de Wecker. Nous ne pouvons citer ici tous les cas de guérison publiés depuis et concernant uniquement les faits de tuberculose nodulaire et nous ne ferons que signaler certaines observations de Dor, de Koster, de Fage, de Delorme, d'Aurand, de Beauvieux et les trois cas de guérison par radiothérapie que nous avons pu observer et dont on trouvera le détail dans la thèse de Ferré inspirée par l'un de nous.

Tous ces cas ont trait à des guérisons avec conservation de l'organe et d'une acuité réduite mais parfois très satisfaisante.

L'une de nos malades, atteinte de tuberculose miliaire et bilatérale de l'iris avec acuité réduite à 1/80 et 1/40 au moment de son entrée à la clinique ophtalmologique de Lyon, présentait au bout de six mois de traitement par la radiothérapie une acuité de 1/8 et 1/6 qui se maintenait sans modifications quatre ans après, avec une disparition totale des tubercules iriens.

2° *Perforation.* — Trop souvent l'évolution des tuberculoses miliaires se fait vers la conglomération et le tuberculome massif irido-ciliaire. Ce dernier s'accompagne presque constamment de perte de l'œil, car l'énucléation devient obligatoire, soit par perforation effectuée ou menaçante, soit par crainte de généralisation et il serait trop long de citer toutes les observations rapportées dans la littérature et où l'énucléation est devenue obligatoire et parfois urgente. Il s'agit là d'un processus véritablement perforant et malin et Félix LAGRANGE insiste à juste raison sur l'extrême gravité, au moins locale, de cette forme clinique.

3° *Granulie et méningite tuberculeuse.* — Enfin l'évolution peut se faire vers la granulie ou la méningite tuberculeuse. Nous ne saurions trop insister sur ce fait que ces complications ne sont pas dues à notre sens à une extension du processus vers les gaines optiques et les méninges. Nous avons vu plus haut que la tuberculose du tractus uvéal, certains cas traumatiques mis à part, était toujours secondaire. Il nous paraît rationnel de considérer que tuberculose oculaire et méningite ou granulie sont tous deux sous la dépendance du même foyer profond.

Ces complications mortelles se voient dans toutes les formes, y compris la forme plastique sans lésions spécifiques. Deux des observations de la thèse de FONSAGRIVES appartenant, l'une à ROLLET, l'autre à DOR se sont terminées par granulie. Nous voyons encore là une preuve que les complications étaient sous la dépendance de foyers profonds et non des lésions oculaires puisque celles-ci paraissaient, microscopiquement seulement il est vrai, banales. Dans les deux autres formes, tuberculose nodulaire et tuberculome massif, la méningite et la granulie sont fréquentes. Nous rappellerons simplement les cas anciens de JOCQS, PARINAUD, SAMELSOHN et les observations plus récentes de GOURFEIN, MOISSONNIER, BUSSY. On a dit, avec VALUDE, que tant que la coque sclérale était intacte, il ne fallait pas redouter de complications à distance et de granulie. On a prétendu ensuite qu'il n'en n'était rien et que l'atteinte de l'angle de filtration à elle seule, et l'on sait si elle est fréquente, devait faire craindre la généralisation et que l'envahissement des espaces suprachoroïdiens était également particulièrement redoutable.

Si l'on admet avec la majorité des auteurs que la tuberculose uvéale est secondaire, on doit penser que chez tout malade atteint de tuberculose oculaire, on doit redouter l'apparition d'une granulie, quelle que soit la forme clinique, étant donné que la septicémie bacillaire est sous la dépendance d'un foyer initial et profond et non sous celle de la lésion oculaire. Cette notion nous permet de comprendre pourquoi la granulie ou la méningite tuberculeuse peuvent se voir après l'énucléation comme le signalaient LIEBRECHT et FAGE, comme l'ont vu un grand nombre d'auteurs, à tel point que le Professeur DE LAPERSONNE a préconisé l'exentération ignée de l'œil et non l'énucléation. On a accusé cette dernière de favoriser la généralisation. Nous ne croyons pas cette critique fondée et nous développerons plus amplement cette notion au chapitre du traitement.

Nous voudrions, en terminant, résumer ces quelques lignes en insistant sur le très grave pronostic visuel et vital qu'entraîne, surtout chez l'enfant, l'apparition d'une tuberculose irienne, quelle qu'en soit la forme. Le pronostic vital est d'autant plus grave que le sujet est plus jeune. Le seul cas de terminaison rapidement mortel que nous avons eu l'occasion de voir, concernait un nourrisson de 8 mois 1/2 qu'une énucléation faite rapidement ne put soustraire à une mort rapide par granulie généralisée.

4° *Diagnostic de la tuberculose de l'iris.*

Le problème diagnostique se pose de façons très différentes

suivant la forme clinique en présence de laquelle on se trouve. Nous exposerons ci-dessous les diverses affections avec lesquelles on peut confondre la tuberculose de l'iris et nous renvoyons le lecteur à l'article général sur le diagnostic de la tuberculose oculaire par les différents moyens de laboratoire, pour tout ce qui concerne le complément du diagnostic et sa confirmation par les divers procédés dont nous disposons à l'heure actuelle.

A) *Diagnostic de l'iritis tuberculeuse du type inflammatoire simple.*

On se trouve en présence d'une iritis plastique parenchymateuse ou séreuse à poussées récidivantes. Comme nous l'avons dit, aucun caractère clinique net ne vient attirer l'attention sur l'origine tuberculeuse. Comme nous l'avons déjà dit, il faut selon nous, pour admettre l'origine tuberculeuse d'une iritis banale, les éléments suivants : absence d'antécédents syphilitiques et Wassermann négatif, absence d'autres causes nettes, telles que gonococcie ou maladie infectieuse récente, présence d'antécédents personnels ou héréditaires de tuberculose et surtout coexistence de lésions bacillaires diverses éteintes ou en activité. Au point de vue clinique, en face d'une iritis d'origine indéterminée, on pense de préférence à la tuberculose dans les formes à tendances hémorragiques.

1° *Les iritis syphilitiques,* secondaires ou secondo-tertiaires, d'ordre résolutif et non à type spécifique, seront peut-être les plus faciles à éliminer. On se basera surtout sur les commémoratifs, la notion d'une spécificité antérieure et les résultats du traitement. On recherchera, notamment chez l'homme, la cicatrice du chancre souvent visible si ce dernier a été récent et les accidents secondaires. Chez la femme où le chancre primitif passe souvent inaperçu, on recherchera les syphilides pigmentaires du cou et les céphalées. Le Wassermann sera toujours fait. S'il est positif, on sera en droit d'éliminer la tuberculose. S'il est négatif, on n'en tirera pas de conclusions précises, bien qu'IGERSHEIMER affirme que l'absence de réaction positive au cours d'une affection oculaire évolutive soit contre l'hypothèse d'une spécificité. On se rappellera en outre que les diverses iritis syphilitiques peuvent se voir à n'importe quelle période, mais s'observent surtout après 30 ans.

2° *L'iritis gonococcique* survenant au déclin d'un écoulement, accompagné habituellement d'arthropathies caractéristiques, est, en général, d'un diagnostic facile, avec les douleurs aiguës qui l'accompagnent et la constatation du gonocoque dans l'écoulement. Les iritis gonococciques tardives, sur lesquelles nous avons attiré l'attention après les auteurs américains, sont souvent d'un diagnostic beaucoup plus difficile. Nous rappellerons que l'on a préconisé le massage de la prostate et l'examen de l'écoulement après cette manœuvre ; on a pu mettre ainsi en évidence des gonocoques jusqu'alors absents et réfugiés dans les glandes du canal.

3° *L'iritis rhumatismale* est d'un diagnostic beaucoup plus difficile. Nous sommes d'ailleurs persuadés que beaucoup d'iritis qualifiées de rhumatismales sont en réalité des iritis tuberculeuses, étant donné la fréquence du rhumatisme tuberculeux de PONCET et LERICHE. Nous rappellerons que FONSAGRIVES a opposé l'iritis rhumatismale, du type parenchymateux aigu, à l'iritis tuberculeuse du type séreux avec descémétite et d'allure subaiguë ; une telle opinion est actuellement beaucoup trop théorique, car l'iritis tuberculeuse peut avoir un début aigu. C'est en définitive l'étude minutieuse du terrain et des circonstances d'apparition qui permettra le diagnostic étiologique, et surtout l'influence heureuse de la tuberculinothérapie qui dans de telles formes a donné à ABADIE, DOR, DARIER de véritables succès.

4° On éliminera enfin *l'iritis d'origine dentaire* par la recherche des dents cariées ou douloureuses. Parfois la radiographie sera nécessaire pour déceler des kystes radiculaires indolores et latents qui peuvent être à la base d'une iritis cryptogénétique. L'amélioration à la suite des extractions dentaires montrera que la cause résidait bien dans les infections évidentes ou latentes partant des dents cariées ou des racines.

On voit donc que le diagnostic se fera beaucoup plus par élimination que tout autrement. C'est l'étude des antécédents, l'absence d'autres causes, la notion d'une tuberculose coexistante qui permettront le diagnostic étiologique. GOURFEIN a appliqué en outre à cette recherche les résultats de l'exploration radiologique du médiastin. Il a pu, dans plusieurs cas douteux, mettre en évidence les adénopathies trachéobronchiques que l'on peut à juste titre considérer comme étant le point de départ de l'affection oculaire. Les heureux résultats de la tuberculinothérapie et du régime reconstituant seront enfin une preuve bienfaisante de la nature d'une iritis que l'on avait pu jusqu'alors que soupçonner.

B) *Formes nodulaires et tuberculome massif.*

Le diagnostic des formes nodulaires et du tuberculome iridociliaire est, tantôt facile, tantôt très difficile. Comme le dit PARINAUD, les formes typiques sont d'un diagnostic aisé, surtout s'il existe des commémoratifs, les formes atypiques sont d'un diagnostic beaucoup plus difficile.

1° C'est surtout avec les *iritis syphilitiques gommeuses* et les *gommes acquises* ou *hérédosyphilitiques* que le diagnostic est le plus difficile. Gomme étant synonyme d'affection tertiaire, on pourrait penser que l'âge des malades devrait suffire à faire le diagnostic, la possibilité d'une tuberculose irienne étant assez réduite passé 30 ans. Il n'en est rien. Les travaux de ROLLET montrent qu'il existe une syphilis gommeuse de l'iris à apparition précoce et dans la thèse de son élève KOSTITCH, sur 20 observations, 12 concernent des malades âgés de moins de 25 ans. D'autre part, ROLLET a montré que la gomme de l'iris s'accompagnait souvent d'un pseudo-hypopyon gommeux, alors que le tuberculome iridociliaire peut se déverser également dans la chambre antérieure et donner un hypopyon. On peut donc conclure à la ressemblance de ces deux affections. Nous n'insisterons pas sur l'importance que peut prendre une erreur de diagnostic, puisqu'elle est susceptible de conduire à l'énucléation, comme dans le cas de NETTLESHIP et Fox où des petites gommes furent prises pour une tuberculose irienne et où l'énucléation fut pratiquée. Il est donc important de connaître les moyens de différenciation des deux maladies.

Nous avons déjà ébauché ce diagnostic. Nous tenons à rappeler ici que le nombre des néoformations et leur topographie ne peuvent en rien y contribuer, gommes et tubercules peuvent être uniques ou multiples.

Le siège ne signifie rien. On avait admis autrefois que les gommes siégeaient dans le quart externe et supérieur de l'orifice pupillaire (DE WECKER), mais il suffit de consulter les observations de KOSTITCH pour se rendre compte qu'elles se développent au moins aussi souvent en la partie inférieure de la pupille. La disposition centrale ou périphérique n'a pas de valeur absolue, VENNEMAN admet cependant que le tuberculome a une préférence marquée pour le grand cercle irien, à la partie la plus déclive de la chambre antérieure et cette localisation serait commandée par la pesanteur. Les observations de LAGRANGE montrent que le tuberculome iridociliaire siège à peu près constamment à la partie périphérique de l'iris. Mais les observations de CABANNES, de SPEVILLE, TREITEL, de SCHAEFER, de ROLLET rapportées dans la thèse de KOSTITCH montrent que la gomme peut avoir des localisations périphériques. On ne peut que répéter ce que nous avions dit plus haut. Le tuberculome iridociliaire semble avoir une localisation périphérique que la gomme ne prend que plus rarement, mais lorsqu'il existe des néoproductions multiples leur siège est indifférent qu'elles soient tuberculeuses ou syphilitiques.

La coloration a parfois une réelle importance. Pour PANA les gommes auraient une teinte un peu plus brunâtre. VENNEMAN dit que les gommes sont plus vascularisées que les tubercules, alors que ABADIE et LAKAH insistent sur la fine vascularisation spéciale des tubercules, qui ne semble pas exister pour PECHIN. Dans notre cas, la gomme est jaune et cuivrée (*voir planche IV, fig. 2*).

En dernier ressort, on s'adressera à l'étude des commémoratifs et surtout à la recherche d'une tuberculose coexistante d'une part et d'un chancre souvent récent d'autre part. Ce dernier ayant pu passer inaperçu, on recherchera les accidents secondaires concomitants ou récents, car il est curieux de constater qu'une gomme irienne, production tertiaire, destructive, peut coexister avec des accidents secondaires et résolutifs, et ROLLET a longuement insisté sur cette discordance clinique.

Ces notions doivent logiquement conduire à pratiquer, dans les cas douteux, un Wassermann, et même si ce dernier est négatif, à instituer un traitement mixte par le mercure et l'iodure. L'action de ce dernier, admirablement supportée dans la syphilis gommeuse de l'iris, même aux doses élevées de 8 à 12 grammes que l'on peut et doit donner en pareil cas, lèvera tous les doutes, car il agit d'une manière frappante et rapide dans la syphilis gommeuse de l'iris.

Tout ce que nous venons de dire s'applique aux gommes syphilitiques acquises que l'on peut voir à partir de 14 ans comme dans l'un de nos cas. Chez l'enfant il existe une manifestation hérédo-spécifique susceptible d'être confondue avec le tuberculome, infiniment plus rare que la kératite interstitielle : nous voulons parler de la gomme hérédo-syphilitique dont TROUSSEAU a rapporté un cas indubitable. C'est surtout la recherche des stigmates de l'hérédospécificité, l'étude des antécédents et les résultats du traitement qui permettront le diagnostic.

2° *Le granulome post-traumatique* de DE WECKER doit également être différencié du tuberculome iridociliaire. Mais il s'agit là de gros bourgeons charnus consécutifs à une plaie de l'iris après perforation de la cornée. La notion du traumatisme antérieur, la cicatrice consécutive et la résorption assez rapide du processus permettront le diagnostic.

A rapprocher l'*ossification inflammatoire* de l'iris décrite par ROLLET et AURAND sous forme de petite tumeur irienne solitaire, de couleur gris blanchâtre, à bords anfractueux.

3° *Les lymphomes iriens* de HORNER s'accompagnent d'iritis séreuse, leur apparition au cours d'une leucémie ou d'une pseudo-

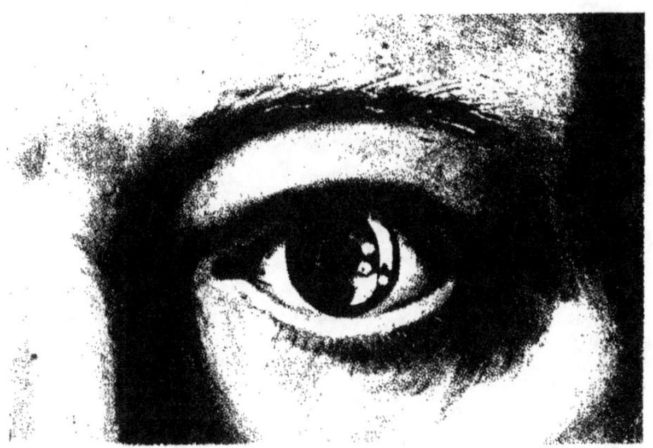

FIG. 1. — Tuberculose de l'iris.

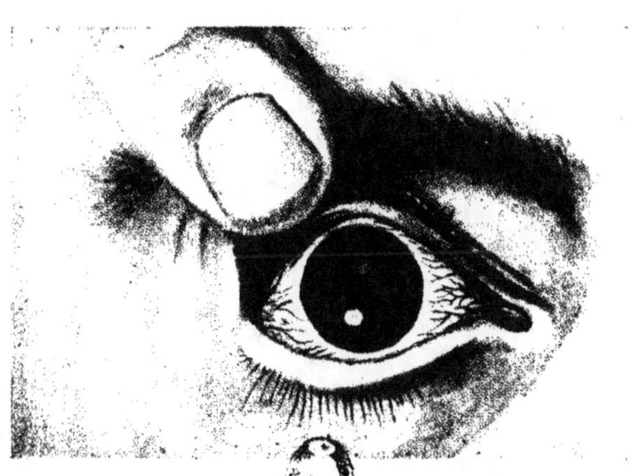

FIG. 2. — Gommes syphilitiques de l'iris.

PLANCHE IV

leucémie et leur coexistence avec de volumineuses adénopathies et d'une splénomégalie faciliteront le diagnostic.

4° *Les tumeurs iriennes après pénétration de poils de chenille* sont susceptibles de donner le change. La pénétration a pu passer inaperçue, mais l'examen à la loupe et au microscope cornéen permet de voir l'agent causal.

Nous devons noter ici que les lésions microscopiques ressemblent grossièrement d'ailleurs à la tuberculose. STARGARDT a rencontré dans l'examen histologique qu'il a pu faire de son cas des cellules géantes sans caséification comme on en voit tout autour des corps étrangers.

5° Le diagnostic des *tumeurs lépreuses de l'iris* ne souffre aucune difficulté, et PANAS a insisté sur le fait qu'il existe toujours des lésions cutanées antérieures

6° *Les néoplasies tumorales* sont parfois assez difficiles à différencier des tubercules. Nous n'insisterons pas sur les tumeurs exceptionnelles que l'on a pu rencontrer : *tumeurs vasculaires* (MOOREN et SCHIRMER), *myomes* (F. LAGRANGE), *myosarcomes* (DE WECKER et IWANOFF, DRESCHFELD, DEUTSCHMANN), épithélioma d'origine ciliaire, BADAL-LAGRANGE.

Mais le diagnostic avec les tumeurs malignes les plus fréquentes (gliome et sarcome) se pose dans des conditions variées.

Les greffes iriennes du gliome peuvent simuler une iritis nodulaire (ROLLET et GRANDCLÉMENT) et l'on peut ainsi penser à une iritis tuberculeuse. C'est ainsi que MEISNER avait posé le diagnostic d'iritis tuberculeuse, alors qu'il s'agissait d'un gliome.

Inversement PANAS et ROCHON-DUVIGNEAUD avaient fait le diagnostic de gliome chez un malade porteur d'une iridocyclite tuberculeuse. Le reflet du fond d'œil était causé par des masses rétrocristalliniennes. A côté du pseudogliome par tuberculome choroïdien, il existe donc un pseudogliome par tuberculome bacillaire et CURTIL note dans sa thèse inspirée par ROLLET la possibilité d'une pareille éventualité.

7º Enfin, au moment de la période où la perforation oculaire se prépare et où il existe un staphylome limbique, on ne commettra pas l'erreur grossière de le confondre avec un *bouton d'épisclérite*. Le diagnostic avec *la gomme syphilitique ou tuberculeuse de la sclérotique* pourra se poser. Mais l'examen montrera le point de départ irien de la néoproduction.

Nous rappellerons que dans tous les cas douteux les procédés de diagnostic par les moyens de laboratoire sont à utiliser et nous renvoyons le lecteur au chapitre spécial où l'exposition en sera faite.

§ VI. — Etude anatomique et clinique
DE LA TUBERCULOSE CHOROÏDIENNE.

I. — *Anatomie pathologique de la tuberculose choroïdienne.*

On doit décrire trois formes anatomiques de tuberculose de la choroïde : la choroïdite tuberculeuse, la tuberculose miliaire, le tuberculome massif.

A) *Choroïdite tuberculeuse (tuberculose inflammatoire de la choroïde).*

Comme pour la tuberculose inflammatoire de l'iris les documents qui concernent la choroïdite tuberculeuse sont très rares. Par définition, les lésions sont d'ailleurs banales, et par cela même il est difficile de prouver la nature tuberculeuse.

On doit à Félix LAGRANGE une description récente de la choroïdite dépigmentée survenue chez un malade atteint d'autres lésions tuberculeuses. La choroïdite présentait des signes d'inflammation chronique avec sclérose progressive, destruction de la rétine et symphise choriorétinienne. On doit retenir cet examen, mais aucun document histologique certain ne prouve qu'il se soit sûrement agi de tuberculose.

B) *Tuberculose miliaire de la choroïde.*

Les documents sans être nombreux sont cependant plus abondants que pour la forme précédente. Les premières descriptions données par Bouchut ont été confirmées par les recherches récentes de Carpenter et Stephenson.

Là encore, le processus tuberculeux se montre ce qu'il est ailleurs. On voit se développer en pleine choroïde des tubercules miliaires avec leur structure habituelle. La périphérie est formée de lymphocytes ; le centre est formé de cellules épithélioïdes et de cellules géantes. Dans cette forme, les examens de Carpenter et Stephenson ont montré que le processus se développait au sein même de la choroïde, sous la rétine et que celle-ci présentait au moins au début peu de modifications.

On rencontre peu de caséification dans la tuberculose miliaire de la choroïde et l'on a l'impression, d'après les cas publiés, qu'il s'agit d'une lésion récente survenue au cours d'un processus aigu, dont l'évolution a été trop courte pour permettre aux lésions de progresser comme elles auraient pu le faire autrement.

Nous devons noter ici que les lésions obtenues au niveau de la choroïde par inoculation directe de culture de bacilles tuberculeux, par Rollet et Aurand, sont susceptibles d'évoluer sous deux formes : tantôt la tuberculose miliaire, tantôt la choroïdite simple dépigmentée. Dans le premier cas l'aspect est absolument superposable aux lésions anatomopathologiques observées chez l'homme ; dans l'autre cas ces expérimentateurs obtinrent des placards dépigmentés de choroïdite banale dont la nature tuberculeuse est néanmoins indubitable.

C) *Tuberculome choroïdien.*

Cette forme est anatomo-pathologiquement beaucoup mieux connue que les précédentes, car il s'agit là d'une tuberculose locale survenant chez des sujets peu touchés au point de vue de l'état général et où l'énucléation est nettement indiquée.

On divisait autrefois les tuberculomes en endophytes et exophytes. Ces termes correspondent évidemment à deux stades d'une seule et même affection, la lésion ayant toujours son point de départ dans la choroïde.

Les pièces que l'on a l'occasion d'examiner montrent un gros tubercule, de la taille d'une noisette, siégeant dans la partie postérieure du globe oculaire, ou au niveau de l'équateur (*fig.* 12). La rétine sus-jacente est parfois envahie par l'extension de la lésion, parfois au contraire décollée en totalité, en parapluie,

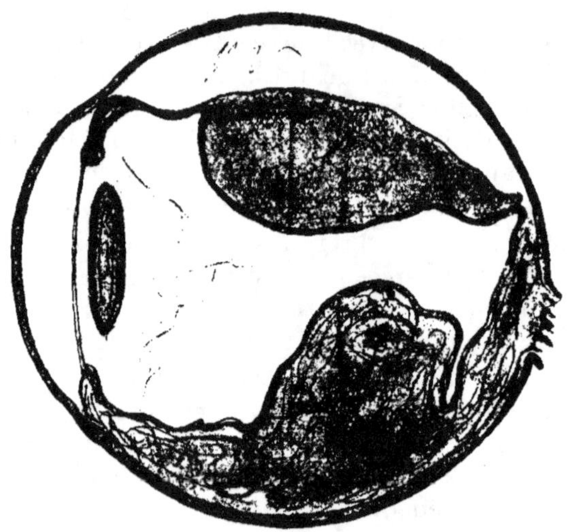

Fɪɢ. 12. — Tuberculose massive de la choroïde (en bas). Décollement rétinien avec exsudat sous-rétinien (en haut). Enfant de 11 ans. Énucléation. Guérison.

par un exsudat sous-rétinien. On peut donc dire à juste titre, que le tuberculome se conduit véritablement comme une tumeur.

Très fréquemment, à côté de la masse principale, on voit à l'intérieur même du tissu choroïdien de petits tubercules naissants, qui constituent anatomiquement un mode d'essaimage spécial par lequel la lésion s'accroît.

Superficiellement la rétine, comme nous l'avons dit, peut adhérer à la masse tuberculeuse, qui peut l'envahir partiellement. On a pu même dans certains cas constater une destruction complète de la membrane rétinienne avec envahissement du vitré, mais cette dernière éventualité est rare. La rétine est habituellement ou partiellement envahie ou au contraire complètement décollée. C'est par l'intermédiaire, semble-t-il, des lésions rétiniennes que la papille optique est secondairement envahie.

Ce tuberculome est histologiquement constitué de la façon habituelle aux lésions bacillaires. Cellules épithélioïdes et cellules géantes y sont constatées d'une façon constante. Les zones de caséification sont très fréquentes et l'on a l'impression, ici, d'être en face d'une lésion qui a eu le temps de faire son évolution complète et nettement circonscrite. Ces deux caractères opposent anatomiquement cette forme à la précédente.

L'évolution anatomique est très intéressante à étudier. Nous avons déjà vu que l'envahissement du vitré était d'observation assez rare. La lésion a plutôt tendance à évoluer soit vers le corps ciliaire en avant, soit vers la sclérotique.

Nous retrouvons ici, à propos de l'extension en avant, les qualités de résistance des fibres zonulaires. L'appareil suspenseur du cristallin reste en général intact et ce dernier organe n'est jamais envahi. Mais les procès ciliaires peuvent être atteints par la lésion qui contourne alors les fibres d'insertion zonulaires. Cette propagation explique les phénomènes d'iritis qui peuvent survenir au cours de l'évolution des tuberculomes massifs de la choroïde et qui constituent un signe inconstant mais parfois précieux de différenciation entre le pseudogliome tuberculeux et le gliome de la rétine.

Plus habituellement le processus a tendance à perforer le globe oculaire. Cette perforation peut se faire en trois points : en avant vers le limbe scléro-cornéen, à l'équateur au niveau des *vasa vorticosa*, en arrière au pôle postérieur.

Les perforations antérieures, péricornéennes, se voient au cours des tuberculomes qui ont pris naissance en arrière du corps ciliaire, qui ont envahi celui-ci et qui se comportent dès lors comme des tuberculomes massifs iridociliaires. Le mécanisme est le même et nous n'y revenons pas.

Les perforations équatoriales se font au niveau des *vasa*

vorticosa. Il est facile de comprendre que ces dernières constituent une voie anatomique et physiologique d'échappement du tuberculome. Anatomiquement, en effet, elles amoindrissent la résistance de la sclérotique. Physiologiquement le sens du courant sanguin favorise la dissémination du processus par cette voie.

Les perforations postérieures se font tout autour du nerf optique, par les orifices des vaisseaux et nerfs ciliaires, grâce auxquels la sclérotique voit sa résistance diminuée. On ne peut qu'appliquer ici les constatations faites par l'un de nous sur un globe oculaire énucléé pour mélanome choroïdien où l'on observait la voie de sortie de la tumeur à travers les orifices des vaisseaux et nerfs ciliaires.

Dans tous ces cas le processus de destruction scléroticale est le même : la membrane externe est progressivement entourée, puis détruite par le tissu tuberculeux qui s'infiltre en outre par tous les orifices naturels de sortie qu'il trouve à sa disposition.

II. — *Signes et formes cliniques.*

Les formes cliniques de la tuberculose de la choroïde semblent avoir moins attiré l'attention des cliniciens que celles des bacilloses de l'iris. Pendant longtemps, la tuberculose miliaire de la choroïde a seule été connue ; ultérieurement le tuberculome choroïdien à aspect pseudo-tumoral a été isolé. Plus récemment encore, la tuberculose inflammatoire, grâce aux idées de PONCET, a été admise. Cette succession dans la connaissance de l'affection qui nous occupe explique les divisions que l'on a pu faire dans les divers aspects cliniques qu'elle présente.

GREEF établit les divisions suivantes :

Tuberculose aiguë ou miliaire, observée au cours des diverses granulies ; tuberculose chronique à forme disséminée et à forme circonscrite (pseudogliome).

VENNEMAN dans son article de l'*Encyclopédie française d'Ophtalmologie* donne les formes suivantes : choroïdite tuber-

culeuse (qui semble correspondre à la tuberculose inflammatoire);
granulie choroïdienne ; tuberculome circonscrit.

Henri LAGRANGE, enfin, dans sa thèse inaugurale donne la
classification suivante : choroïdite diffuse ; forme miliaire ;
tubercule ou tuberculome choroïdien.

Cette dernière classification nous paraît la plus logique et
nous nous y tiendrons avec quelques modifications de détails.
Nous décrirons donc successivement :

A) La choroïdite simple ou tuberculose inflammatoire de
la choroïde ;

B) La tuberculose miliaire ;

C) Le tuberculome massif.

A) *Choroïdite simple (tuberculose inflammatoire de la choroïde).*

Nous éliminerons de cette forme toutes les manifestations
de la tuberculose choroïdienne où l'on voit se produire à l'ophtalmoscope des nodules blanchâtres, ce dernier aspect devant
rentrer dans la tuberculose miliaire de la choroïde.

1º *Existe-t-il une choroïdite banale d'origine tuberculeuse.* —
L'existence d'une tuberculose choroïdienne évoluant sous l'aspect
d'une choroïdite simple est difficile à prouver. ROLLET et AURAND
pouvaient déjà écrire en 1910 à la suite de leurs expérimenta-
tions sur la choroïde : « L'atténuation de la virulence arrive
même à produire de simples lésions inflammatoires locales
analogues aux tuberculoses inflammatoires de PONCET ».

Cette choroïdite a une allure un peu spéciale et ses principaux caractères sont l'absence de pigmentation, l'intégrité de
la rétine et la longue conservation de la vision. Cette forme
correspond aux tuberculoses atténuées de VAN DUYSE et STOCK,
à la tuberculose afolliculaire de LANDOUZY et GOUGEROT et l'on
doit au Prof. LAGRANGE une étude récente sur ce sujet. Il
s'agit d'une choroïdite simple répondant aux tuberculoses
inflammatoires que l'on trouvera longuement décrites par PON-
CET et LERICHE dans les ouvrages de cette même bibliothèque
et que l'on a paru oublier.

Cette forme ne paraît se voir que chez des tuberculeux en état d'allergie suivant les idées de RIST, de KINDBERG et de ROLLAND. Nous décrirons rapidement son aspect et nous exposerons ensuite les raisons qui militent pour ou contre sa nature tuberculeuse.

2° *Signes.* — Cliniquement on ne peut que reproduire ici la description la plus récente qui en a été donnée par LAGRANGE.

Cette forme est toujours secondaire et survient chez des sujets le plus souvent porteurs d'une tuberculose évolutive du poumon ou d'un sommet cicatrisé. Elle ne se voit guère que chez des sujets jeunes entre 20 et 45 ans.

Les malades signalent une baisse, en général très peu accentuée de la vision, suffisante néanmoins pour les amener à l'oculiste. Les lésions en sont assez caractéristiques.

La topographie est importante à connaître, ou plus exactement les lésions n'ont aucune affinité pour un point ou un autre du fond d'œil, elles sont disséminées sans ordre de préférence pour la région équatoriale ou le fond de l'œil.

Il s'agit de larges plaques de dépigmentation pouvant simuler un vaste décollement rétinien, mais à la surface desquelles les vaisseaux rétiniens passent intacts. Le bord de ces plaques n'est pas pigmenté ou ne l'est que très peu.

Le vitré est intact habituellement; toutefois, en certains cas assez rares, on a pu assister à une neurorétinite fugace et légère avec troubles du vitré.

La baisse de la vision est beaucoup moins accentuée que l'examen ophtalmoscopique ne le fait prévoir. Cette diminution de l'acuité est nulle ou peu accentuée et l'on observe tout au plus au niveau des plaques de dépigmentation que des scotomes relatifs.

3° *Pronostic et évolution.* — Le pronostic visuel est bon et la rétine n'est pas envahie. Cependant on peut voir apparaître secondairement une tuberculose miliaire de la choroïde symptomatique d'une granulie. Cette dernière évolution paraît très rare.

Il s'agit donc là d'une choroïdite très particulière, dont les caractères sont absolument opposés à ceux de la choriorétinite syphilitique avec sa topographie équatoriale ou maculaire, l'abondance de sa pigmentation et l'atteinte précoce de la rétine. Mais il reste à savoir s'il s'agit véritablement d'une choroïdite tuberculeuse.

Dans les observations de Félix LAGRANGE le Wassermann était négatif, la cutiréaction positive, les antécédents héréditaires et personnels nettement tuberculeux et les lésions étaient améliorées par la tuberculinothérapie. Cet auteur base en outre sa conviction sur le fait que les lésions sont largement dépigmentées. On sait, en effet, depuis longtemps que la tuberculose de la choroïde est destructrice de pigments et le Pr ROLLET pouvait écrire dès 1898, que dans la syphilis il y avait mise en liberté du pigment et que dans la tuberculose on assistait à la destruction des cellules et de leur pigment. Appuyé sur cette notion l'un de nous a souvent recherché l'origine tuberculeuse de certaines choroïdites largement dépigmentées sans pouvoir l'établir d'une manière absolument certaine.

Le seul examen histologique qu'a pu faire le Pr LAGRANGE n'a montré que des lésions d'inflammation chronique banale, ce qui n'est pas opposé d'ailleurs à la possibilité d'une étiologie tuberculeuse, avec ce que l'on sait de la tuberculose inflammatoire en général. SCHULTZ-ZEHDEN a publié antérieurement l'observation d'une choriorétinite d'aspect banal avec plaques de dépigmentation dont l'examen histologique a montré la nature bacillaire.

Nous ne croyons pas cependant que la dépigmentation ait une valeur absolue en faveur de la tuberculose et l'un de nous a pu rapporter avec GRANDCLÉMENT l'observation d'un malade, syphilitique avéré, porteur d'une choroïdite sans pigment. D'autre part, LUNN a observé une choroïdite très pigmentée chez un tuberculeux. Cependant les faits de GINSBERG, de VALUDE et de STEPHENSON sont favorables à cette conception Henri LAGRANGE signalant l'apparition possible de nodules tuberculeux au cours de l'évolution de la choroïdite afolliculaire a probablement apporté le fait le plus nettement démonstratif en faveur de l'étiologie d'une affection où le rôle de la tuberculose très probable n'est cependant pas encore absolument démontré.

Nous concluerons de ce trop court exposé que la choroïdite tuberculeuse afolliculaire ou tuberculose inflammatoire de la choroïde existe, mais qu'elle peut se présenter sous divers aspects, tantô t sous celui de la choriorétinite banale, comme l'ont vu CARPENTER et STEPHENSON, tantôt et peut-être le plus souvent, sous l'aspect de la choroïdite dépigmentée du type LAGRANGE. Là encore c'est l'examen général du sujet, la notion d'un foyer tuberculeux concomitant éteint ou en évolution, l'étude des antécédents qui viendront faire la preuve qu'il s'agit bien d'une manifestation tuberculeuse et non syphilitique de la choroïde.

B) *Tuberculose miliaire de la choroïde.*

La tuberculose miliaire de la choroïde est essentiellement une forme aiguë observée au cours de la granulie ou de la méningite tuberculeuse. Elle constitue d'ailleurs un excellent signe, trop peu recherché, de ces affections. Décrite autrefois par DE JAEGER et par BOUCHUT, elle a suscité depuis peu de travaux. Son étude a été reprise dernièrement par CARPENTER et STEPHENSON. L'étude de ces derniers auteurs est basée sur 80 cas de tuberculoses choroïdiennes, dont 49 observations de tuberculoses aiguës.

1° *Circonstances, apparition.* — Habituellement cette forme survient dans la méningite tuberculeuse ou dans la granulie, et beaucoup plus souvent dans cette dernière affection. Il est d'ailleurs très difficile de se faire une idée exacte de la fréquence de la participation choroïdienne, car il faudrait regarder systématiquement le fond d'œil de sujets que leur état général très grave et leur état mental souvent déficient rendent difficile à examiner. GRUENING sur 40 méningites tuberculeuses a vu deux tuberculoses choroïdiennes ; par contre PARKER estime à 75 0/0 environ le nombre de tuberculoses choroïdiennes dans la granulie.

2° *Aspect clinique.* — Cliniquement, les malades, plongés souvent dans un demi-coma ne se plaignent habituellement pas de baisse de la vision, ce n'est qu'en examinant systématiquement le fond de l'œil des granuliques ou pour préciser le diagnostic classiquement difficile entre la tuberculose généralisée et la fièvre typhoïde que l'on peut se rendre compte des lésions.

Celles-ci sont, contrairement à ce que l'on pourrait croire, le plus souvent unilatérales. CARPENTER et STEPHENSON dans plus de la moitié de leurs cas n'ont trouvé qu'un œil atteint.

Les tubercules sont habituellement de siège périmaculaire et ne se voient que très rarement à la périphérie. On peut ne voir qu'un seul tubercule ; habituellement il en existe deux ou trois, mais on a pu en compter jusqu'à douze. Leurs dimensions sont au maximum celles du disque optique et ils sont en général beaucoup plus petits.

Leur teinte habituelle est blanche ou jaune et leur forme est ordinairement arrondie ou ovale à contours irréguliers. Ils sont le plus souvent dépourvus de pigments. CARPENTER et STEPHENSON en ont rencontré ce pendant dont le centre était chargé de pigments. Leur caractère principal est probablement, comme a pu l'écrire ROLLET, leur absence de limites nettes. Celles-ci en effet se continuent insensiblement avec les parties voisines.

Tous les auteurs sont d'accord sur le siège nettement choroïdien, rétrorétinien de ces néoproductions. On voit à leur surface les vaisseaux rétiniens décrire une courbe appréciable au déplacement parallactique, ce qui fait la preuve de la saillie qu'ils forment au-dessus des plans voisins. Toutefois VALUDE a insisté sur l'absence possible de la saillie. Habituellement la rétine n'est pas ou peu atteinte ; on a signalé la coexistence possible d'un léger œdème rétinien ; GALLEMAERTS et SANTUCCI ont cependant signalé l'extension possible à cette dernière membrane. La papillite est fréquemment associée pour CARPENTER et STEPHENSON qui l'ont notée dans plus de 35 0/0 de leurs observations. Cette opinion est en contradiction absolue avec celle de DUPUY-DUTEMPS qui déclare les lésions papillaires très rares dans la méningite tuberculeuse.

Les lésions constatées auraient un accroissement rapide aux dires de Clarence LOEB qui les a vues croître de jour en jour chez un de ses malades. Mais habituellement on n'a pas l'occasion de suivre les sujets emportés rapidement par une septicémie dont l'atteinte choroïdienne n'est qu'un symptôme. Les lésions oculaires, quelque intéressantes qu'elles soient, passent ici au second plan et nous passerons sans plus tarder à l'étude de la troisième forme qui est souvent une tuberculose locale.

C) *Tuberculome choroïdien.*

Le tuberculome massif de la choroïde est une forme très spéciale de la tuberculose du tractus uvéal. Elle est anatomiquement et cliniquement constamment secondaire comme le prouve l'étude des observations publiées, d'ailleurs très peu fréquentes. Elle se voit comme toutes les tuberculoses oculaires, surtout chez les sujets jeunes et l'on n'en connaît que deux cas au delà de 30 ans. Les chiffres les plus extrêmes publiés à cet égard sont de 1 et 42 ans. Nous devons noter que dans les deux observations de DOR et de SPALDING, un traumatisme oculaire ou périoculaire a précédé le développement du tuberculome.

Ses caractéristiques sont cliniquement celles d'une tumeur. Extension rapide et perforation, telle est l'évolution habituelle. On a décrit cette forme autrefois dans la catégorie des pseudogliomes. PANAS et ROCHON-DUVIGNEAUD ont insisté sur l'absence d'hypertension en pareil cas. Nous verrons que cette opinion est partiellement erronnée et que l'apparition d'un glaucome secondaire est au contraire assez fréquente.

Le tuberculome choroïdien, contrairement à la bacillose miliaire de la choroïde qui se développe dans les régions périmaculaires occupe surtout l'équateur. Telle est l'opinion classique et l'on doit, d'après la lecture des observations publiées, reconnaître la véracité de cette assertion.

1º *Symptômes. Signes fonctionnels.* — Les malades viennent en général consulter soit pour une baisse progressive de la vision, soit pour une amblyopie subite. Ce dernier cas paraît le plus fréquent et semble conditionné anatomiquement par l'apparition d'un vaste décollement rétinien. Parfois, et plus rarement, c'est un glaucome aigu qui ouvre la scène. Enfin, on peut voir en certains cas se développer une iritis banale avec son cortège de douleurs ciliaires qui force le malade à consulter. On voit combien le début peut en être varié.

Quoi qu'il en soit il est assez difficile de donner la fréquence de chacun de ces modes de début. Le plus fréquemment c'est au moment d'une diminution subite de la vue causée par un décollement rétinien que l'on a l'occasion de voir les malades.

Signes physiques. — Il résulte de ce que nous venons d'exposer que le début anatomique n'est, le plus souvent, pas observé ophtalmoscopiquement, masqué qu'il est par le décollement rétinien. LEBER a eu cependant l'occasion de voir un malade chez lequel, il a pu constater, avant le décollement, des tubercules isolés rapidement confluents.

Habituellement, on se trouve en face d'un décollement de la rétine, comme ont pu l'observer AURAND, DUPUY-DUTEMPS, Jacob ISLER, TREACHER COLLINS, YOUNG. Ce décollement a les mêmes caractères que celui qui se produit au cours de l'évolution des tumeurs de la choroïde, notamment le siège anormal et la fixité. Il existe quelques faits de décollement total. Enfin, en certains cas peut se voir un double réseau vasculaire. L'aspect est donc absolument celui d'une tumeur et le tuberculome massif de la choroïde doit rentrer dans le cadre des pseudogliomes comme l'a montré CURTIL dans sa thèse.

Les pseudogliomes s'accompagnent habituellement d'hypotonie oculaire. Pendant longtemps on a vécu sur l'axiome de PANAS et ROCHON-DUVIGNEAUD. Le tuberculome choroïdien peut faire exception à la règle. Sans doute un certain nombre de cas appartenant à cette forme anatomoclinique s'est accompagné d'hypotonie oculaire. Récemment DUPUY-DUTEMPS a insisté sur le fait, qu'au cours de l'évolution du tuberculome choroïdien, on peut assister au développement rapide d'une crise d'hypertonie. De fait, ses deux observations ont trait à des sujets qui ont présenté des crises de glaucome aigu. LUBOWSKI, GINSBERG, FALCHI ont rapporté des cas analogues. GAMA PINTO a insisté sur les alternatives d'hyper et d'hypotonie.

Le glaucome est assez fréquent au cours de la tuberculose massive de la choroïde. Il peut se voir tantôt sous forme d'attaque aiguë, tantôt et peut-être le plus souvent sous l'aspect d'une hypertension oculaire chronique, durable ou passagère. Il est rare en tous cas de voir l'hypertonie se prolonger pendant longtemps et le plus souvent on assiste à des alternatives d'hyper et d'hypotension.

Les poussées d'iritis sont très fréquentes au cours de l'évolution de l'affection. Le plus souvent, il ne s'agit pas, au moins aux périodes initiales de l'affection, de lésions spécifiques par envahissement de l'iris par contiguité, mais bien d'iritis banale de voisinage. La fréquence de l'atteinte irienne est assez grande pour que l'on ait voulu utiliser sa présence comme procédé de différenciation clinique vis-à-vis du gliome. L'iritis peut cependant manquer comme dans les cas de HAAB et HORNER et de VALUDE. Ces poussées iriennes sont souvent précoces et se manifestent tantôt sous la forme parenchymateuse et plastique, tantôt et le plus souvent sous l'aspect d'iritis séreuse. On peut voir en outre apparaître de l'hypopyon comme dans le cas de TREACHER COLLINS et de AURAND et BUSSY.

2° *Evolution.* — Le tuberculome une fois constitué n'a aucune tendance à rétrocéder et va se comporter comme une tumeur. JESSOP a cependant publié une observation où une certaine diminution des lésions put être appréciée. Habituellement la néoplasie tuberculeuse a tendance à éroder la sclérotique, à la perforer et à se faire jour à l'extérieur. Elle deviendra en un mot exophyte, si une énucléation ne vient pas empêcher son extension en dehors de la barrière sclérale. La perforation de la sclérotique est souvent précédée par la distension du globe oculaire donnant lieu à la production de bosselures. DUPUY-DUTEMPS a insisté sur la rapidité avec laquelle pouvaient se produire la distension du globe oculaire et la perforation de la sclérotique. En effet, on peut dire avec lui que l'évolution du tuberculome choroïdien est plus rapide que celle des tumeurs endoculaires au moins dans certains cas. On voit en effet dans le cas de BERARDINIS la perforation se faire en quatre mois, dans celui de Zur Nedden être effectuée au bout de trois semaines. Enfin les deux malades de Dupuy-Du-temps ont eu leur œil perforé au bout de cinq mois et de dix jours. Il ne faut cependant pas considérer ces chiffres comme absolus, le début anatomique a souvent précédé de longtemps le début clinique et l'époque où les malades sont allés consulter le spécialiste. D'autre part on connaît des observations comme celle de Manfredi où la perforation s'est faite seulement trois ans après le début. L'extension du tuberculome choroïdien et ses voies de sortie sont actuellement bien connues.

a) *Extension à la rétine et au vitré.* — La propagation à la rétine est difficile à juger cliniquement. On peut voir parfois à la surface du décollement des nodules jaunâtres prouvant que la membrane rétinienne est non seulement décollée mais envahie par le processus. L'atteinte du vitré se traduit à l'ophtalmoscope par la présence de masses jaunâtres, mal limitées et qui ne sont plus bridées en avant par la rétine. Cet envahissement du vitré est d'ailleurs exceptionnel.

b) *Extension à la sclérotique : perforation.* — Le développement en dehors de la sclérotique a lieu habituellement au niveau de l'équateur vers le point de sortie des veines vorticineuses. A ce niveau on peut voir se former des bosselures, puis une collection sous-conjonctivale, véritable abcès froid de voisinage. Ultérieurement enfin la conjonctive peut être rompue et le tuberculome visible à l'extérieur. Mais actuellement une telle évolution est rare et l'énucléation est généralement faite avant ce stade ultime.

c) *Extension au corps ciliaire.* — L'évolution en avant peut se voir également, mais elle est plus rare. Il est un fait dont toutes les observations publiées montrent la fréquence, nous voulons parler de la barrière opposée au processus par le cristallin et son appareil suspenseur. Celui-ci résiste toujours à l'envahissement du processus et le cristallin n'est jamais détruit. La chambre postérieure peut cependant être envahie, mais en ce cas le tuberculome contourne le cristallin. Par contre, l'extension peut se faire vers le corps ciliaire et la racine de l'iris. On se trouve alors en présence d'un tuberculome rappelant de très près le tuberculome iridociliaire. On voit alors se produire des ectasies péricornéennes, qui font place à des abcès sous-conjonctivaux et ultérieurement à une fistule d'ouverture. Aurand, Dupuy-Dutemps, Young ont rapporté des cas de ce genre.

d) *Généralisations : granulie et méningite tuberculeuse.* — Telle est l'évolution habituelle du tuberculome massif de la choroïde, mais celle-ci peut être arrêtée brusquement par une granulie ou une méningite tuberculeuse comme dans les cas de Knapp, de Jacob Isler, de Schumway et de Schweinitz. Faut-il voir dans la méningite une complication directe du tuberculome choroïdien par extension progressive à la rétine d'abord, au nerf optique et aux méninges ensuite ? Nous ne le croyons pas. Avec les notions que nous avons de la nature à peu près constamment secondaire de la tuberculose du tractus uvéal il nous paraît plus rationnel, et plus conforme aux notions de pathologie générale actuellement admises, de croire que méningite tuberculeuse et tuberculome choroïdien sont l'un et l'autre secondaires à un foyer soit évident, soit latent de bacillose, mais non sous la dépendance directe l'un de l'autre.

e) *Le tuberculome massif de la choroïde est-il susceptible de guérison ?* Nous ne le croyons pas. La tuberculine ne donne pas de succès en pareille matière et tous les faits publiés se sont terminés soit par la mort du malade, soit beaucoup plus souvent heureusement par une énucléation. On trouve cependant dans la thèse de Lagrange un fait curieux. Il s'agit d'une dégénérescence fibreuse totale de l'œil avec de rares cellules géantes. Il semble donc s'être produit dans ce cas une cicatrisation presque totale par sclérose progressive. Nous n'avons nulle part retrouvé d'observation superposable.

III. — *Diagnostic.*

A) *La choroïdite tuberculeuse.*

Nous avons vu que rien ne nous paraissait permettre le diagnostic étiologique d'une choroïdite, par le seul examen ophtalmoscopique. Sans doute une forte pigmentation des lésions incitera à penser à une syphilis causale. Cette hypothèse sera vite confirmée par l'interrogatoire et la réaction de Wassermann. Mais le défaut de pigmentation n'est pas, comme nous ·l'avons déjà dit, pathognomonique de la tuberculose. La syphilis peut également donner des choroïdites apigmentées (ROLLET et GRANDCLÉMENT). C'est en ces cas qu'un interrogatoire minutieux sera de rigueur, qu'il faudra rechercher la cicatrice du chancre, chez l'homme, les syphilides pigmentaires du cou chez la femme et pratiquer la réaction de Wassermann.

Si toutes ces recherches sont négatives, on pourra penser à la tuberculose. Là encore, les investigations devront porter sur les antécédents héréditaires et personnels. Le malade sera examiné complètement et radioscopé. Enfin on pratiquera la cutiréaction à la tuberculine. On ne concluera à la tuberculose que si vraiment le sujet présente des antécédents héréditaires et personnels indéniables, et un autre foyer de tuberculose cicatrisé ou en activité. Dans le moindre doute on instituera un traitement antisyphilitique dont les heureux effets pourront démontrer que c'est bien la syphilis et non la tuberculose qui est en jeu.

B) *La tuberculose miliaire de la choroïde.*

Cette forme est souvent difficile à diagnostiquer de la papule de choroïdite simple. Au point de vue purement ophtalmoscopique, la principale différence, mise en évidence par ROLLET en 1898, dans son traité d'ophtalmoscopie, est la limitation périphérique nette du bouton de choroïdite banale opposée aux contours flous du tubercule choroïdien. En outre, comme nous l'avons déjà dit, les papules de choroïdite sont cernées par un anneau pigmentaire qui fait défaut dans la tuberculose miliaire de la choroïde. Enfin et surtout cette dernière affection s'observe chez des sujets en pleine granulie ou en imminence de septicémie bacillaire. Il s'agit donc habituellement de sujets porteurs de lésions tuberculeuses avancées ou présentant déjà des signes généraux de bacillémie.

(') *Tuberculome massif de la choroïde.*

Le diagnostic du tuberculome massif de la choroïde est souvent très difficile ; si le sujet est manifestement tuberculeux on n'aura guère d'hésitations à avoir, mais si, et le cas est fréquent, il ne présente cliniquement aucune tare bacillaire, on ne portera guère qu'un diagnostic anatomique et histologique après énucléation.

L'aspect clinique étant celui du pseudogliome, c'est le diagnostic général des pseudogliomes qui devra être envisagé.

1° *Diagnostic avec le gliome rétinien.* — L'affection qui nous occupe doit donc en premier lieu être différenciée du g.iome. Ce diagnostic souvent très difficile ne se pose bien entendu que dans le jeune âge. En effet, le gliome se voit exclusivement chez les jeunes sujets. GREEFF donne 6 ans comme âge maximum du gliome, FEJER, 5 ans, TERRIEN, 10 ans, GLASER, 15 ans. Mais ces derniers cas sont exceptionnels et l'on peut dire avec ROLLET que l'âge maximum du gliome est de 7 ans, comme le prouve la statistique suivante qu'il a établie et reproduite dans la thèse de CURTIL. Sur 25 cas de gliome observés à la Clinique Ophtalmologique de l'Hôtel-Dieu, on note en effet les âges suivants :

De 0 à 1 an : 2 cas ;
De 1 à 2 ans : 8 cas ;
De 2 à 3 ans : 7 cas ;
De 3 à 4 ans : 6 cas ;
De 4 à 6 ans : 1 cas ;
Au-dessus de 6 ans : 1 cas (à 7 ans).

D'autre part, l'étude de 16 cas de tuberculome massif de la choroïde, épars dans la littérature nous a montré que l'âge des malades se répartissait ainsi :

De 0 à 1 an : 1 cas ;
De 1 à 2 ans : 0 ;
De 2 à 3 ans : 3 ;
De 3 à 4 ans : 1 ;
De 4 à 5 ans : 1 ;
De 6 à 7 ans : 1 ;

De 7 à 10 ans : 0 ;
De 10 à 20 ans : 4 ;
De 20 à 30 ans : 2 ;
Au delà de 30 ans : 2.

Sur 16 observations le tuberculome choroïdien s'est donc développé 8 fois, soit dans 50 0/0 des cas, chez des sujets âgés de moins de 7 ans, donc susceptibles d'être atteints de gliome rétinien. Un sujet présentant le reflet caractéristique du fond d'œil et âgé de moins de 7 ans peut donc être atteint soit d'un gliome, soit d'un pseudogliome, soit d'un tuberculome.

Tous les auteurs ont recherché les signes permettant de différencier le tuberculome du gliome. D'après l'étude symptomatique que nous avons faite plus haut, on doit avouer tout de suite qu'il n'existe pas de signes différentiels nets. Sans doute les sujets très jeunes, jusqu'à 2 ans, présentent beaucoup plus fréquemment des gliomes que des tuberculomes, mais audelà de cet âge la différenciation se pose. Nous devons reconnaître que l'on possède peu d'éléments pour la faire. Il ne faut pas compter sur les modifications de la tension, car si l'hypotonie se voit fréquemment dans le tuberculome, l'hypertonie est loin d'être exceptionnelle ; d'autre part dans le tiers des cas pour TREACHER COLLINS, dans la moitié des observations pour DEVEREUX-MARSHALL le gliome ne donne aucune modification tonométrique. Il ne faut pas compter davantage sur le double réseau vasculaire, signe difficile à interpréter et semblant exister dans les deux cas. Il ne faut pas compter non plus sur le développement plus rapide du tuberculome comme le veut DUPUY-DUTEMPS, car l'augmentation peut être aussi rapide dans l'un comme dans l'autre cas. On a donné comme pathognomonique du tuberculome l'apparition d'une iritis. Ce signe semble avoir beaucoup plus de valeur, à condition qu'il soit vraiment précoce comme le veut DUPUY-DUTEMPS, mais on ne saurait oublier que ROLLET et AURAND ont insisté sur les greffes iriennes du gliome pouvant simuler à s'y méprendre l'iritis tuberculeuse. D'autre part l'iritis manque assez fréquemment dans le tuberculome (VALUDE, MONTHUS).

En dernier ressort c'est l'étude des antécédents qui permettra de penser à la possibilité du tuberculome. Mais il faut savoir que celui-ci peut survenir chez des enfants indemnes apparemment de toute lésion bacillaire. Reste la cuti-réaction dont nous discuterons plus tard la valeur.

2° *Diagnostic avec le sarcome choroïdien.* — Au-delà de 15 ou 20 ans, le diagnostic du tuberculome est à faire vis-à-vis des sarcomes choroïdiens. Nous pouvons répéter ici ce que nous avons dit à propos du gliome. Toutefois la teinte noire de la tumeur lorsqu'il s'agit d'un mélanome et surtout l'hypertonie considérable, résistant aux myotiques, feront pencher le diagnostic en faveur d'une tumeur maligne.

3° *Diagnostic avec le pseudogliome.* — On doit différencier en outre le tuberculome des autres pseudogliomes que l'on peut observer à tout âge. Le diagnostic est souvent moins difficile car le pseudogliome non tuberculeux est le plus souvent dû à une choriorétinite exsudative d'origine métastatique. Comme l'un de nous l'a montré dans la thèse de PICARD, celle-ci relève de trois ordres de causes et peut être d'origine médicale (pneumonie, broncho-pneumonie, grippe, maladies éruptives et infectieuses, méningites), chirurgicale (intervention, suppurations diverses, gonococcie, etc.) ou obstétricale. L'étude des antécédents, la notion d'une infection quelconque récente, l'hyperthermie concomitante permettent de rattacher à sa véritable cause le pseudogliome ainsi constitué. Nous devons signaler toutefois dans le même ordre de faits les deux observations de panophtalmie tuberculeuse survenue dans des suites de couches et rapportées par KELLERMANN et par LUTTGE.

Telles sont les grandes lignes du diagnostic. Nous voulons insister encore sur ce fait que le diagnostic du tuberculome avec les tumeurs malignes (sarcome et surtout gliome) est souvent très difficile. C'est fréquemment que pièces en main, et parfois même après l'examen histologique, comme dans un cas rapporté par JACQUEAU et examiné histologiquement par l'un de nous, que l'on reconnaîtra une erreur de diagnostic, dont les conséquences heureusement seront de faible portée pour le malade, l'énucléation étant formellement indiquée dans l'un et l'autre des cas envisagés.

§ VII. — Traitement de la tuberculose du tractus uvéal.

Lorsque l'on entreprend l'étude du traitement de la tuberculose du tractus uvéal, on est frappé par la complexité et le nombre des médicaments préconisés. Certains de ceux-ci n'ont fait que passer d'une manière fugitive en thérapeutique, nous n'y insisterons pas et ne ferons que les signaler au passage.

I. — *Traitement général.*

Le traitement général est, semble-t-il, très important et le malade devra être mis dans les meilleures conditions hygiéniques pour résister. Ce n'est pas dire cependant qu'il devra être soumis à des médicaments divers. Un choix judicieux s'impose.

ABADIE a donné la formule du régime reconstituant qu'il a utilisé d'abord seul, puis avec la tuberculinothérapie. Il préconise *les frictions à l'huile de foie de morue gaïacolée* suivant la formule suivante :

> Huile de foie de morue. . . . . 120 gr.
> Gaïacol . . . . 15 gr.
> Essence de citronelle. . . . . q s.

On fait des frictions journalières sur le corps en changeant chaque jour de place avec une ou deux cuillerées à soupe du mélange. En outre le malade prend 60 à 100 grammes de viande crue par jour et 30 à 40 gouttes d'iodogénol, qui est mieux supporté, paraît-il, que l'iodure ou le sirop iodotannique. Il est évident qu'un tel régime à lui seul est incapable de lutter contre une affection aussi grave que la tuberculose oculaire, mais il est un adjuvant précieux, à condition qu'il ne coupe pas l'appétit du malade. ABADIE insistait sur la nécessité pour le sujet de s'y soumettre pendant longtemps.

PANAS préconisait *l'iodoforme*, QUINT *la créosote.* Nous n'insistons pas sur les divers médicaments qui ont été essayés et dont le nombre révèle l'impuissance. *La cure d'air* a été relativement peu utilisée. Il est difficile d'envoyer un malade à l'altitude pendant la période d'accroissement des tubercules, car à ce moment là les lésions doivent être surveillées de très près. Mais ultérieurement à la période de guérison le grand air et l'altitude sont très remarquables comme résultats. DERBY rapporte l'observation d'un malade porteur d'une iritis nodulaire traité sans aucun succès par la tuberculine et chez lequel le traitement ultérieur dans un sanatorium fut suivi d'un succès complet.

II. — *Agents chimiques.*

Les *injections intraveineuses ou sous-conjonctivales* de produits les plus divers ont été successivement utilisées. Le nombre des publications le concernant est des plus restreints, ce qui semble bien prouver l'impuissance des agents thérapeutiques en question.

LOWTZEW a traité une névrite optique, deux iritis et six kératites par le cyanure d'or et de potassium en injections intraveineuses (0 gr. 005 à 0 gr. 03). Il n'eut aucun résultat dans les iritis. VOSSIUS et DARIER ont eu de rares succès et quelques insuccès avec l'hétol. Enfin on utilisa successivement en injections sous-conjonctivales le cyanure de mercure, l'eau de mer, le gaïacol (DARIER), l'oxygène. Toutes ces thérapeutiques semblent abandonnées. Les Allemands ont récemment préconisé le monocyanure d'auro-éthylène-diamide-cantharidine avec des succès qui ont fait considérer ce dernier produit comme un spécifique de la tuberculose oculaire. Nous ne pouvons donner aucune précision sur les effets de ce médicament trop récemment entré dans la thérapeutique pour pouvoir être jugé.

III. — *Injections dans la chambre antérieure.*

On a injecté divers produits dans la chambre antérieure. Les succès ont été publiés ; les insuccès ne l'ont pas été, mais il faut croire qu'ils ont été sévères et nombreux étant donné le silence qui s'est fait sur ces méthodes.

HAAB et WAEL ont préconisé l'introduction de petits fragments *d'iodoforme* dans la chambre antérieure. La résorption se fait très lentement. Cette méthode paraît tombée dans un juste oubli.

Les injections d'air dans la chambre antérieure ont donné quelques succès. Cette méthode paraît avoir été inspirée à ses promoteurs à la fois par les heureux résultats des laparatomies dans les péritonites tuberculeuses et par ceux du pneumothorax dans la tuberculose pulmonaire ainsi que par les recherches de BIER et HAMBURGER qui ont montré l'action bactéricide de l'acide carbonique sur le bacille de Koch. FÉLIX a obtenu la guérison de deux cas de tuberculose nodulaire de l'iris et d'un cas de kératite parenchymateuse par ce procédé, en faisant une injection par semaine pendant deux mois. KOSTER a guéri également deux tuberculoses nodulaires de l'iris par ce procédé. AURAND a eu également un succès dans une tuberculose irienne.

Tous les auteurs insistent sur la nécessité d'évacuer auparavant l'humeur aqueuse et d'injecter l'air en surveillant la tension. Ces injections intracamériennes d'air semblent actuellement complètement abandonnées.

IV. — *Traitement par les agents spécifiques.*

A) *Tuberculine.* — Avant de commencer l'étude de la tuberculinothérapie, il nous paraît indispensable de donner quelques précisions sur les diverses tuberculines utilisées, qui sont très proches les unes des autres mais dont les doses varient d'une manière parfois notable. Nous avons fait de nombreux emprunts au travail de DOR.

1º *Modes de préparation et doses thérapeutiques des diverses tuberculines.* — a) *L'ancienne tuberculine de Koch ou tuberculine TA* se prépare de la façon suivante. On fait une culture de bacilles de Koch en bouillon glycériné à + 0 0 que l'on laisse trente jours à l'étuve à 37º. Cette culture est stérilisée à 110º, puis réduite jusqu'au dixième du volume initial et enfin filtrée. Le filtrat représente la tuberculine TA. Cette tuberculine a été à tort ou à raison rejetée par tous les cliniciens. On commence cependant à y revenir. Elle est fabriquée par l'Institut Pasteur pour le diagnostic de la tuberculose bovine. De nombreux cliniciens allemands, avant de commencer une cure tuberculinique quelconque, injectent un peu de cette tuberculine pour observer les réactions locales ou générales sur la présence desquelles ils se basent pour affirmer la nature tuberculeuse des lésions observées.

b) *Les tuberculines TO et TR* ont été préparées ultérieurement par KOCH en raison des nombreux insuccès qui avaient suivi l'utilisation de la première tuberculine. Pour cette nouvelle formule, on broie dans un mortier d'agathe une culture de bacilles, on traite le produit ainsi obtenu par une solution de glycérine et on centrifuge. La partie supérieure renferme les produits toxiques solubles (TO) et n'est pas utilisée. Le culot contient, aux dires de KOCH, les principes curateurs restés insolubles. On reprend le culot insoluble dans l'eau salée et on l'utilise en injections. L'appréciation des auteurs varie sur les doses à utiliser. Les auteurs allemands et DOR en France la préconisaient à la dose de 1/500e de milligramme au début. DARIER est beaucoup plus prudent et conseille de l'utiliser au début à la dose de 1/10.000^e de milligramme et d'augmenter chaque injection de un dixmillième de milligramme, en faisant deux injections par semaine, en surveillant la température et les réactions. Quand on aura atteint la dose de un millième de milligramme on ne fera plus qu'une injection par semaine. A 1/100e de milligramme on fera une injection toutes les deux semaines et à un dixième de milligramme une par mois jusqu'à un milligramme.

La tuberculine TR avait surtout été utilisée par VON HIPPEL qui s'était fait son champion, jusqu'au jour où KOCH se mit à vanter les effets de la tuberculine BE plus propre à éviter les récidives.

c) *La tuberculine BE* comprend en réalité à la fois les principes solubles et insolubles. C'est en quelque sorte une réunion des tuberculines TO et TR. Pour la préparer on broie une culture de bacilles. On fait macérer le produit qui en résulte dans de l'eau glycérinée à 50 0/0 à raison d'un gramme de bacilles pour

200 grammes d'eau glycérinée et c'est le produit de macération qui sert à l'injection.

Il semble s'agir d'un produit extrêmement toxique, dont les doses de début devront être infinitésimales. Aussi ne se sert-on pas de la solution originelle dont nous avons donné plus haut la composition. Cette solution est d'abord étendue de neuf fois son volume de sérum physiologique stérilisé et phéniqué à 0,5 0/0. Cette première solution est donc de un dix millième de milligramme. On procède de même six fois et l'on utilise la septième solution dont on injecte un dixième de centimètre cube, ce qui correspond à un dix millionième de milligramme de substance active (DARIER). Certains auteurs injectent un peu plus et commencent par deux millionièmes 1/2 de milligramme. La technique indiquée par DARIER paraît la plus sûre. On injecte d'abord un dixième de centimètre cube de la septième solution puis 1/5e, 1/2, 1 et l'on passe à la sixième solution où l'on va également progressivement, puis à la cinquième, etc. Cette tuberculine a donné entre les mains de von HIPPEL des résultats qui paraissent excellents au premier abord, qui sont en réalité très discutables et sur lesquels nous reviendrons. La cure a fréquemment besoin d'être interrompue à cause des réactions locales et générales souvent graves et violentes.

d) *La tuberculine française de* CALMETTE (CL) se prépare en partant d'une culture de bacilles de Koch non chauffés et lavés à l'eau glycérinée que l'on fait macérer à 58° pendant quinze jours dans de l'eau stérilisée. On filtre le mélange et l'on précipite le filtrat avec neuf fois son volume d'un mélange à parties égales d'alcool-éther. On dissout et on reprécipite deux fois le filtrat. Le précipité est finalement séché. La tuberculine de Calmette est utilisée à la dose initiale de un dix millième de milligramme. Elle paraît beaucoup moins toxique que la tuberculine BE et tue le cobaye à la dose intracérébrale de 5 à 8 dixièmes de milligramme.

e) *La tuberculine de* BERANECK (TBK) est un produit mixte renfermant des toxines solubles et insolubles. Elle est obtenue par broiement de bacilles et lavage à l'eau glycérinée. On procède à l'extraction des endotoxines par l'acide orthophosphorique à 1 0/0. La dose initiale est de un millionième de milligramme. Cette tuberculine est livrée en quinze solutions qui portent les désignations suivantes : $\dfrac{A}{128}$ $\dfrac{A}{64}$ $\dfrac{A}{32}$ $\dfrac{A}{16}$ $\dfrac{A}{8}$ $\dfrac{A}{4}$ $\dfrac{A}{2}$ et A. La solution $\dfrac{A}{128}$ est à 1/1024000. DARIER conseille même une dose de début plus faible encore si la cutiréaction a été très positive. On devra faire attention aux poussées locales sur l'œil et les traiter, d'après DARIER avec les injections sous-conjonctivales de gaïacol à 1 ou 2 0/0. Cette tuberculine est d'après SAHLI pauvre en peptone, d'un maniement plus facile que les autres et moins toxique que la TR ou la BE. Elle a donné en France entre les mains de DARIER et de DOR de bons résultats.

La novoplasmine est un dérivé de la tuberculine TBK qui donnerait des réactions moindres, les principes nocifs (toxases) étant spécialement éliminés.

f) *L'endotine ou tuberculine russe* (GABRILOVITCH) ne renferme que des endotoxines ; elle dérive de la tuberculine brute de KOCH et est débarrassée par des moyens chimiques des albumoses, des peptones et des exotoxines. DOR et DARIER ont vanté son innocuité en injections sous-cutanées. GABRILOVITCH recommande son emploi par la voie buccale, à l'aide d'un élixir, la phagolysine, contenant un demi-milligramme de tuberculine par cuillerée à café.

g) *L'albumosenfreie tuberculine* (A.F.) de KOCH et JOCHMANN est une tuberculine sans albumine qui ne donne jamais de température mais paraît moins susceptible d'action. D'après KOCH, elle diminuerait la sensibilité à la BE, aussi cet auteur conseille-t-il de commencer par la tuberculine A. F. et de continuer par la BE. Ce produit a donné de bons résultats à ZIEGLER, HOPKE et MAYER.

2° *Indications, contre-indications et mode d'emploi.* — Nous devons maintenant préciser les indications générales de la tuberculine, ses contre-indications et son mode d'emploi.

a) *Indications.* — ROHMER a l'un des premiers, en France, essayé de déterminer les indications précises de la tuberculine. D'une manière générale il la réserve aux formes antérieures, qu'il s'agisse de tuberculose miliaire ou confluente de l'iris ou d'iritis et de kératite d'aspect banal et en rejette l'emploi dans les formes postérieures.

Nous croyons qu'il faut bien distinguer les formes avec tubercules iriens ou choroïdiens et les manifestations diverses d'apparence banale.

Les tubercules iriens sont tous justiciables du traitement par la tuberculine, s'ils sont pris au début et s'il n'existe pas de contre-indications générales. Les formes confluentes et tendant à la perforation relèvent de l'énucléation. Nous aurions tendance à essayer tout d'abord la radiothérapie et ne pratiquer la cure tuberculinique qu'après échec de la radiothérapie.

Le tuberculome choroïdien relève aussi au début de la tuberculinothérapie, mais très fréquemment les malades sont vus au stade de pseudogliome avec menaces de perforation et l'énucléation est alors de rigueur.

Parmi les lésions d'aspect banal, il est important de préciser celles qui relèvent de la cure tuberculinique. Nous n'hésiterons pas à déclarer que les indications nous paraissent beaucoup plus restreintes que pour la majoritié des auteurs qui se sont occupés de la question. DOR, DARIER, ABADIE en France, les Allemands à la suite de VON HIPPEL demandent avant de commencer le traitement tuberculinique certaines preuves. Qu'il s'agisse de kératite interstitielle, d'iritis ou de choroïdite chronique, il faut que les malades aient un Wassermann négatif, présentent une cutiréaction positive et que les injections de tuberculine déterminent une réaction générale et locale ; il faut aussi que l'interrogatoire et l'examen général mettent en relief l'existence d'antécédents tuberculeux et d'autres lésions tuberculeuses. .

Nous avons déjà critiqué la valeur de ces divers moyens d'enquête. Personnellement ni le Wassermann négatif, ni la cuti positive ne nous paraissent suffisants. Il nous semble tout d'abord que la kératite intertistielle est à mettre à part étant donnée sa nature presque constamment syphilitique. La cure tuberculinique ne nous paraît à instituer dans les iritis et choroïdites qu'après échec du traitement spécifique joint à la galactothérapie et aux procédés habituels de thérapeutique en pareille matière. Après insuccès des moyens habituels si la maladie tend à progresser, si le sujet paraît être un terrain tuberculeux, si vraiment l'on a de fortes raisons de croire que la tuberculose est en jeu, on pourra avec prudence commencer un traitement par la tuberculine, en évitant les réactions générales ou locales.

Indépendamment des lésions uvéales, certaines formes de sclérokératite, certaines épisclérites nous paraissent également pouvoir bénéficier de la tuberculinothérapie, mais seulement après échec du traitement chirurgical, qui nous paraît ici devoir occuper la première place. De même, dans certains cas d'hémorragies récidivantes des adolescents, après échec des divers traitements préconisés, on est en droit d'instituer la cure par la tuberculine.

b) *Les contre-indications* de la tuberculinothérapie relèvent surtout de l'état général. Avant toute injection, le malade doit être soigneusement examiné et sa température doit être notée matin et soir pendant une semaine. Tout état fébrile et même subfébrile vespéral doit faire rejeter le traitement tuberculinique. L'examen général devra surtout porter sur le dépistage des lésions évolutives de tuberculose pulmonaire. S'il existe des signes de lésions pulmonaires en activité, la tuberculine est formellement contrindiquée. La radioscopie sera enfin pratiquée pour se rendre compte de l'état du médiastin. L'état général du sujet devra être l'objet d'une étude attentive. Il est bien évident que tout malade en période de cachexie ne devra pas être soumis à la cure par la tuberculine.

c) *Technique de la cure tuberculinique.* — Ceci dit, il reste à fixer la technique de la cure tuberculinique. Nous avons indiqué plus haut les doses moyennes initiales à utiliser ; nous n'y reviendrons pas et nous parlerons surtout de la tuberculine livrée par l'Institut Pasteur (C.L.) qui est la seule que l'on puisse se procurer couramment en France. La dose initiale préconisée est de 1/10.000e de milligramme. Elle nous paraît susceptible d'entraîner des réactions fébriles et générales graves. Nous avons eu l'occasion d'observer une petite malade d'une dizaine d'années indemne de toute lésion viscérale évolutive, atteinte de tuberculose irienne chez laquelle l'injection d'une telle dose fut suivie d'une réaction générale et d'une hyperthermie à 39° qui forcèrent à interrompre la cure. Pas plus avec la tuberculine CL qu'avec les tuberculines allemandes il n'est possible de fixer avec certitude la dose initiale : les réactions varient avec les malades. On commencera donc avec une dose d'un cent millième de milligramme et l'on observera avec soin la courbe de température. On augmentera très progressivement en faisant deux injections par semaine ; s'il se produit des réactions, on interrompra pendant huit jours pour reprendre avec une dose plus faible. On observera en outre avec soin les réactions locales au niveau du foyer, caractérisées par l'hyperémie la photophobie, le larmoiement et les douleurs ciliaires. Ces réactions doivent être évitées avec le plus grand soin. Leur apparition constitue, comme les réactions générales, l'indication d'un arrêt du traitement pendant quelques jours, puis sa reprise à doses plus faibles. DARIER conseille, pour traiter ces réactions aiguës les injections de gaïacol à 1 ou 2 0/0 sous la conjonctive et les applications chaudes.

Telles sont les grandes lignes du traitement. Les doses seront augmentées progressivement jusqu'à un milligramme, quantité qu'il n'est pas nécessaire de dépasser, et que souvent il est inutile d'atteindre.

Le traitement tuberculinique est souvent assez mal supporté pour que l'on soit obligé de l'interrompre ou de l'arrêter définitivement. On peut voir survenir des poussées aiguës qui forcent à l'énucléation. C'est assez dire qu'il s'agit d'une thérapeutique délicate et longue nécessitant une surveillance de tous les instants. Sa durée sera en effet de quatre mois au minimum ; ce n'est qu'à ce prix que l'on pourra obtenir des guérisons définitives. Les partisans de la tuberculinothérapie insistent tous sur la nécessité qu'il y a à continuer le traitement même après guérison totale et à le reprendre cinq ou six mois plus tard même si la guérison semble définitive.

1) *La tuberculinothérapie doit se faire par voie sous-cutanée.* — Les instillations dans le cul-de-sac conjonctival et les injections sous-conjonctivales sont formellement à rejeter. DARIER qui a pratiqué ces dernières les déconseille à cause des réactions formidables qui les accompagnent. Quant aux instillations de tuberculine dans le cul-de-sac conjonctival, elles sont aussi unanimement repoussées aujourd'hui, à tel point que la présence de lésions oculaires est considérée comme la première des contrindications à l'ophtalmoréaction.

2) On a essayé de préconiser à la place des injections sous-cutanées de tuberculine, *les scarifications* suivies de frictions de tuberculine. Ce procédé qui a été préconisé par SAILI, aurait l'avantage de donner des réactions fébriles moindres. FRANKEA qui a appliqué ces données au traitement des tuberculoses oculaires se déclare satisfait des résultats. Mais la méthode ne paraît pas être d'un usage courant et les publications sont exceptionnelles sur ce sujet.

3) Les essais du tuberculinothérapie par ingestion ont été extrêmement rares. JOCHMANN a essayé par cette voie, sans grand succès, des capsules kératinisées renfermant de la tuberculine. D'autre part, en matière de tuberculose rénale, TEISSIER considère que la bactériolysine de MARAGLIANO est plus facile à utiliser par voie rectale que par voie sous-cutanée. Tout récemment AUBINEAU, utilisant la phagolysine (endotine russe) par la voie buccale a traité avec succès une iritis tuberculeuse, un lupus des paupières et une épisclérite bacillaire. Chez la première de ces malades, le traitement par la novoplasmine (tuberculine TBK) en injections n'avait pu être supporté.

3° *Les résultats acquis de la tuberculinothérapie.* — Après avoir indiqué la technique de la tuberculinothérapie, il nous paraît indispensable de donner quelques statistiques sur les résultats. Il semble, lorsque l'on consulte certaines publications, que l'emploi de la tuberculine a réduit la tuberculose oculaire au rang d'une affection insignifiante.

a) *Résultats heureux*. — Mais en réalité tous les auteurs ne parlent pas la même langue. La statistique de von HIPPEL porte sur 243 cas de tuberculoses oculaires avec 75 0/0 de guérisons. Les résultats paraissent donc excellents, mais si l'on regarde cette statistique de plus près, on s'aperçoit qu'elle comprend 115 observations d'affections cornéennes dont 61 kératoconjonctivites et 54 kératites interstitielles. Rien ne prouve que la tuberculose soit en jeu dans aucune de ces affections ; il n'y a donc pas lieu d'en tenir compte. Sur les 75 observations de tuberculoses iridociliaires, 40 concernent des formes inflammatoires simples que l'auteur considère comme étant de nature tuberculeuse à cause de la négativité du Wassermann, de la cutiréaction positive et des heureux effets du traitement. Mais l'on sait que passée la première année la cutiréaction ne prouve rien et que de telles affections peuvent avoir des améliorations spontanées momentanées. 29 observations concernent des formes nodulaires et confluentes de tuberculoses : aussitôt le ton change et les guérisons deviennent plus rares, l'auteur parle surtout d'amélioration et rapporte quelques cas de cécité avec atrophie du globe ; toutefois aucun malade ne dût être énucléé.

Sur 18 observations de choroïdite, 17 concernent des choroïdites diffuses dont l'origine tuberculeuse n'est pas prouvée par des signes plus nets que ceux signalés plus haut et qui n'ont d'ailleurs été que peu ou pas améliorés. L'auteur a soigné un cas de tuberculome choroïdien avec un insuccès complet.

Si l'on va au fond des choses, on se rend donc compte que sur 243 cas de tuberculose, en réalité 30 seulement paraissent être vraiment des tuberculoses uvéales. L'auteur ne donne pas les résultats concernant ces observations, mais déclare dans ses conclusions que le tuberculome iridociliaire est plus grave que toutes les autres formes. On peut donc se demander si ces cas ne correspondent pas aux chiffres rapportés dans la statistique globale comme étant ou des améliorations simples ou des insuccès.

Nous n'avons critiqué la statistique de von HIPPEL avec autant de détails que parce qu'elle est la plus célèbre et qu'elle est susceptible de faire naître des espoirs illégitimes. Nous ne voulons pas dire que la tuberculine ne donne aucun succès dans le traitement de la tuberculose nodulaire de l'iris, mais nous croyons que les succès sont beaucoup moins nombreux qu'on ne l'a dit.

Divers auteurs, suivant les idées de von HIPPEL ont publié des résultats, excellents au premier abord. Mais leurs statistiques permettent les mêmes critiques. Les 425 observations de BERNHEIMER ont trait pour la plupart à des kératoconjonctivites et à des uvéites chroniques dont la nature tuberculeuse, n'est pas démontrée. Les 135 cas d'HERRENSCHWAND comprennent 105 observations de kératoconjonctivite dont il ne faut pas non plus tenir compte, 11 observations diverses et 19 cas d'iritis ou de choroïdite mais d'aspect banal et sans néoproductions tuberculeuses. WEIGELIN dont la statistique est la plus récente rapporte 77 cas seulement, mais qui représentent des résultats éloignés datant de trois ans. De cette statistique on doit retenir seulement 22 tuberculoses uvéales avec tubercules visibles. Les 55 autres cas ont trait à des iritis ou des choroïdites ou à des kératites sans édification de tubercules. Les résultats de la tuberculinothérapie sont, au total, et sans distinction des cas les suivants :

41 0/0 de guérisons ;
34 0/0 d'améliorations ;
24 0/0 d'insuccès.

Si l'on se reporte aux classifications établies plus haut, on se rend compte qu'il y a, somme toute, un quart d'insuccès qui paraissent en grande partie correspondre aux cas où les lésions étaient manifestement tuberculeuses.

En France la statistique de DOR portant sur 60 cas et celle de DARIER qui n'en rapporte que 42 sont encore critiquables. Aucune des 42 observations de DARIER ne correspond à des lésions macroscopiquement tuberculeuses, mais bien à des inflammations banales, dont l'origine bacillaire n'est pas absolument démontrée.

Telles sont les principales statistiques que nous avons tenu à rappeler et à critiquer. Dans l'esprit de leurs auteurs, elles devaient donner une preuve éclatante des bienfaits de la tuberculinothérapie. Nous avons vu que ces résultats, encourageants au premier abord, le sont beaucoup moins après une critique un peu serrée.

b) *Résultats défavorables.* — A côté des enthousiastes de la tuberculine existe un autre son de cloche qui est fourni par les cliniciens entre les mains desquels la tuberculine a donné soit des déboires, soit un nombre beaucoup plus restreint de succès. VERHOEFF n'a pas été satisfait de la tuberculinothérapie. Max REIF rapporte dans sa thèse 47 cas d'uvéites, dont 11 formes nodulaires, 7 kératites, 4 épisclérites, 3 hémorragies intraoculaires et 2 névrites optiques. Il a eu au total 3 0/0 de guérisons, 35 0/0 de grosses améliorations, 33 0/0 d'améliorations moins marquées, 22 0/0 d'insuccès et 6 1/2 0/0 d'aggravations. La statistique de HERTEL est très intéressante en ce qu'elle oppose deux groupes de formes cliniques. Dans le premier groupe rentrent des formes avec tubercules visibles soit 19 cas où la tuberculinothérapie n'a rien donné ; dans la deuxième catégorie sont rangées 25 observations d'iritis, de choroïdites et de kératites du type inflammatoire simple où la tuberculine a donné de bons résultats. Cette statistique tendrait à prouver que seuls ces derniers aspects cliniques, qui ne sont pas des tuberculoses certaines, seraient susceptibles d'être améliorés par la tuberculine, alors que les tuberculoses certaines indubitables sont résistantes à ce mode de traitement.

c) *Conclusions.* — Nous n'irons pas jusque-là et nous ne voulons pas affirmer que l'on n'ait jamais guéri de lésions tuberculeuses de l'iris par la tuberculinothérapie, mais nous tenons à faire remarquer que d'une part la tuberculose oculaire peut s'éteindre spontanément et que d'autre part les cas qui guérissent ne peuvent, naturellement, pas être vérifiés histologiquement et qu'à leur sujet un doute persiste.

Néanmoins, de très nombreux cas de guérisons ont été publiés. Ce sont, entre autres et en dehors des cas cités plus haut ceux de : ALESSANDRO, DOR, DAVIDS, DELORME, FŒRŒK, GENET, HORNICKER, HANCOCK et MAYOU, JUSELIUS, KÖSTER, LEBER,

Muller et Nowak, Reuchlin, Ervin Torok, Wolfrumm, zur Nedden, Beauvieux, Gamble et Brown, Mancione. Tous ces cas ont trait à des tubercules iriens, à des tuberculomes irido-ciliaires.

Le tuberculome choroïdien paraît particulièrement résistant à la tuberculine. Fromaget, Aurand, Aurand et Bussy, Terrien, Dupuy-Dutemps, Monthus, Jacqueau et Henri Lagrange ont dû énucléer leurs malades après insuccès de la tuberculino-thérapie. Nous ne relevons à l'actif de la tuberculine dans le traitement des tuberculomes choroïdiens que les résultats heureux de Daulnoy (d'ailleurs douteux), de Fejer, de Lunn, de Cutler et de Clarke et Wright.

d) *Critiques personnelles.* — Notre expérience personnelle n'est pas en faveur de la tuberculinothérapie à laquelle nous reprochons les réactions thermiques qu'elle provoque et les difficultés d'appréciation des doses à employer. Il est à noter en effet que les doses indiquées plus haut correspondent à une moyenne. Deux malades semblables peuvent offrir des réactions très différentes peu marquées ou très intenses. De plus au fur et à mesure que l'on augmente les doses, les réactions deviennent plus vives et l'on se trouve en face du dilemme suivant, ou renoncer à la cure, ou se borner à de très faibles doses, dont l'efficacité peut être suspectée. Cette anaphylaxie peut apparaître dès le début de la cure. Le gros reproche que l'on peut faire à la tuberculine réside surtout dans les difficultés du dosage : pour chaque malade il est nécessaire de procéder par tâtonnements, d'où une grande perte de temps et des complications de traitement qui sont peu indiquées dans une affection aussi grave que celle qui nous occupe. Nous avons l'impression que dans certains cas la tuberculinothérapie aggrave et accélère la tuberculose uvéale. Une de nos dernières observations en paraît la preuve. Il s'agissait d'une fillette d'une dizaine d'années atteinte d'une infiltration massive de l'iris avec tubercules visibles, au stade de caséification. L'examen général et radioscopique ne montrait aucune autre lésion et la courbe thermique restait en dessous de 37°,5. Une injection de un cent millième de milligramme de tuberculine CL provoqua une réaction thermique à 38°8 ; les jours suivants les tubercules présentèrent une tendance confluente et l'œil congénère, resté jusque-là indemne, présenta un peu d'injection périkératique et de photophobie et des douleurs ciliaires. L'œil atteint de tuberculose irienne dut finalement être énucléé. Ultérieurement on vit se développer sur l'œil congénère une tuberculose cornéenne sans atteinte tuberculeuse de l'iris. Cette affection évolua spontanément vers la guérison en l'espace de six mois ; la malade ne fut soumise pendant ce laps de temps, qu'à des frictions à l'huile de foie de morue gaïacolée et à un régime reconstituant. Nous insistons sur cette observation, car, si l'on avait institué un traitement par la tuberculine, on n'aurait pas manqué de mettre sur le compte de ce dernier une guérison, en réalité à peu près spontanée.

Tous nos essais de tuberculinothérapie, au nombre d'une douzaine, n'ont pas été aussi franchement mauvais, mais dans tous nos autres cas des réactions fébriles souvent considérables sont venues gêner le traitement et jamais nous n'avons pu obtenir de guérison. Aussi, sans nier les résultats rapportés par d'autres, connaissant d'autre part la possibilité de guérison spontanée de la tuberculose irienne, sommes-nous tentés de ne prêter qu'une confiance modérée à la tuberculinothérapie, moyen que nous considérons comme peu efficace et souvent dangereux.

La tuberculine prend sa revanche dans le traitement des formes inflammatoires banales, aiguës ou subaiguës, atteignant l'iris ou la choroïde et là les observations de guérison ou d'améliorations sont nombreuses. C'est d'ailleurs cette heureuse influence du traitement tuberculinique qui a fait considérer en grande partie ces cas comme étant de nature tuberculeuse. ABADIE, BEAUVIEUX, DARIER, DERBY, HOPKINS, BUTLER entre autres, ainsi que ROHMER et TRUC ont obtenu d'heureux résultats dans des iritis séreuses chroniques. CUTLER, HERTEL, BEAUVIEUX, HERRENSCHWAND ont eu également des succès dans des choriorétinites chroniques sans tubercules visibles.

e) *Tuberculinothérapie des lésions tuberculeuses expérimentales.* — Nous devons ici ouvrir une parenthèse et voir si la tuberculinothérapie a donné des résultats dans le traitement des tuberculoses expérimentales du tractus uvéal. Les expériences d'ALEXANDER ont montré que la marche de la tuberculose uvéale était un peu plus lente chez les animaux traités par la tuberculine que chez les témoins et que la cure tuberculinique s'accompagnait d'hémorragies dans la chambre antérieure. BAUMGARTEN, GASPARRINI et MERRANTI, BOAS, KOSTENITCH estiment que les tuberculoses expérimentales sont au contraire plutôt aggravées par la tuberculine. DONITZ expérimentant sous la direction de KOCH conclut que la tuberculine constitue au contraire un remède spécifique pour la tuberculose expérimentale de l'uvée.

ZIMMERMANN, essayant les diverses tuberculines en pareille matière conclut que les tuberculines TO et TR possèdent une action spécifique sur la tuberculose expérimentale du lapin, mais il semble que les doses employées par l'auteur étaient trop fortes et trop rapprochées.

Telles étaient les opinions contradictoires en la matière, lorsque parurent en 1900 les résultats de SHIECK qui dénie toute action nette de la tuberculine TR dans les tuberculoses expérimentales. La tuberculine BE fut essayée dans le traitement des tuberculoses uvéales expérimentales du lapin par ROLLET et AURAND en 1910. Les lésions obtenues par inoculation dans la chambre antérieure étaient très nettes au quarantième jour. Le traitement fut commencé du 47ᵉ au 52ᵉ jour avec la tuberculine BE à doses très faibles et répétées tous les huit ou quinze jours. Les résultats furent les suivants.

Les réactions thermiques sont proportionnelles à la virulence de la tuberculose plutôt qu'à la quantité de tuberculine injectée, chaque animal réagissant à sa façon à la tuberculine. Ces réactions sont d'autant plus intenses que les injections se répètent davantage. La tuberculine BE a une action très lente sur les tubercules mais semble hâter la régression des tubercules de l'iris dans la proportion de seize à vingt jours, mais même

dans les cas de guérison locale complète elle n'empêche pas
la généralisation. Chez les animaux témoins, les tubercules
peuvent d'ailleurs guérir spontanément.

De ces conclusions nous voulons retenir deux faits :

a) La variabilité des réactions à la tuberculine : pour une
même dose deux animaux présentant les mêmes lésions réa-
gissent différemment, les uns ne présentant aucune élévation
thermique, les autres offrant une réaction formidable. De tels
faits cadrent absolument avec ce que l'on observe en pathologie
humaine.

b) L'anaphylaxie progressive à la tuberculine que l'on observe
également chez l'homme et qui force soit à suspendre les injections, soit à se tenir à des doses infimes dont on peut suspecter
l'efficacité.

B) *Sérothérapie antituberculeuse.*

La sérothérapie antituberculeuse a été infiniment moins
employée que la tuberculine dans le traitement des tuberculoses oculaires. Nous avons pu néanmoins retrouver quelques
essais faits avec les sérums de MARAGLIANO, de MARMOREK
ou de VALLÉE.

1º *Les divers sérums.* — a) *Le sérum de* MARAGLIANO est
préparé par injection à l'animal (cheval, bœuf ou chèvre) par
voie sous-cutanée ou intraveincuse d'un mélange de bouillons
de cultures jeunes et d'extraits aqueux de bacilles virulents
et de bacilles tués par la chaleur. L'action bactéricide de ce
sérum serait démontrée pour TEISSIER par ce fait que l'injection
dans la chambre antérieure l'œil du lapin d'un mélange de
bacilles et de sérum reste inoffensive. Ce sérum est à utiliser
à la dose de un cc. tous les deux jours. Après dix injections
suivies de dix jours de repos on pratique dix nouvelles injections
de 2 cc., puis de 3, 4 et 5 cc.

Ce sérum n'a été utilisé en France, contre la tuberculose
oculaire que par l'un de nous, avec GENET.

Il s'agissait d'une tuberculose de l'iris unilatérale avec de
très nombreux tubercules iriens, infiltration diffuse de l'iris

et larges placards de descémétite. La malade à reçu 10 injections de sérum de Marigliano, puis huit injections de tuberculine. Malgré cette thérapeutique on vit s'édifier un tuberculome confluent du corps ciliaire et l'œil dut finalement être énucléé.

b) *Le sérum de* MARMOREK est obtenu par vaccination progressive des chevaux à l'aide de filtrats de cultures jeunes, dont les bacilles ne sont pas encore revêtus de leur carapace ciro-graisseuse et ne prennent pas le Ziehl. Ce sérum est utilisé soit par voie sous-cutanée à la dose quotidienne de 2 à 10 cc., soit par voie rectale à celle de 5 à 20 cc., par lavements deux ou trois fois par semaine.

Ce sérum a été utilisé surtout par les Allemands contre des kératoconjonctivites à répétition (ULLMANN, BOCK, FREY) avec d'excellents résultats qui ne doivent entraîner aucune conviction, la kératoconjonctivite guérissant habituellement spontanément. Néanmoins, SCHWARTZ a obtenu de bons résultats dans une conjonctivite tuberculeuse. DARIER s'en loue dans le traitement des iritis tuberculeuses aiguës. VERREY a publié un cas de guérison concernant une kérato-iritis à forme grave. Nous n'avons pas utilisé le sérum de MARMOREK en tuberculose oculaire, mais le nombre restreint des publications et la fréquence des accidents sériques montrent qu'il s'agit d'un procédé à peu près abandonné. Le sérum de MARMOREK n'est d'ailleurs plus utilisé actuellement.

c) *Le sérum de* VALLÉE est obtenu par injections intra-veineuses de bacilles tuberculeux peu virulents, d'abord d'origine équine, puis d'origine humaine. On se sert du cheval comme animal d'expérience. L'animal est saigné un mois après la dernière injection. DARIER seul a utilisé ce sérum en tuberculose oculaire, avec de bons résultats, dit-il dans son livre de thérapeutique oculaire. L'absence d'autres publications et le silence qui entoure ce mode de traitement permettent de croire que le sérum de VALLÉE n'a pas donné satisfaction à ceux qui l'ont utilisé.

2º *Indications de la sérothérapie.* — Après avoir donné connaissance des très rares essais qui ont été faits dans le domaine de la sérothérapie pour le traitement des tuberculoses oculaires, il nous reste à préciser les indications des divers sérums. Personnellement nous ne pouvons que citer l'opinion de DARIER. Cet auteur conseille de réserver la sérothérapie aux cas à évolution aiguë, s'accompagnant de fièvre, cas dans lesquels la tuberculine est évidemment contre-indiquée ; on s'adressera de préférence au sérum de MARMOREK aux doses indiquées plus haut et par série de cinq à dix injections. Ultérieurement, le traitement sera repris avec la tuberculine si la température est tombée. Si on doit continuer la sérothérapie après une période d'arrêt, on aura soin avant de reprendre les injections de désensibiliser le malade suivant la méthode de BESREDKA. De toutes manières et de l'aveu même de tous les auteurs qui les ont utilisés, les sérums antituberculeux provoquent tous des réactions sériques intenses qui en limitent ou en prohibent l'emploi. Nous ne cachons pas que nous préférons les rayons X ou la tuberculinothérapie en pareille matière et que la sérothérapie nous paraît avoir des indications exceptionnelles.

C) *Traitement par les corps immunisants de* SPENGLER.

Les corps immunisants IK de SPENGLER ont été très peu employés en thérapeutique oculaire. Nous rappellons qu'ils sont préparés avec du sang total de lapins immunisés par injection intramusculaire de culture de bacilles humains. Le produit s'emploie en injections hypodermiques ou en frictions. Cette dernière méthode représente le moyen classique d'administration du remède pour l'enfant. BOCK a utilisé avec succès la thérapeutique par les corps immunisants dans les kératoconjonctivites qui auraient peut-être aussi bien guéri sans elle. Mais nulle part nous n'avons trouvé de résultats positifs dans le traitement d'iritis tuberculeuses et DOR qui a essayé les corps immunisants déclare n'avoir pas eu de résultats. Il s'agit là encore d'une méthode tombée dans l'oubli.

V. — *Radiothérapie.*

La radiothérapie nous paraît actuellement et de beaucoup le plus efficace et le moins dangereux des traitements conservateurs utilisés en thérapeutique oculaire. Bien qu'aucun auteur n'ait parlé d'utiliser la radiothérapie dans le traitement des tuberculoses oculaires, au cours de la discussion qui a suivi l'important rapport de TERRIEN sur l'emploi du radium et des rayons X en ophtalmologie (1919), nous n'hésitons pas à déclarer que la rœntgenthérapie a toutes nos préférences en la matière.

Nous devons rappeler que CHALUPECKY, SCHEERER, BIRSCH-HIRSCHFELD, puis DARIER, DAVIDSON ont noté la production d'iritis, de kératites et de cyclites sous l'influence des rayons X. C'est à cette époque que BIRSCH-HIRSCHFELD préconisait la protection de l'œil par une feuille de plomb pour toute épreuve radiographique de la tête. Ultérieurement TRIBONDEAU, RÉCA-MIER et BELLEY montrèrent que chez *l'animal adulte*, les doses de 5 H au maximum ne produisaient aucune lésion ni sur la conjonctive, ni sur l'iris, ni sur la rétine. Au contraire chez le chat en croissance, les rayons X provoquent des malformations de l'iris et de la rétine. Les expériences ultérieures de TERRIEN et CLUNET ne donnèrent aucune lésion. Enfin à la Clinique Ophtalmologique du Professeur ROLLET, à Lyon, le service radiothérapique a pratiqué plus de 3.200 irradiations sous des filtrages d'aluminium de un quart de millimètre à trois millimètres d'épaisseur sans aucun accident autre que la chute des cils, d'ailleurs inconstante et non définitive. Chez plusieurs de nos malades le temps d'exposition a atteint cinq heures en quatre à six mois. Il semble donc que la prétendue nocivité des rayons X soit une erreur d'interprétation et qu'avec certaines précautions la radiothérapie doive être largement et utilement employée.

Notre technique est la suivante. L'ampoule est placée dans une capsule protectrice de caoutchouc au plomb, percée en un point correspondant au rayon incident normal d'un orifice muni d'un tube de verre au plomb qui sert uniquement à localiser le rayonnement. Entre l'ampoule et le localisateur nous interposons sur le trajet des rayons des disques d'aluminium d'un quart ou un demi millimètre d'épaisseur, de nombre variable. L'extrémité inférieure du tube de verre est approchée le plus possible de la région à irradier. D'autre part la face et le cuir chevelu du malade sont protégés par une feuille de plomb de un millimètre d'épaisseur, dans laquelle est découpé un orifice ovalaire de la grandeur de l'œil. La distance de l'anticathode à la région à irradier est en moyenne de 25 centimètres.

Au point de vue de l'intensité et de la qualité du rayonnement, nous savons que l'on a intérêt à n'utiliser que des rayons durs à action destructive. Nous avons d'abord filtré à trois puis à deux millimètres d'aluminium. Actuellement nous ne filtrons plus qu'à un demi millimètre ou un millimètre. Notre tube est réglé de manière à obtenir des rayons de très courtes longueur d'onde mesurant 7 à 8° ou radiochromomètre BENOIST, d'autre part, nous utilisons une intensité de un milliampère, avec une étincelle de 18 à 21 centimètres.

La technique du traitement est la suivante : cinq séances d'irradiations tous les deux jours et chacune d'une durée de dix minutes. On interrompt ensuite le traitement pendant trois semaines, puis on fait au bout de ce laps de temps une seconde série de cinq séances. Pendant chaque séance le malade est étendu et fixe le centre du tube de verre de manière à ne pas sortir du champ d'irradiation

La dose totale absorbée est de 2 à 3 H par série de séances. On voit qu'une quantité aussi faible permet d'éviter les moindres accidents. Elle nous a permis aussi d'obtenir d'excellents résultats.

Ceux-ci, que l'on trouvera au complet dans lat hèse de FERRÉ, concernent quatre malades. Dans le dernier cas, qui était une iritis simplement séreuse, sans productions de tubercules, les résultats furent à peu près nuls ; mais les trois autres cas qui ont trait à des iritis avec production de granulations jaunes ou grises, les résultats furent très appréciables. La première malade traitée en 1920 présentait une tuberculose irienne de l'œil gauche avec plusieurs tubercules visibles. Au bout de quatre séances on ne trouvait plus aucune trace de tubercules et la vision qui était quantitative était remontée à 1/20. Le deuxième malade présentait des granulations grises et des granulations jaunes, avec bosselures de l'angle irido-cornéen. Sous l'influence de la radiothérapie, les granulations grises disparurent rapidement, les granulations jaunes persistèrent, mais le malade fut très amélioré et put éviter l'énucléation. La troisième malade enfin, atteinte de lupus du nez et de lupus laryngé, présentait une tuberculose irienne bilatérale avec éruption de granulations grises. Après cinq séances de radiothérapie, on ne trouvait plus traces de granulations grises et l'acuité visuelle qui était de 1/40 à droite et de 1/100 à gauche était remontée à 1/10 à droite et 1/4 à gauche.

De tels résultats sont des plus encourageants et doivent, nous semble-t-il, faire préférer cette méthode, inoffensive et rapide à toutes les autres. Nous devons rappeler ici que Stephenson a obtenu d'heureux résultats dans un cas de tuberculose miliaire de la conjonctive et qu'Aubineau et Chuitton ont guéri par ce moyen un lupus conjonctival. Récemment Birsch-Hirschfeld se déclara partisan des irradiations dans le traitement de la tuberculose du segment intérieur, mais nous ne savons s'il en rapporta des observations probantes. Enfin Scheerer dans un cas de tuberculose de l'iris a obtenu un très bon résultat.

Nous pensons donc que la radiothérapie est un adjuvant des plus précieux, mais ce n'est pas un moyen absolument spécifique et ses indications sont limitées. D'après notre expérience, cette méthode est à réserver aux lésions non caséifiées, c'est-à-dire aux granulations grises. Les granulations jaunes nous ont paru peu influencées par elles. C'est donc surtout aux tuberculoses non caséifiées de l'iris que l'on réservera cette méthode ; il faut donc que le diagnostic ait pu être précoce pour qu'elle puisse être utilisée. Nous voulons rappeller ici l'aide précieuse que donne en pareil cas le miscrocope cornéen associé à l'éclairage à fente de Gullstrand, qui permet mieux que tout autre des examens minutieux et un diagnostic précoce.

VI. — *Traitement chirurgical.*

A) *Excisions partielles.* — Le traitement chirurgical par excisions partielles ne présente que des indications tout à fait exceptionnelles. C'est ainsi que TERSON a publié l'observation d'un malade auquel il fit une iridectomie partielle pour tubercule solitaire de l'iris et qui plusieurs années après restait guéri.

Cette observation est unique ; tous les auteurs qui ont essayé de procéder de même ont eu des désastres opératoires ou des récidives. De telles opérations sont absolument à rejeter au niveau de l'iris.

Par contre, certains cas de tuberculomes de la sclérotique pourront être traités avec succès par l'excision partielle. MON-THUS a eu un heureux résultat par ce procédé. L'excision sera faite uniquement au bistouri et sera réservée aux lésions qui ne plongent pas dans la profondeur. Le curettage et les cauté-risations nous semblent à rejeter.

B) *Enucléation.* — Il est assez difficile de donner les indications précises de l'énucléation dans la tuberculose du tractus uvéal. D'autre part un certain nombre de faits, considérés autrefois comme des contre-indications, ne peuvent plus être retenus comme tels aujourd'hui. Nous les exposerons et les réfuterons dans le paragraphe réservé aux contre-indications.

1º *Indications.* — L'énucléation est à réserver aux formes graves et à tendance perforante de la tuberculose du tractus uvéal. Le tuberculome massif de la choroïde (pseudogliome tuberculeux) semble devoir commander l'énucléation aussitôt le diagnostic posé ; toutefois, sauf les cas déjà arrivés au stade de perforation, on fera un traitement antisyphilitique d'épreuve intense et rapide avant de procéder à l'énucléation.

Le tuberculome irido-ciliaire confluent, avec menaces de perforation, est également une indication nette d'énucléation.

Tout tuberculome, vu à la période de perforation, quelle qu'en soit l'origine : corps ciliaire, iris ou choroïde, représente également une indication formelle et souvent urgente à l'énucléa-tion.

On énucléera les moignons oculaires atrophiques et doulou-reux, qui s'observent parfois au cours de l'évolution des tuberculomes nodulaires de l'iris, sans perforation. Enfin, chez un malade présentant des signes de tuberculose évolutive d'un organe quelconque et atteint de tuberculose de l'iris, on sera assez large au point de vue des indications de l'énucléation et, si l'on a l'impression que le foyer secondaire oculaire vient aggraver l'état général du tuberculeux, on n'hésitera pas à le supprimer, suivant en cela les directives données par Trélat. Cependant s'il existe déjà des signes de méningite ou de granulie, on s'abstiendra de toute opération.

2° *Contre-indications.* — De Wecker, le premier, s'est fait l'adversaire de l'énucléation en matière de tuberculose oculaire. « L'œil, disait-il, est isolé dans sa coque fibreuse comme dans un vase clos, si bien que l'infection générale ne peut rien sur lui, pas plus, de même, que l'œil atteint n'est capable de communiquer facilement du moins, son infection propre à l'organisme. » Valude estimait également que la généralisation manque tant que la lésion reste enfermée dans la coque oculaire. Ces opinions paraissent entachées d'erreur puisque expérimentalement Valude, inoculant des lapins dans la chambre antérieure, observe des généralisations ultérieures de tuberculose. Baumgarten obtient ultérieurement les mêmes résultats. Revenant plus tard sur la même question, de Wecker persiste à rejeter l'énucléation parce que la tuberculose uvéale est susceptible de guérison spontanée, parce qu'il s'agit de sujets jeunes et surtout parce que dans l'immense majorité des observations la tuberculose uvéale est d'origine secondaire et qu'il semble peu rationnel d'enlever simplement un foyer métastatique alors que l'on ne peut toucher au foyer initial.

Ces divers arguments ont été repris avec plus ou moins de bonheur, en partie ou en totalité par divers auteurs. C'est ainsi que Kirmisson repousse l'énucléation pour des raisons surtout esthétiques et ne l'admet que si la vision paraît définitivement compromise et s'il existe des douleurs. Panas, citant van Duyse, Leber, Pfluger, repousse l'énucléation en se basant uniquement sur la nature secondaire de la tuberculose uvéale.

Nous ne retiendrons pas les arguments esthétiques de KIR-
MISSON. Après ce que nous avons dit au sujet des indications,
on comprendra que devant la gravité des cas auxquels nous
réservons l'énucléation, la question esthétique passe au second
plan. Les idées de DE WECKER au sujet de la nature secondaire
de la tuberculose du tractus uvéal sont évidemment très justes,
mais bien que consécutives à un foyer profond, les lésions
iriennes ou choroïdiennes prennent souvent une allure prédo-
minante au point de vue clinique ; d'autre part, nous tenons
à rappeler encore le précepte de TRÉLAT qui conseille de supprimer un foyer secondaire de tuberculose s'il aggrave l'état
général du tuberculeux.

Les seules contre-indications nettes à l'énucléation, sont
représentées, à notre sens, par l'existence d'une méningite ou
d'une granulie caractérisées.

3º *Technique opératoire.* — Dans les cas où il n'existe pas de
perforation ni de bosselures limbiques, l'énucléation sera faite
suivant la technique habituelle, en ménageant le plus possible
la conjonctive. S'il existe une menace de perforation, ou si celle-ci
est déjà effectuée, on abrasera largement la conjonctive tout
autour du staphylome ou de l'orifice d'extériorisation du tuberculome.

Certains auteurs font suivre l'opération de cautérisation
ignée pour supprimer toute trace de processus tuberculeux.
On a même préconisé, avec DE LAPERSONNE l'excentération
ignée aux lieux et places de l'énucléation pour éviter l'ouverture
des voies lymphatiques oculaires. La technique est la suivante :
incision cruciale de la cornée, ablation du cristallin sans toucher
aux membranes, introduction d'un thermocautère rougi à blanc
et destruction de toutes les membranes sauf la sclérotique,
lavage antiseptique avec projection de poudre d'iodoforme.
La cicatrisation une fois obtenue, il existe un moignon permettant une prothèse parfaite. DE GRAEFE avait préconisé l'exentération à froid du globe oculaire avec nettoyage à la curette.
Ce dernier procédé nous paraît particulièrement dangereux en
l'occurrence et semble à rejeter. D'autre part l'énucléation

simple ne nous a jamais donné d'accidents et nous rejetons la cautérisation employée seule (exentération ignée) ou utilisée comme méthode complémentaire. La thermocautérisation nous paraît une manœuvre inutile et dangereuse, susceptible de déterminer des complications.

Dans les cas de tuberculoses choroïdiennes ouvertes en arrière ayant inoculé les graisses orbitaires, il nous paraît suffisant de se borner à l'ablation au bistouri ou aux ciseaux des lésions tuberculeuses persistantes et à la résection aussi haute que possible du nerf optique. Une telle conduite est calquée sur les méthodes actuelles de traitement des tuberculoses osseuses malignes des membres où l'amputation dans les rares cas où elle est indiquée se pratique au-dessus du foyer tuberculeux.

4° *Accidents*. — On a accusé l'énucléation de provoquer une méningite tuberculeuse ou une granulie. DE LAPERSONNE, nous l'avons vu, est pour cette raison, partisan de l'exentération ignée en matière de tuberculose oculaire. Partant du même point de vue ROGMAN écrivait à ce propos : « Nous avons été exposé en opérant, d'une part au danger d'avoir laissé la contagion au fond de la plaie, d'autre part à celui d'avoir ouvert par notre opération, un foyer infectieux au risque éventuel d'en avoir fait pénétrer les éléments dans les vaisseaux ouverts et d'avoir provoqué ainsi la généralisation du processus dans l'économie. Ces considérations nous ont paru de nature à mettre en évidence l'opportunité de l'intervention opératoire dans les cas de cette espèce ».

En faveur de cette opinion HAROLD-EMANUEL a rapporté dans sa thèse treize observations de tuberculome irido-ciliaire terminées par la mort survenue après l'énucléation, soit le plus souvent par méningite, soit par granulie. Ces cas sont ceux de HAAB, DE LAPERSONNE, KUNZ, ROGMAN (2 cas), BURNETT, KNAGGS, DOR, LAGRANGE, GAUTHIER, CAKEMBERGH (2 cas), PLEY. L'intervalle qui sépara l'énucléation des premiers signes de méningite varie extrêmement : il a été de deux jours dans le cas de HAAB et s'échelonne de dix-sept jours (DE LAPERSONNE) à deux ans (ROGMAN). La moyenne est de trois à six mois environ. Mais depuis la thèse d'HAROLD-EMANUEL, nous avons pu retrouver dans la littérature un certain nombre de cas analogues. Les plus récents sont ceux de Henri LAGRANGE et de BUSSY, ni l'un ni l'autre de ces auteurs n'accusent d'ailleurs l'énucléation.

Cette question est très importante, car si l'on pouvait admettre une relation de cause à effet entre l'énucléation et la méningite ou la granulie, cette intervention devrait être à jamais proscrite. On peut pour tâcher d'expliquer les faits rapportés plus haut envisager plusieurs hypothèses.

Les accidents méningés préexistaient-ils à l'énucléation ? Il semble bien que non, les signes initiaux de la méningite tuberculeuse étant assez nets pour permettre un diagnostic précoce.

La méningite tuberculeuse résulte de la propagation aux enveloppes cérébrales de l'affection oculaire, indépendamment de toute opération ? C'est l'opinion du Professeur DE LAPERSONNE, mais, sans donner de précisions, son élève HAROLD-EMANUEL estime qu'il n'en est pas ainsi et que l'opération est bien la cause de la méningite car elle ouvre de nombreux foyers tuberculeux et favorise la dissémination des bacilles. ROGMAN, qui est le promoteur de cette manière de voir, déclare que lorsque les malades sont morts, peu de temps après l'opération, de méningite, il avait toujours trouvé au niveau des ectasies périlimbiques, la sclérotique amincie et envahie par l'infiltration cellulaire.

Il nous semble, pour tâcher d'expliquer les morts à la suite d'énucléation qu'il existe une autre hypothèse qui nous paraît la plus logique, c'est que la granulie ou la méningite sont la conséquence non pas de l'affection oculaire, mais du foyer initial et profond de tuberculose. La bacillose uvéale est une affection secondaire, pourquoi ne pas admettre que l'adénopathie trachéobronchique primitive est à la source de toutes les complications. Le nombre des énucléations faites pour tuberculose uvéale est très élevé. Il existe un petit nombre d'opérations de ce genre suivies de méningites. Cette complication aurait eu lieu, dans les cas publiés, même s'il n'y avait pas eu d'énucléation.

Les craintes de généralisation ne nous semblent donc pas à retenir contre l'énucléation. Sur dix cas de tuberculose de l'iris que nous dûmes énucléer, nous n'avons eu qu'un décès postopératoire ; il s'agissait d'un enfant de 8 mois 1/2, très gravement atteint et l'on sait la gravité de la tuberculose à cet âge, quel que soit le siège du mal. Dans les neuf autres cas nous n'avons eu aucun incident à déplorer et la technique classique de l'énucléation que nous avons utilisée nous a toujours donné des coaptations et des guérisons rapides.

5° *Les résultats éloignés* concernant la survie des malades sont très rarement publiés. Nous pouvons cependant relater le cas de DOYNE dont le malade restait indemne plusieurs années après l'énucléation et les trois observations de LAGRANGE et BEAUVIEUX dont les malades ont pu être revus dix et douze années après l'énucléation en parfait état de santé.

Sur les 10 malades que nous avons dû énucléer, un seul est mort après l'opération (il s'agissait d'un enfant de 8 mois 1/2). Parmi les neuf restants, nous pouvons fournir les résultats éloignés de trois d'entre eux, les autres ayant été perdus de vue. Il s'agissait dans les trois cas de tuberculoses de l'iris. L'un de ces malades avait été énucléé à l'âge de 6 ans en 1918 et restait en bonne santé fin 1924 soit six ans après l'opération ; un deuxième sujet énucléé à l'âge de 12 ans en 1905 est actuellement en bonne santé, vingt ans après l'opération. Le troisième cas est relatif à un jeune homme énucléé à l'âge de 16 ans en 1907 et mort en 1918 d'affection indéterminée.

Nous devons terminer ce chapitre en insistant sur les heureux résultats d'une énucléation pratiquée à temps. La tuberculose oculaire est une affection parfois trop grave pour que l'on hésite à employer un moyen radical et à supprimer un œil devenu inutile, douloureux et particulièrement dangereux,

CHAPITRE **IV**

TUBERCULOSE DE LA RÉTINE
ET DU CORPS VITRÉ

SOMMAIRE

§ I. — Origine tuberculeuse possible de certaines affections de la rétine et du vitré (tuberculose inflammatoire) : hémorragies diverses, embolie et thrombose des vaisseaux rétiniens, décollement de la rétine, angiomatose rétinienne.

§ II. — LA TUBERCULOSE DE LA RÉTINE. — Rareté de la forme primitive ; Atteinte fréquente de la rétine au cours de la tuberculose choroïdienne.

§ III. — LA TUBERCULOSE DU CORPS VITRÉ. — Il n'existe pas de cas certains de tuberculose primitive du vitré ; extension au vitré des tuberculoses ciliaires et choroïdiennes.

Nous avons groupé volontairement dans ce seul et même chapitre qui sera court, les affections tuberculeuses de la rétine et du corps vitré. En outre nous ne décrirons ici que les tuberculoses primitives. Les tuberculoses secondaires à des lésions de la choroïde ou du corps ciliaire sont infiniment plus fréquentes et nous les avons décrites au cours des chapitres consacrés à l'atteinte tuberculeuse du tractus uvéal.

Nous discuterons en même temps la possibilité de l'origine tuberculeuse de certaines affections banales de la rétine et du vitré, telles que les hémorragies diverses, les embolies et thromboses des vaisseaux rétiniens, l'hémorragie récidivante des adolescents ; on trouvera plus loin et dans un même ordre d'idées l'état de nos connaissances sur l'origine bacillaire possible de certaines névrites rétrobulbaires sans lésions spécifiques. L'ensemble de ces faits, exceptionnels d'ailleurs, doit rentrer semble-t-il dans l'immense cadre de la tuberculose inflammatoire de PONCET et LERICHE.

§ I. — AFFECTIONS DIVERSES DE LA RÉTINE ET DU VITRÉ
D'ORIGINE TUBERCULEUSE POSSIBLE.

(*Tuberculose inflammatoire.*)

Nous devons noter ici que le rôle de la tuberculose dans les hémorragies rétiniennes diverses et dans l'embolie ou la throm bose des vaisseaux centraux est de connaissance relativemen récente. DUFOUR et GONIN ne citent nulle part dans leur article de l'*Encyclopédie d'ophtalmologie*, la possibilité de l'origine tuberculeuse d'aucune de ces affections. Depuis des observations rares ont été publiées et nous allons exposer les conclusions, d'ailleurs temporaires, que l'on peut en tirer.

1° *Hémorragies diverses de la rétine et du corps vitré.*

Ce sont surtout les hémorragies récidivantes des adolescents qui ont donné lieu à des discussions sur la possibilité de leur origine tuberculeuse. AXENFELD et STOCK publient en 1909 une observation de troubles vitréens hémorragiques récidivants et de rétinite proliférante survenus chez un tuberculeux et admettent qu'il s'agit là d'une inflammation tuberculeuse atypique du globe. Ils concluent que le rôle de la bacillose est plus fréquent qu'on ne le croit. KIPP rapporte en 1909 l'observation d'un coxalgique chez lequel survinrent des hémorragies récidivantes de la rétine et du vitré avec rétinite proliférante consécutive. AXENFELD publie en 1910 deux cas, l'un d'hémorragie du vitré guérie par la tuberculinothérapie, l'autre d'hémorragies rétiniennes survenues chez un sujet porteur de tuberculoses multiples. EWERS avait déjà noté la possibilité d'hémorragies rétiniennes au cours de la tuberculose généralisée. MARX et HANCOCK publient des cas d'hémorragies rétiniennes survenues chez des tuberculeux. Enfin JACKSON et FINOFF en 1919 rapportent trois observations et admettent l'existence u une tuberculose rétinienne frappant les vaisseaux, apparaissant sous forme de traînées blanches périvasculaires et causant ultérieurement des hémorragies avec ou sans rétinite proliférante consécutive. Ils notent expressément que tant que les lésions restent à ce stade, la tuberculinothérapie a une très heureuse action.

Nous devons noter pour terminer que les injections de tuberculine provoquent parfois des hémorragies rétiniennes ainsi que l'ont vu KRAUSS et BRUCKNER et que le constate DARIER. Ce dernier auteur préconise non pas la tuberculinothérapie en pareil cas, mais le sérum antituberculeux.

Tels sont les faits qui militent en faveur de l'origine tuberculeuse de certaines hémorragies rétiniennes. On voit qu'ils sont des plus rares. Le rôle de la tuberculose en l'occurrence nous paraît douteux et certainement des plus réduits. BAILLIART insiste dans son livre sur le rôle prépondérant de la syphilis et nous ne pouvons que souscrire à son opinion.

2° *Embolie et thrombose des vaisseaux rétiniens.*

A) Le rôle de la tuberculose dans *l'embolie de l'artère centrale* nous paraît très réduit. OLOFF a seul publié un cas d'embolie de l'artère centrale chez un tuberculeux et amélioré par la tuberculine.

B) *La thrombose de la veine centrale* est peut-être plus fréquemment d'origine tuberculeuse et BAILLIART admet cette possibilité tout en mettant au premier plan le rôle de la syphilis. PECHIN avait rapporté en 1906 l'observation d'un tuberculeux porteur d'une thrombophlébite de la veine centrale. IGERSHEIMER publie en 1914 quatre observations de phlébite de la veine centrale avec succès de la tuberculinothérapie. OLOFF donne en 1919 un cas du même genre également influencé par la tuberculine. Les observations de JACKSON et FINOFF sur la périphlébite rétinienne des tuberculeux permet de comprendre comment un semblab'e processus peut survenir.

3º *Décollement rétinien et tuberculose.*

DOR et VON HIPPEL ont insisté sur l'origine possible de certains décollements idiopathiques de la rétine. Il ne s'agit pas là de décollements survenus à la suite de tuberculose de la choroïde, mais bien de décollements survenus spontanément et améliorés par la tuberculine.

Nous devons noter ici que tous les malades de DOR, sauf un, étaient myopes. La plupart d'entre eux étaient atteints d'une autre tuberculose. Tous guérirent par la tuberculinothérapie.

Le cas le plus démonstratif concerne une malade âgée de 40 ans, hypermétrope, atteinte d'iritis chronique puis de décollement bilatéral des rétines. Ultérieurement on assista à un développement de tubercules iriens. La tuberculine permit la réapplication de rétines, mais il persista des troubles du vitré.

On ne peut tirer encore, à notre sens, aucune conclusion nette en faveur de l'origine tuberculeuse des décollements rétiniens.

4º *Angiomatose rétinienne.*

TERSON, VON HIPPEL, GUZMANN ont accusé la tuberculose d'être en cause dans cette affection décrite par VON HIPPEL. Les cas sont trop peu nombreux pour que l'on puisse se faire une opinion à ce sujet.

§ II. — TUBERCULOSE RÉTINIENNE PROPREMENT DITE.

Tous les classiques admettent que la rétine est exceptionnellement touchée primitivement. DUFOUR et GONIN ne mentionnent qu'à peine la possibilité de son atteinte. HANCOCK publie en 1905 le premier cas qui est d'ailleurs l'un des plus probants, le malade présentait un bouton blanchâtre juxta-papillaire. L'énucléation montra une choroïde normale avec un exsudat sous-rétinien et un aspect tuberculeux de la rétine, mais l'auteur ne put mettre les bacilles en évidence. DOR en 1909 rapporte l'observation d'une malade présentant trois tubercules à la partie supérieure de la rétine. Ces lésions disparurent sous l'influence de la tuberculine mais il persista une lésion maculaire. Il est impossible d'affirmer que la choroïde n'était pas primitivement touchée. Fuchs en 1920 rapporte deux observations de tuberculose primaire de la rétine. La première paraît en réalité un tuberculome ciliaire étendu à la rétine. La seconde semble bien être un tuberculome primitif de la rétine évoluant sous l'aspect d'un pseudogliome. Eppenstein en 1920 estime à 15 le nombre total des cas de tuberculose primaire de la rétine jusqu'à ce jour. On voit qu'il s'agit d'une localisation exceptionnelle, qui semble évoluer sous l'aspect du pseudogliome dont on trouvera la description à l'article concernant le tuberculome choroïdien.

§ III. — Tuberculose du corps vitré.

Nous serons bref sur ce chapitre. La tuberculose primitive du corps vitré est d'une exceptionnelle rareté et l'on ne connaît guère que le cas de Deutschmann, d'ailleurs douteux. Ceci ne saurait d'ailleurs nous surprendre, le corps vitré dans les affections inflammatoires banales est toujours atteint secondairement aux membranes profondes et ses lésions ne sont que le reflet de celles de ces dernières.

Les cas de tuberculose secondaire du vitré sont par contre relativement fréquents. Ils s'observent au cours des tuberculoses massives du corps ciliaire et plus souvent encore sont secondaires au tuberculome choroïdien. L'aspect pseudogliomateux de cette dernière affection est d'abord en rapport avec un décollement de la rétine ; ultérieurement si les malades ne se soumettent pas à l'énucléation, la fragile barrière rétinienne est rompue et les masses végètent à l'intérieur du vitré, donnant à l'affection une ressemblance encore plus grande avec le gliome rétinien. Nous n'insisterons pas davantage sur ces notions, renvoyant le lecteur au chapitre consacré au tuberculome de la choroïde et à son diagnostic différentiel vis-à-vis du gliome de la rétine.

Chapitre V

TUBERCULOSE DU NERF OPTIQUE ET DE LA PAPILLE

SOMMAIRE

§ I. — Névrites optiques d'origine tuberculeuse (tuberculose inflammatoire). — Les difficultés du diagnostic étiologique.

§ II. — Névrites optiques liées a l'existence d'un foyer tuberculeux voisin : méningites tuberculeuses, tuberculoses orbitaires et périorbitaires.

§ III. — La tuberculose de la papille. — Son aspect clinique et sa rareté. — Ses ressemblances avec le tuberculome massif de la choroïde.

L'étude des lésions tuberculeuses du nerf optique est très intéressante, mais semble au premier abord assez compliquée. Nous n'insisterons pas ici sur l'envahissement de la papille par le tuberculome choroïdien. Mais on doit décrire ici les névrites optiques simples, d'origine tuberculeuse, qui sont d'ailleurs exceptionnelles, rappeler rapidement les névrites secondaires à la méningite tuberculeuse et aux tuberculomes rétrobulbaires et signaler enfin le tubercule papillaire dont il n'existe que peu d'observations.

§ I. — Névrites optiques d'origine tuberculeuse
(tuberculose inflammatoire simple).

Nous ne ferons rentrer dans cette catégorie que les névrites optiques attribuables à l'action des toxines tuberculeuses en l'absence de foyers locaux.

Uhthoff, tout en déclarant cette variété rare, en connaissait cependant trois exemples en 1900. Depuis on en retrouve un petit nombre dans la littérature. Il s'agit presque toujours de névrites rétrobulbaires et l'on sait si cette variété d'affection oculaire est d'un diagnostic difficile. Le cas de CHEVALLEREAU publié en 1910 concerne une jeune fille manifestement tuberculeuse atteinte d'un scotome central unilatéral avec exsudat blanchâtre papillaire. La malade présentait des signes de sinusite postérieure, vraisemblablement bacillaire, qui avait pu déterminer l'apparition de cette névrite rétrobulbaire. KOULEBYAKINE publie ultérieurement l'observation d'un jeune homme de 18 ans atteint de scotome central relatif. Vingt-sept injections de tuberculine amenèrent la guérison. La cutiréaction était positive. GAMBLE en 1911 rapporte deux observations de papillite chez des malades dont le Wassermann était négatif. La tuberculinothérapie amena la guérison dans les deux cas. SCHÖLER publie deux cas ; le premier de névrite rétrobulbaire d'un œil avec œdème papillaire de l'autre œil, le second de névrite rétrobulbaire avec guérison par la tuberculine. Enfin IGERSHEIMER rapporte deux observations de névrites rétrobulbaires et une observation d'œdème papillaire, guéries toutes trois par la tuberculinothérapie. Le Wassermann était négatif et il faut noter que les malades furent soumis néanmoins au traitement spécifique.

La moisson de ces faits est mince, comme on le voit, et aucun d'eux n'est absolument démonstratif. La connaissance récente que nous avons de névrites rétrobulbaires, parfois liée à des sinusites catarrhales postérieures, guérissant souvent spontanément, nous permet de rester très sceptiques devant des documents si peu nombreux et d'admettre que les névrites toxi-infectieuses tuberculeuses ne sont pas encore absolument démontrées.

§ II. — NÉVRITES OPTIQUES LIÉES A L'EXISTENCE D'UN FOYER
TUBERCULEUX VOISIN.

1° *Méningites tuberculeuses.*

Nous n'insisterons pas sur les modifications de la papille au ours de la méningite tuberculeuse banale dont l'évolution est trop courte pour que l'on puisse suivre les modifications ultérieures de la papille. GOWERS estime que la papillite est un signe précoce dans 25 % des cas de méningites tuberculeuses. HEINZEL et PARINAUD admettent que dans 60 % des cas de méningites on trouve de la papillite ou de l'œdème papillaire. UHTHOFF donne à peu près la même proportion. DUPUY-DUTEMPS par contre pense que l'œdème papillaire est infiniment plus rare et ne l'a trouvé que dans 10 % de ses cas environ. Nous n'insisterons pas sur ces faits bien connus et nous rappelons simplement que les lésions sont bilatérales, accompagnées parfois de tuberculose miliaire de la choroïde et que la courte durée de la maladie ne permet pas une étude attentive des modifications ultérieures du fond de l'œil.

Mais à côté de ces cas, il existe des formes atypiques de méningite périchiasmatique, se traduisant par des troubles ophtalmoscopiques précoces (papillites ou névrites rétrobulbaires) pouvant se terminer par atrophie optique. Anatomiquement ces troubles répondent à des méningites périchiasmatiques longtemps localisées, mais terminées toujours par méningite généralisée. Les six cas de SATTLER et BACH, de HJORT, de MAREN, de von MICHEL et HERFF, de DREHER et de ELSCHNIG sont absolument superposables et se sont traduits par des papillites suivies d'atrophie.

2° *Tuberculoses orbitaires et périorbitaires.*

Les tuberculoses orbitaires rétrobulbaires se traduisent également par des névrites ou atrophies d'aspect banal. Le point de départ de ces tuberculoses rétrobulbaires est assez varié ; pour BERLIN et TILLMANN, pour FUCHS il s'agirait de périostite tuberculeuse de l'orbite. BIRSCH-HIRSCHFELD a rapporté des observations de tuberculose primitive du nerf optique dans sa portion rétrobulbaire et a cité des cas analogues de CHIARI. ROCHON-DUVIGNEAUD et ONFRAY ont publié une observation de tuberculose primitive de l'entonnoir musculaire avec atrophie descendante du nerf optique. Enfin LEBENHARDT et PANSE ont signalé des cas de sinusites tuberculeuses avec envahissement de l'orbite. Dans toutes ces observations la papillite ou l'atrophie optique s'accompagnait d'une exophtalmie qui permettait le diagnostic du niveau où s'était constitué le processus tuberculeux.

§ III. — TUBERCULOSE DE LA PAPILLE.

La tuberculose de la papille est peut-être plus fréquente que les troubles énumérés ci-dessus et les observations sont moins exceptionnelles. OPPENHEIM a montré que la tuberculose des nerfs périphériques était assez fréquente mais FRAENKELL insiste sur la rareté de l'atteinte du nerf optique. Nous citerons les cas de COLLINS et SPALDING, de SATTLER, de WEISS, de KNAPP, d'ISHIZU et de KOMOTO, entr'autres, mais il existe de nombreuses autres observations.

Dans tous les cas publiés il s'agissait d'un aspect pseudo-gliomateux du fond d'œil avec reflet classique et association fréquente d'iritis. Le tableau clinique rappelle donc singulièrement celui du tuberculome choroïdien et le diagnostic différentiel paraît impossible avec cette dernière localisation. En effet l'aspect ophtalmoscopique initial est difficilement observable car le décollement total de la rétine est précoce et vient masquer les lésions sous-jacentes.

Nous n'insisterons pas davantage sur la tuberculose de la papille ; son diagnostic et son pronostic se rapprochent de trop près de ceux du tuberculome choroïdien pour qu'il soit nécessaire de répéter ce que nous avons dit au sujet de ce dernier.

Chapitre VI

LA TUBERCULOSE PALPEBRO-CONJONCTIVALE

SOMMAIRE

§ I. — Historique. — Reproduction expérimentale chez le lapin par Langhans (1867). Le premier cas observé chez l'homme est relaté par Kœster (1873). L'isolement successif des formes conjonctivales cutanées et sous-cutanées, tarsiennes.

§ II. — Considérations générales : Fréquence, âge, sexe.

§ III. — Causes : La tuberculose conjonctivale est-elle primitive ou secondaire ; possibilité d'une atteinte primitive; la conjonctive, porte d'entrée de la tuberculose.

§ IV. — Pathogénie et expérimentation. — Les reproductions expérimentales de Langhans (1867) et Hœnsell (1879). Les divers résultats.

§ V. — Anatomie pathologique : Lésions macroscopiques et microscopiques.

§ VI. — Signes et formes cliniques : Les symptômes communs : l'adénopathie. Les diverses formes : 1° La tuberculose de la peau et du tissu cellulaire sous-cutané : formes secondaires à des lésions de voisinage et formes primitives, l'abcès froid intrapalpébral, la tuberculose nodulaire sous-cutanée. 2° La tuberculose du tarse. 3° La tuberculose de la conjonctive tarsienne et bulbaire. 4° Rapports de la conjonctivite phlycténulaire avec la tuberculose.

§ VII. — Pronostic et évolution : bénignité habituelle du pronostic.

§ VIII. — Complications. — L'extension au globe oculaire et sa rareté ; l'atteinte des voies lacrymales ; l'adénopathie ; possibilité de la granulie.

§ IX. — Le diagnostic : La syphilis palpébro-conjonctivale ; le trachome ; la conjonctivite de Parinaud ; les tumeurs épibulbaires.

§ X. — Le traitement. — Nécessité d'un traitement général. La tuberculine et les sérums antituberculeux. L'héliothérapie. Le traitement chirurgical, méthode de choix.

§ I. — Historique.

La première observation que l'on connaisse de tuberculose conjonctivale est celle rapportée par Kœster en 1873 : il s'agissait d'une tumeur de la conjonctive palpébrale propagée aux culs-de-sac et au globe de l'œil et le sac lacrymal participait à cette inflammation chronique. On reconnut à la coupe de la tumeur de nombreux tubercules miliaires. Il s'est donc agi d'une tuberculose conjonctivale peut-être consécutive à une dacryocystite tuberculeuse.

Nous devons noter dès à présent qu'en 1867 Langhans avait reproduit expérimentalement des ulcères tuberculeux de la conjonctive du lapin, avec en certains cas terminaison par tuberculose généralisée. En 1879 Haab rapporte treize observations de tuberculose primitive de la conjonctive, dont six personnelles. Les publications se multiplient avec les cas de Luc (1883), Parinaud (1884), Gayet (1885), Gerin-Roze et en 1888 Amiet consacrant sa thèse à ce sujet pouvait rapporter quarante sept cas déjà publiés et tirer de leur étude des conclusions intéressantes. Ce fut a première revue générale de l'affection qui nous occupe.

Entre temps l'étude expérimentale, déjà esquissée par Langhans (1867), avait été reprise par Haensell (1879) et par Parinaud (1884). Ce dernier auteur eut le premier l'idée d'inoculer au lapin les produits de râclage d'une ulcération de la conjonctive tarsienne d'une de ses malades. C'est la première application à un but diagnostic bactériologique précis des essais de reproduction expérimentale. Ultérieurement, l'étude des tuberculoses conjonctivales a été reprise par Villard (1905) et par Casali (1908). Le travail de ce dernier auteur comprend toutes les observations publiées jusqu'à cette date.

Mais jusqu'alors l'attention avait été surtout attirée sur la tuberculose de la conjonctive bulbaire ou tarsienne et les autres formes de tuberculose palpébrale n'étaient connues que par un petit nombre d'observations isolées. Les travaux de Besnier, de Hallopeau (1896), de Darier (1896), de Beck, isolent les diverses formes de tuberculoses cutanées et sous-cutanées dont l'étude d'ensemble est faite par PAUTRIER dans sa thèse, en 1903. La tuberculose nodulaire sous-cutané est décrite par KRAUS en 1904 et par DARIER et ROUSSY en 1906. En 1906, ROLLET inspire la thèse de JANDOT et rapporte le premier cas français de tuberculose nodulaire sous-cutanée des paupières, terminé par guérison après intervention chirurgicale. Dès 1903 ROLLET dans la thèse de DOUVIER, avait rapporté également le premier cas d'abcès sous-cutané de la paupière consécutif à une dacryocystite tuberculeuse ; en 1906 ce même auteur décrit la tarsite tuberculeuse, et l'aspect spécial que donne au malade le ptosis dû à l'atteinte tuberculeuse du tarse, en même temps qu'il oppose cette forme à la tarsite syphilitique. En 1906 enfin ROLLET fait paraître son mémoire sur les formes cliniques de la tuberculose palpébrale, opposant nettement les formes cutanées aux formes intra-palpébrales et deux ulcérations de la muqueuse. Cet article est complété en 1909 par la description des lésions palpébrales d'extension ou de cicatrisation, consécutives aux ostéopériostites tuberculeuses de l'orbite, dans le chapitre consacré par le même auteur à cette dernière affection dans l'*Encyclopédie Française d'Ophtalmologie.*

Telles sont les principales publications qui ont marqué nos acquisitions progressives sur la tuberculose des paupières, mais nous serions incomplets au point de vue historique, si nous ne citions pas pour terminer les expériences de CALMETTE, GUÉRIN et GRYSEZ montrant l'existence d'une infection tuberculeuse possible par voie conjonctivale, sans qu'il reste aucune trace locale du passage du bacille. Cette dernière expérience a contribué à faire définitivement abandonner l'hypothèse soutenue autrefois par VALUDE du pouvoir antitoxique, vis-à-vis du bacille de Koch, du liquide lacrymal.

On peut dire qu'actuellement la tuberculose de la conjonctive et des paupières nous est bien connue dans ses divers aspects cliniques, son mode de production et sa pathogénie. Son traitement nous paraît également à peu près fixé et c'est volontairement que nous avons passé sous silence la tuberculinothérapie qui nous paraît à rejeter en pareille matière.

§ II. — Considérations générales.

1° *Fréquence.*

La fréquence de la tuberculose conjonctivale est très diversement appréciée suivant les auteurs. Si les partisans de la nature bacillaire de la kératoconjonctivite phlycténulaire la considèrent comme très fréquente, la majorité des auteurs, excluant à raison semble-t-il, cette dernière affection des tuberculoses de la conjonctive, insistent sur sa rareté. Eyre et Hirschberg ne l'ont rencontré qu'une fois sur 6.000 consultants oculaires, Bock une fois sur 10.000, Lagrange deux fois sur 15.000, Mules une fois sur 33.000, Villard en 1905 évaluant à 150 le nombre des cas publiés et le travail de Casali en 1913 portait sur un peu plus de 200 cas réunis dans la littérature.

2° *Age.*

D'autre part la bacillose de la conjonctive peut se voir à tout âge, mais la statistique de Villard que nous reproduisons et qui porte sur 150 cas montre que 89 % de cas se voient chez des malades âgés de moins de 30 ans. On note en effet les chiffres suivants :

de 1 à 10 ans.	45 %
de 10 à 20 ans.	29 %
de 21 à 30 ans.	16 %
de 31 à 40 ans.	5 %
plus de 40 ans.	5 %

Il s'agit donc d'une affection de l'enfance et de la jeunesse. Malgré tout les vieillards peuvent être atteints comme le prouve l'observation de Terson portant sur un malade de 71 ans.

3° *Sexe.*

Le sexe paraît indifférent. Bordley estimait que la femme était plus fréquemment touchée (62 %). Les statistiques de

Morax semblent prouver au contraire que les hommes sont un peu plus fréquemment atteints (44 % de femmes contre 56 % d'hommes).

4° *Fréquence de l'atteinte spéciale d'un côté.*

L'affection paraît aussi fréquente d'un côté que de l'autre ; elle est exceptionnellement bilatérale. Gaunert estimait que le côté droit était plus fréquemment touché. L'étude de l'ensemble des cas que nous avons pu réunir montre au contraire une légère prédominance de l'atteinte de l'œil gauche.

§ III. — Etiologie.

La tuberculose de la conjonctive peut être primitive ou secondaire.

1° *Origine primitive.*

Nous rangerons dans les formes primitives celles où l'affection éclate chez des sujets indemnes à l'examen clinique de toute atteinte tuberculeuse. Nous devons signaler, dans cet ordre de faits, les cas assez nombreux d'origine traumatique. C'est ainsi que l'on peut relever, dans la littérature, les observations suivantes où la bacillose conjonctivale s'est déclarée à la suite de traumatismes variés. Berry l'a vu se développer à la suite d'une brulure, Jessop et Risley après un traumatisme banal, Lagrange et Cabannes après une déchirure de la conjonctive par une baleine de parapluie, Gayet après un micro-trauma par confetti. D'autres observations sont encore plus convaincantes : Morax : conjonctivite par projection de pus d'abcès froid dans l'œil, Zimmermann : inoculation par pommade jaune contaminée. Enfin les faits de Birsch-Hirschfeld concernant un vacher contaminé par sa vache tuberculeuse, de Stultzer (morsure d'un chien venant de manger le placenta d'une vache tuberculeuse), et de Schwartz (enfant s'essuyant l'œil avec le mou-

choir de son père atteint de tuberculose pulmonaire ouverte)
ont la valeur d'expériences de laboratoire. Nous devons rapprocher de ces derniers cas les observations de GAUNERT concernant des tuberculeux pulmonaires se contaminant les conjonctives avec leur mouchoir, mais dans ces faits l'origine secondaire
peut-être discutée.

Souvent, il n'existe pas de trauma et rien ne permet de déceler
d'une manière nette l'origine de l'affection. VILLARD évalue à
60 % ces conjonctivites tuberculeuses d'apparence primitive.
C'est ici qu'il faudrait faire intervenir avec BURNETT le rôle
favorisant des ophtalmies phlycténulaires, bien que cliniquement l'apparition antérieure des phlyctènes conjonctivales
soit très exceptionnellement signalée. FUCHS a incriminé, avec
plus de raison semble-t-il le rôle des micro traumas par corps
étrangers minuscules, en se basant sur le lieu de début de la
tuberculose conjonctivale qui coïncide avec le point d'élection
des corps étrangers, situé à 1 millimètre 1/2 à 2 millimètres
du bord de la paupière supérieure.

D'ailleurs RIST, tout en insistant sur la rareté des chancres
primitifs d'inoculation tuberculeuse extrapulmonaires, reconnaît que la peau d'une part, la conjonctive d'autre part peuvent
être le siège de cette primo-inoculation. On ne saurait donc nier
l'existence des tuberculoses primitives de la conjonctive.

2º *Origine secondaire.*

En opposition à ces cas d'origine primitive, nous devons
signaler les faits beaucoup moins nombreux où la bacillose de la
conjonctive est très nettement *secondaire*, soit à des lésions
proches, soit à des foyers éloignés.

A) *Cas secondaires à des lésions voisines.* Parmi les premiers,
nous citerons les cas de lupus nasal, ou de végétations tuberculeuses de la muqueuse nasale, signalés par COPPEZ, SAXL et
AURAND. Le sac lacrymal peut être indemne ; il est fréquemment
touché et forme le chaînon intermédiaire entre la lésion nasale
et l'atteinte conjonctivale. De plus une dacryocystite tuber-

culeuse primitive peut déterminer une conjonctivite de même
nature comme le prouvent les observations de DE LAPERSONNE,
ROCHON-DUVIGNEAUD et CHAILLOUS rapportées dans le travail
de ROLLET, ainsi que les cas de HAAB, LEIDHOLDT, KNAPP,
AURAND.

Dans tous ces cas, les lésions s'étendaient sans interruption
depuis le foyer initial, jusqu'au sac conjonctival et le début au
niveau de celui-ci se faisait par les points lacrymaux, comme
il est rationnel de le concevoir. Dans une autre série de faits,
l'atteinte cutanée était voisine, mais non contiguë. VIDAL,
WAGENMANN, KALT, LUC ont signalé des faits de lupus facial
situés à distance des yeux, avec atteinte de la conjonctive. On
peut incriminer là soit une contamination par les doigts du
malade, soit une propagation par voie sanguine ou lymphatique.

B) *Cas consécutifs à une généralisation d'origine sanguine*
(*lésions éloignées*). Une dernière catégorie d'observations a trait
à des généralisations par voie sanguine. La tuberculose de la
conjonctive a été observée au cours de la granulie par MANZ,
FONTAN et VIEUSSE; d'autre part on connaît un certain nombre
de cas de lésions conjonctivales secondaires à des atteintes
pulmonaires (GERIN-ROZE), laryngées ou ostéoarticulaires. Il
s'agit donc là de généralisations par voie sanguine.

Nous tenons à faire remarquer en terminant qu'une bacillose
de la conjonctive peut-être cliniquement primitive, à un examen
rapide et c'est semble-t-il le cas le plus fréquent. Mais les recherches de ces vingt dernières années ont montré la fréquence des
localisations ganglionnaires médiastinales tuberculeuses et silen-
cieuses, décelables par la seule radioscopie. On ne peut, semble-t-il,
affirmer que la lésion conjonctivale est véritablement primitive,
qu'après un examen complet, suivi d'une radioscopie. Le nombre
des faits observés ainsi et rapportés dans la littérature est encore
trop faible pour que l'on puisse établir une loi générale. Nous
concluerons donc, provisoirement, que la tuberculose conjonctivale est le plus fréquemment primitive et d'origine externe,

mais que sa constatation doit pousser le clinicien à rechercher et à déceler par tous les moyens un foyer initial qui peut être, latent, indolore et profond.

§ IV. — Pathogénie et expérimentation.

On peut dire que la tuberculose primitive et la tuberculose secondaire de la conjonctive sont actuellement bien connues au point de vue expérimental, car elles ont toutes deux pu être reproduites artificiellement chez l'animal. On sait en outre que le bacille de Koch peut traverser la conjonctive sans laisser de traces ; le sac conjonctival peut donc être la porte d'entrée de la tuberculose dans l'organisme.

Langhans en 1867 et Haensell en 1879 ont pu reproduire chez le lapin des bacilloses conjonctivales par simple instillation de produits tuberculeux. Par contre Valude, opérant ultérieurement, et inoculant des animaux par simple instillation de liquide tuberculeux n'a jamais eu que des résultats négatifs. L'instillation unie à des pertes de substance artificielles de la conjonctive lui donna quelques réussites expérimentales. L'injection sous-conjonctivale des produits d'inoculation, fut par contre toujours suivie de succès. De ces expériences et d'autres tentatives de tuberculisation expérimentale du sac lacrymal sortit la conclusion toute naturelle mais qui ne fut acceptée que peu de temps : le liquide lacrymal a un pouvoir bactéricide et une perte de substance est nécessaire pour que la tuberculose de la conjonctive puisse se déclarer.

Mais le pouvoir bactéricide des larmes vis-à-vis du bacille de Koch ne fut accepté que peu de temps. Bono et Prisco en 1901 montrent que les simples installations dans le cul-de-sac conjonctival surtout si elles sont accompagnées de cautérisation des points lacrymaux permettent de retrouver les bacilles mis en œuvre dans la conjonctive, l'humeur aqueuse et le vitré. Leurs expériences furent faites avec divers microorganismes dont le bacille de Koch. On peut en déduire l'infirmation des deux conclusions de VALUDE : pouvoir bactéricide des larmes et impossibilité pour le bacille de Koch de traverser l'épithelium conjonctival intact. Par contre il faut noter que les expériences prouvèrent que le bacille peut traverser la conjonctive sans laisser trace de son passage, comme l'établirent définitivement CALMETTE, GUÉRIN et GRYSEZ. On peut donc, avec ces auteurs comparer la conjonctive à l'intestin comme porte d'entrée de la tuberculose. Dans l'un ou l'autre de ces organes le bacille de Koch peut se comporter de diverses manières. Il peut franchir la muqueuse et être phagocyté sans laisser trace de son passage. Il peut constituer là son point d'entrée dans l'organisme (chancre de première inoculation). Il peut enfin réaliser une ulcération secondaire, si le sujet est déjà tuberculeux par ailleurs.

Les expériences d'Henri LAGRANGE confirment bien ces modalités évolutives. Cet auteur, inoculant 10 lapins par simple instillation d'émulsion de bacille de Koch de souche humaine dans le sac conjonctival, obtint trois inoculations bacillaires avec ganglions tuberculeux, mais sans lésion conjonctivale, sans chancre d'inoculation. Le bacille a donc envahi l'organisme par le système lymphatique sans laisser trace de son passage au niveau du point d'attaque. Henri LAGRANGE opérant ensuite par injection sous-conjonctivale a obtenu des chancres au niveau du point d'inoculation avec envahissement secondaire de l'organisme. Ainsi étaient reproduits les faits cliniques de conjonctive tuberculeuse primitive suivie du développement d'autres foyers tuberculeux dans l'organisme.

Toutes les expériences précédentes avaient été faites sur des lapins, vierges de toute infection bacillaire. Il opéra dans une troisième série de cas sur des lapins en état d'infection tuberculeuse depuis 95 jours. Ces animaux furent mis en état de superinfection par injection sous-conjonctivale de bacilles de Koch en émulsion. Les lapins présentèrent de violentes réactions conjonctivales sous forme d'œdème très accentué, et évoluant rapidement vers la cicatrisation. L'auteur n'a pu réaliser de lésions évoluant vers l'uvée ni au cours des expériences sur lapins vierges, ni par superinfection.

H. LAGRANGE conclut de ces résultats négatifs que certaines

lésions pariétales du globe oculaire sont en réalité d'origine profonde et que la participation du tractus uvéal à des lésions pariétales témoigne de l'origine secondaire de ces dernières.

IGERSHEIMER, dès 1922, avait cherché à se rendre compte des différences de réaction du cobaye aux inoculations conjonctivales suivant l'état antérieur de l'animal. Il avait noté que chez l'animal sain la réaction était beaucoup plus forte que chez l'animal déjà porteur de lésions tuberculeuses et s'accompagnait toujours d'adénopathie préauriculaire volumineuse. Ce dernier symptôme manque au contraire toujours s'il s'agit d'animaux inoculés alors qu'ils étaient déjà atteints de lésions tuberculeuses. Appliquant ces dernières à la pathologie humaine, et étudiant ensuite les cas de tuberculose conjonctivale publiés, il constate que dans 24 cas où la réaction ganglionnaire était spécialement accentuée, on ne notait aucun signe de tuberculose aux divers organes. Il en conclut que, dans les cas humains où se voit une forte adénopathie, il s'agit de primo-inoculations d'origine externe et que dans les cas où l'adénopathie manque, comme il a pu en relever un certain nombre d'observations, il s'agit de tuberculose conjonctivale d'origine endogène et secondaire à des lésions viscérales. De telles notions sont très intéressantes mais demandent encore le contrôle du temps.

Tels sont les principaux résultats des tentatives de reproduction de la tuberculose conjonctivale par inoculations externes. Les bacilloses secondaires de la conjonctive par inoculation sanguine n'ont pas encore été réalisées d'une manière absolument nette. STOCK et DAELS opérant sur le lapin par inoculation sanguine ont cependant obtenu parfois des ulcérations conjonctivales isolées. Mais le plus souvent, les lésions de la conjonctive réalisées se trouvaient associées à des tuberculoses de la sclérotique et de l'iris. C'est précisément l'impossibilité où s'est trouvé H. LAGRANGE de réaliser ces dernières lésions par des inoculations externes qui a poussé cet auteur à admettre l'origine profonde des lésions pariétales du globe oculaire accompagnées d'uvéite ou d'épisclérite.

Les *conclusions générales* que l'on peut tirer de cet exposé pathogénique paraissent plutôt en faveur de l'origine secondaire de la bacillose conjonctivale. Il est toutefois impossible de nier que cette affection puisse être en certains cas d'origine externe et primitive. Le bacille doit alors être apporté avec l'agent contondant comme le prouvent d'ailleurs les observations relatées plus haut et dont la plupart sont très démonstratives. RYMOVITCH a en effet montré que le bacille de Koch ne faisait pas partie de la flore normale du sac conjonctival. D'autre part nous devons rappeler avec FUCHS le rôle possible des micro-traumas par corps étrangers minuscules. Avec cette conception, qui doit semble-t-il être acceptée, toutes les tuberculoses de la conjonctive vraiment primitives seraient traumatiques : corps étrangers de petite taille ou contusions nettement évidentes, et toutes les autres seraient secondaires.

§ V. — ANATOMIE PATHOLOGIQUE.

Il est curieux de constater combien sont peu développés les articles consacrés à l'anatomie pathologique de la tuberculose conjonctivale dans les divers traités, articles ou thèses s'occupant de cette question. Cette pénurie plus apparente que réelle tient à deux causes. La première, est que l'anatomie pathologique macroscopique de la tuberculose conjonctivale, la description des lésions, est en réalité traitée au chapitre des symptômes. La seconde est le fait que la tuberculose est microscopiquement au niveau de la conjonctive ce qu'elle est ailleurs.

1° *Lésions macroscopiques.*

Nous n'anticiperons pas et nous ne décrirons pas ici les aspects macroscopiques divers de la tuberculose conjonctivale que l'on trouvera décrits dans les chapitres consacrés à l'étude clinique des lésions. Nous tenons toutefois à faire remarquer que, quelle que soit la forme en face de laquelle ou se trouve, on peut observer ici, à l'œil nu ou à la loupe, la granulation tuberculeuse initiale, que ce soit au niveau d'un lupus, d'une forme tarsienne ou d'une tuberculose bulbaire. Comme pouvait l'écrire l'un de nous en 1906 : « *nous avons sous les yeux la granulation grise décrite au poumon par* BAYLE; *elle est grise et demi transparente quand elle est jeune, opaque et jaune quand elle a vieilli* ». Cette simple phrase résume entièrement l'anatomie pathologique macroscopique de la tuberculose conjonctivale. Sans doute la confluence des lésions, leur ulcération, la suppuration qu'elles peuvent entraîner, produisent des modifications macroscopiques secondaires, que l'on trouvera décrites au chapitre des symptômes ou des complications, mais le processus initial, la granulation grise ainsi décrite est à la base de toutes les formes et se trouve ici directement observable.

2° *Lésions histologiques.*

Toutes les coupes que nous avons pu examiner et qui, avaient trait à des formes diverses, nous ont montré le processus habituel des lésions tuberculeuses. Dans nos cas, le revêtement soit épithélial, soit conjonctival des paupières était presque toujours ulcéré ; toutefois l'observation de tuberculose nodulaire du tissu sous-cutané des paupières publiée en 1906 par le Pr ROLLET et dont l'examen histologique fut fait par AURAND, montre que le revêtement épithélial était intact et que les lésions avaient débuté dans le tissu cellulaire sous-cutané.

Le processus tuberculeux s'est toujours montré dans toutes nos observations très caractéristique. Il existait toujours une infiltration lymphocytaire, très accusée, avec exsudation leucocytaire associée dans les formes ulcérées. Par places, on voyait se former des nodules de cellules plus claires à contours indistincts, mais de taille plus élevée, répondant aux cellules épithélioïdes classiques. Enfin, des cellules géantes à noyaux multiples du type Langhans se sont rencontrées dans toutes nos observations.

Les foyers de caséification, dans tous nos cas, sauf dans les abcès sous-cutanés des paupières se sont montrés peu marqués et nous devons signaler ce fait que les lésions que nous avons pu observer et dont le point de départ se faisait au niveau même des paupières (peau, tissu cellulaire sous-cutané, tarse ou conjonctive) avaient une tendance non caséifiante. Leur allure était d'ailleurs plutôt celle d'une tumeur bénigne que d'une inflammation à évolution caséifiante. Les abcès massifs que nous avons pu observer étaient toujours consécutifs à des lésions de voisinage : squelette ou sac lacrymal. L'absence de caséification *massive* dans les lésions à point de départ palpébral ou conjonctival nous paraît être une particularité digne de remarque.

La réaction fibreuse de voisinage nous a au contraire paru, sinon toujours, du moins fréquemment assez marquée. Elle était relativement peu accentuée dans un cas de pseudotrachome tuberculeux. Elle était au contraire assez marquée dans un cas de tuberculose du tarse et surtout dans notre observation de tuberculose nodulaire sous-cutanée des paupières. Dans ce dernier cas on voyait une coque fibreuse entourant chaque nodule tuberculeux, épaisse et assez accentuée.

La présence des bacilles sur les préparations est un fait assez fréquemment noté dans les observations de tuberculose de la conjonctive. Nous les avons retrouvés dans la majorité de nos cas et dans la littérature on retrouve de nombreux cas où il en fut de même, comme dans les faits d'ARMAIGNAC, FONTAN, CHENEY entr'autres. Cette fréquence avec laquelle on retrouve l'agent causal en cas de tuberculose conjonctivale est à opposer aux difficultés que l'on a à le faire dans les tuberculoses de l'iris et de la choroïde où nos recherches ont été le plus souvent vaines.

§ VI. — SIGNES ET FORMES CLINIQUES.

La diversité des formes objectives de la tuberculose conjonctivale a incité les cliniciens à des classifications un peu théoriques et qui tendent trop à séparer les uns des autres des aspects cliniques qui peuvent au contraire se succéder chez le même malade. Il n'y a donc pas lieu d'établir les cloisons étanches que les auteurs suivants essayent d'édifier. EYRE décrit les cinq formes suivantes :

Ulcération caséeuse ; tumeur inflammatoire nodulaire ; granulations ; excroissances ; polype pédiculé.

GOURFEIN accepte cette classification et y ajoute une forme pseudomembraneuse susceptible de se greffer sur une quelconque des catégories ci-dessus.

SATTLER adopte la classification en cinq formes :

Ulcères miliaires coalescents de la conjonctivite palpébrale ; nodules sous-conjonctivaux ; papillomes des culs-de-sac ; lupus conjonctival ; tumeur pédiculée.

Nous pensons que la description des tuberculoses palpébro-conjonctivales doit comprendre les formes suivantes :

1° Tuberculose de la face cutanée des paupières.

2° Tuberculose du squelette des paupières (tuberculose du tarse).

3° Tuberculose de la conjonctive tarsienne et bulbaire.

4° Tuberculose inflammatoire de la conjonctive : la conjonctivite phlycténulaire.

Signes communs aux diverses formes. — Quel que soit l'aspect objectif des lésions, on peut tout d'abord décrire l'aspect présenté par le malade et les signes fonctionnels qu'il occupe et qui sont les mêmes dans toutes les formes.

Il est tout d'abord très difficile de faire préciser la date de début. Dans quelques cas, l'affection se développe après un traumatisme, ou une projection de pus dans l'œil. Il est assez difficile de faire préciser la durée de l'incubation qui a été de 40 jours dans le cas de ROLLIER et BOREL. Quoi qu'il en soit, on ne voit en général les malades que longtemps après le début de l'affection.

L'hypersecrétion et le larmoiement, la *rougeur conjonctivale* sont habituellement les premiers signes observés, mais il faut noter que ce début est très insidieux et ne s'accompagne en général ni de gêne ni de douleurs, ce qui explique que les sujets tardent à se consulter.

En général néanmoins la persistance de ces signes finit par les amener à l'ophtalmologiste. En certains cas, il peut s'agir de tuberculeux avérés ou de sujets dont l'état général est mau_ vais. L'attention est aussitôt attirée du côté d'une tuberculose conjonctivale possible. Mais cette éventualité est rare ; parfois le malade présente des cicatrices d'adénite suppurée antérieure, ce qui est une indication. Mais habituellement il s'agit d'une affection d'apparence primitive et l'examen complet est nécessaire pour permettre le diagnostic.

Un signe peut attirer l'attention dès le premier examen. Nous voulons parler de l'*adénite préauriculaire* qui est souvent précoce et dont VILLARD estime à **85 %** la fréquence. Il peut s'agir très rapidement d'une masse empâtée et douloureuse ; le plus souvent le ganglion est simplement hypertrophié et indolore, roulant sous le doigt et son atteinte demande à être recherchée. Assez fréquemment les signes conjonctivaux sont réduits au minimum, et le malade présente une volumineuse adénopathie qui le mène chez le chirurgien et non chez le spécialiste et ce n'est qu'une recherche attentive de la cause de cette adénopathie qui met en évidence les lésions conjonctivales.

Ce signe n'est d'ailleurs pas constant. MORAX avait insisté sur ce fait que l'adénopathie est beaucoup plus marquée dans les tuberculoses primitives de la conjonctive que dans les cas secondaires à des lésions viscérales éloignées. IGERSHEIMER, nous l'avons vu, a insisté récemment sur le fait que dans les tuberculoses conjonctivales expérimentales du cobaye, les animaux sains présentaient une forte adénopathie préauriculaire que l'on ne retrouvait pas chez les animaux déjà tuberculisés.

I. — *Tuberculoses de la peau et du tissu cellulaire sous-cutané.*

Il s'agit là de lésions, primitives ou secondaires, habituellement localisées au tégument externe et où les conjonctives bulbaire ou tarsienne sont le plus souvent indemnes. Ces formes intéressent autant le chirurgien et le dermatologiste que l'ophtalmologiste.

A) *Tuberculoses cutanées.*

1º *Formes secondaires à des lésions de voisinage.* — La face cutanée de la paupière peut être atteinte par l'extension de deux sortes de lésions voisines : soit un lupus du revêtement cutané voisin, soit une tuberculose consécutive à une atteinte osseuse du frontal et surtout du malaire.

a) Le *lupus* débute par un tubercule solitaire ou lupôme enchassé dans le derme d'où il émerge ; la lésion une fois constituée est remarquable par la présence de points d'aspect gélatineux, couleur sucre d'orge ou gelée de pomme, suivant la comparaison classique. La coalescence et l'accroissement des lésions .finit par former des placards plus pigmentés, brun obscur. Enfin on voit se former l'ulcère lupique.

La paupière peut être envahie à l'un quelconque des stades précédents, avant ou après l'ulcération. La guérison que l'on voit le plus souvent survenir est presque toujours suivie par un ectropion cicatriciel, qu'il est nécessaire de corriger par une intervention plastique.

b) *Les lésions osseuses* peuvent donner lieu à des tuberculoses cutanées des paupières par le mécanisme de la fistule. Cette dernière peut provenir d'une ostéite du frontal ou surtout de l'os malaire, comme l'a montré l'un de nous en 1905. La lésion siège dans le premier cas à la paupière supérieure, dans le second cas à l'angle inféro-externe et à la paupière inférieure. Beaucoup plus rarement, c'est une sinusite tuberculeuse frontale ou maxillaire qui se fistulise au dehors.

On peut voir survenir dans tous ces cas, tout autour de la fistule, une tuberculose croûteuse de la peau qui s'étend progressivement aux parties voisines. Ainsi se constituent ces lésions particulièrement disgracieuses siégeant surtout au niveau de l'angle inféro-externe. ROLLET a insisté en effet sur la fréquence de l'atteinte tuberculeuse de l'os malaire, plus exposé que le frontal à l'ostéite tuberculeuse. Autour d'une fistule par où s'échappe un pus mal lié, grumeleux, dont les bords sont taillés à pic, s'établissent des lésions croûteuses progressives détruisant en partie le tégument voisin. Le cathétérisme à l'aide d'un stylet conduit sur un os dénudé, d'un contact très spécial, ce qui montre l'origine véritable des lésions.

La guérison obtenue par curettage de l'atteinte osseuse

s'accompagne toujours, encore plus que dans les formes lupiques, d'ectropion cicatriciel nécessitant de multiples interventions plastiques. C'est dans ces formes que l'on peut voir survenir des lésions cornéennes particulièrement graves, mécaniques (*fig.* 13 *et* 14), qu'il faut prévenir en pratiquant aussitôt que possible les opérations nécessaires pour obtenir la réfection totale des voiles palpébraux.

2° *Formes primitives.* — On peut observer également, plus

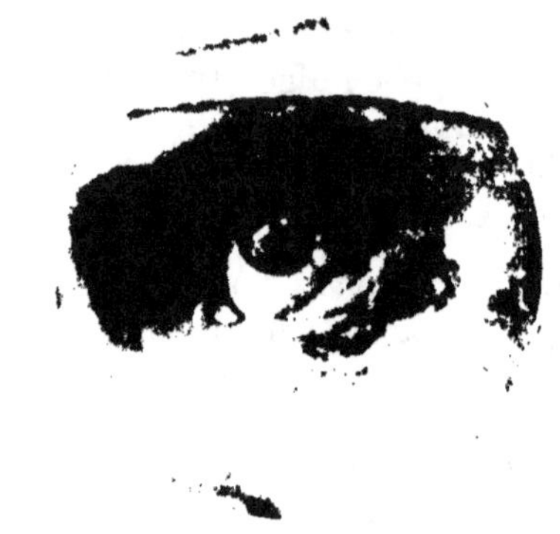

Fig. 13. — **Ostéite tuberculeuse du rebord orbitaire inféro-externe. Ectropion consécutif de la paupière inférieure.**

rarement, des tuberculoses cutanées des paupières, alors que le tégument voisin et le squelette sous-jacent sont normaux. Nous pouvons décrire ici le lupus palpébral primitif, qui se présente avec les signes habituels de cette affection et les déviations cicatricielles consécutives. Le lupus primitif de la paupière semble très rare.

A côté de cette forme, existe un autre aspect particulier, la tuberculose ulcérée de la paupière primitivement cutanée, souvent cutanéo-muqueuse au bout d'un certain temps. C'est ainsi que nous avons pu observer une malade de 17 ans qui présentait à l'examen un ulcère de l'angle interne des paupières supérieure et inférieure droites, siégeant sur la face cutanée et ayant envahi la muqueuse (*fig.* 15). L'ulcération était à fond pâle et à bords déchiquetés. Sous anesthésie, on put enlever tout l'angle interne, y compris la caroncule, ainsi que le sac lacrymal. On fit une suture pour combler la perte de substance ; la malade guérit par première intention. Le sac était indemne de toute lésion. Il s'agissait donc bien d'une tuberculose cutanéo-

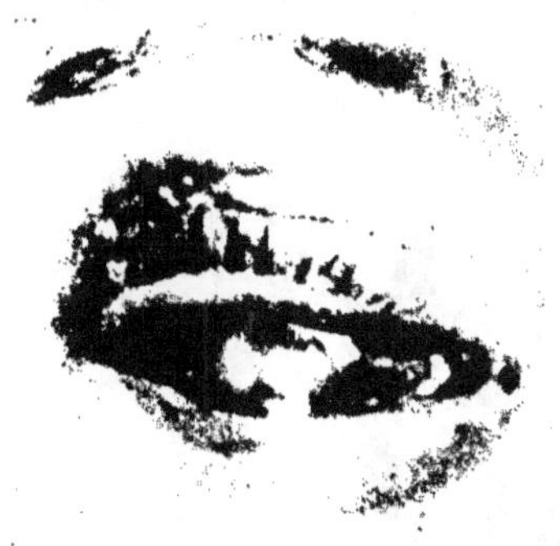

FIG. 14. — Ancienne ostéïte tuberculeuse de l'os frontal. Kératite ulcéreuse par lagophtalmos.

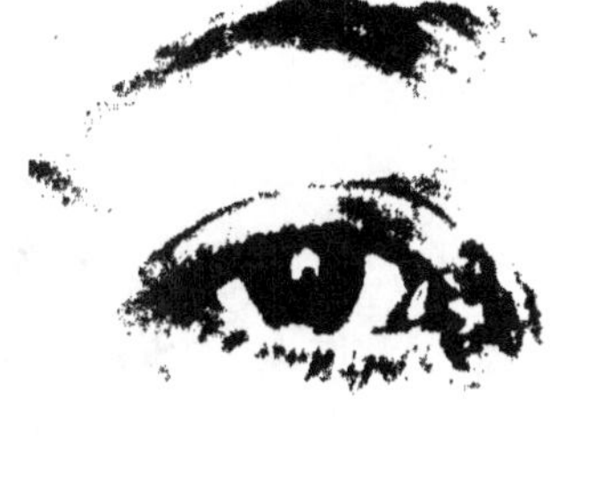

FIG. 15. — Tuberculose cutanéomuqueuse de l'angle interne. Voies lacrymales normales. Extirpation des lésions au bistouri. Suture. Guérison.

muqueuse de l'angle interne, ayant débuté par la face cutanée de la paupière et ayant envahi par extension la muqueuse et guérie par la simple résection, sans cautérisation, des parties envahies.

B) *Tuberculose du tissu cellulaire sous-cutané.*

1° *L'abcès froid intrapalpébral.* — L'abcès froid intrapalpébral est tout à fait exceptionnel. Nous ne connaissons pas d'observations d'abcès froid intrapalpébral primitif. Mais l'un de nous possède deux observations d'abcès tuberculeux

sous-cutané des paupières secondaires à des lésions de voisinage.

Dans une observation de la thèse de DOUVIER, inspirée par
le Pr ROLLET, il s'agissait d'un abcès tuberculeux de la paupière
inférieure consécutif à une dacryocystite tuberculeuse (*fig.* 16). On
ne pouvait préciser le point de départ et dire si l'abcès avait pris
naissance au niveau du tarse ou dans le tissu cellulaire sous-
cutané. La malade présentait une tuméfaction lardacée, œdémateuse de la paupière inférieure, en tranche de mandarine.

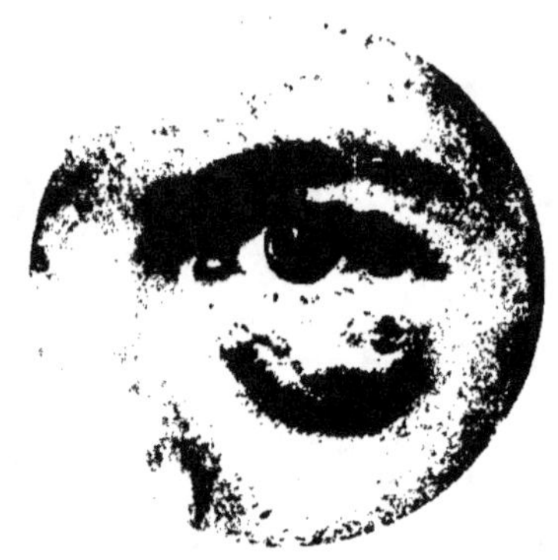

FIG. 16. — Abcès froid de la paupière inférieure consécutif à une tuberculose
du sac lacrymal. Incision et curettage. Ablation du sac. Guérison.

L'incision montra qu'il s'agissait d'un abcès froid intrapalpébral
qui fut évacué et curetté. La peau de la paupière présentait
trois petits tubercules lupiques qui furent incisés et curettés.
On enleva le sac qui présentait des lésions indéniables de tuberculose et l'on doit admettre que ce sont celles-ci qui provoquèrent
l'ensemencement du tissu cellulaire palpébral. La malade
guérit et, deux ans après, la guérison se maintenait totale. Dans
un autre cas, il s'agissait d'une tuméfaction de la paupière
supérieure droite, fluctuante. L'incision permit d'évacuer le
pus et conduisit sur un point d'ostéite tuberculeuse sous-jacente

de l'os frontal ; cette intervention suivie d'un curettage du point de carie permit une guérison complète (*fig. 17*).

Ces deux observations montrent que l'abcès froid intrapalpébral existe ; il est surtout secondaire à des lésions de voisinage os et sac lacrymal, il est intéressant de noter que les tuberculoses de la face cutanée des paupières et de la conjonctive tarsienne ou bulbaire ne s'accompagnent pas d'abcès intrapalpébraux et nous n'avons pu noter cette éventualité dans aucune de nos observations.

2° *La tuberculose nodulaire sous-cutanée des paupières* est

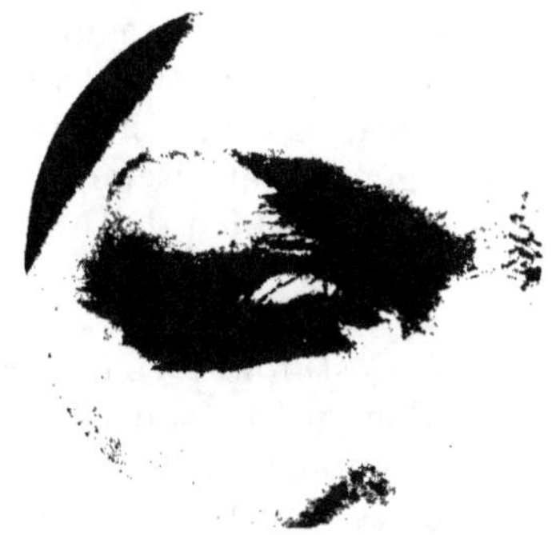

Fig. 17. — Abcès de la paupière supérieure consécutif à une ostéite tuberculeuse de l'os frontal. Incision et curettage de l'os. Guérison.

également exceptionnelle. On connaît bien depuis HALLOPEAU, DARIER et PAUTRIER, les tuberculoses nodulaires sous-cutanées, décrites sous le nom de lymphosarcoïde de GOUGEROT, de sarcoïdes multiples de BECK, d'érythème induré de BAZIN et de sarcoïdes hypodermiques de DARIER et ROUSSY, mais aucune de ces formes n'avait été décrite au niveau des paupières. ROLLET, puis KRAUS ont décrit une forme spéciale se développant sur les voiles palpébraux. On constate l'existence de petits grains de plomb isolables sous la peau des paupières et sur lesquels les téguments glissent sans difficultés. Cette forme

très spéciale et très rare se différencie du lupus où le tubercule
fait corps avec la peau. Le cas publié par ROLLET et qui est la
première observation française de tuberculose nodulaire
sous-cutanée des paupières avait trait à un enfant de 10 ans
qui présentait une augmentation de volume de la paupière
supérieure ; on sentait en outre à l'intérieur de celle-ci un certain
nombre de petits grains. On en trouvait encore à la tempe.
Le malade présentait en outre un ganglion préauriculaire,
tuméfié et mobile. La peau glissait nettement sur ces granulations, dont la consistance était dure et que l'on pouvait comparer à la senation fournie par des grains de plomb de chasse.
On pouvait voir d'autres granulations à travers la muqueuse
sous forme de petites masses grises ou jaunes. On put enlever
sur la face cutanée quelques granulations. Sur la face conjonctivale, on fit des scarifications et on put enlever d'autres
granulations. Le malade guérit parfaitement et l'examen histologique démontra qu'il s'agissait bien de tubercule nodulaire.

II. — *La tuberculose du tarse.*

La tuberculose du tarse est une forme très spéciale de la
bacillose conjonctivale. Bien qu'elle soit en général consécutive
à une tuberculose de la conjonctive tarsienne, nous avons tenu
à la décrire à part, l'atteinte du tarse donnant une allure très
spéciale à cette affection, comme l'écrivait un de nous en 1905.
Les premières observations concernant cette forme sont dues
à HAAB, MITVALSKI et VIEUSSE. Les communications de ROLLET
ont attiré en France l'attention sur cette forme particulière.
L'atteinte du tarse se traduit par une augmentation de volume
de la paupière qui devient indurée sans que la peau soit adhérente aux plans sous-jacents. Cette induration peut être totale
ou localisée ; dans ces derniers cas on voit se constituer *le
pseudo-chalazion tuberculeux,* sur lequel PARISOTTI a attiré
l'attention.
La *forme diffuse tarsienne* est plus fréquente et plus intéressante à étudier. Le ptosis en constitue la principale caractéristique : le malade ne peut soulever spontanément sa paupière ;
celle-ci demeure épaissie en totalité et difficile à retourner. Ce

qui dominait dans l'observation du Pr ROLLET, c'était ce symptôme. La malade ne pouvait soulever sa paupière spontanément. A la palpation on constatait une dureté ligneuse de la paupière avec empâtement profond. Si l'on retournait la paupière on voyait de nombreuses nodosités arrondies, grisâtres du volume d'un grain de millet, siégeant sur la conjonctive tarsienne.

L'excision des fongosités, la résection d'une languette longitudinale du tarse et quelques pointes de feu au thermocautère suffirent pour amener la guérison. L'examen histologique démontra qu'il s'agissait bien d'un envahissement tuberculeux du tarse (*fig.* 18).

III. — *Tuberculoses de la conjonctive proprement dite.*

A) *Tuberculose de la conjonctive tarsienne.*

Cette forme est infiniment plus fréquente que la tuberculose épibulbaire, avec laquelle elle peut d'ailleurs coïncider. Il faut réduire, semble-t-il, à trois suivant les idées du Pr ROLLET les aspects objectifs qu'elle peut avoir : les formes nodulaires et végétantes et l'ulcération. Ces aspects sont d'ailleurs successifs et peuvent se voir chez le même malade ; il ne s'agit donc pas, on ne saurait trop le répéter, de formes nettement distinctes les unes des autres.

1° *La forme nodulaire* nous montre sur une muqueuse rouge, tuméfiée et épaissie, indurée, un semis de granulations d'abord grises, puis jaunes. Ces granulations sont parfois dures et énucléables comme dans l'un de nos cas. Mais elles sont habituellement caséeuses et molles et ont tendance à confluer et à s'ulcérer, se transformant ainsi en forme ulcérée. Il est à noter que cette forme nodulaire ne s'observe pas spécialement, comme on pourrait le croire dans les formes secondaires, granuliques de la maladie. On la rencontre le plus souvent comme atteinte cliniquement primitive de la conjonctive et elle est parfaitement susceptible de guérison (CABANNES, FROMAGET, VILLARD).

2° *La forme végétante ou pseudotrachome tuberculeux,* est également, un mode de début, mais son diagnostic est semble-t-il beaucoup plus difficile tout au moins aux périodes initiales de la maladie. On peut avoir là suivant l'intensité de l'affec-

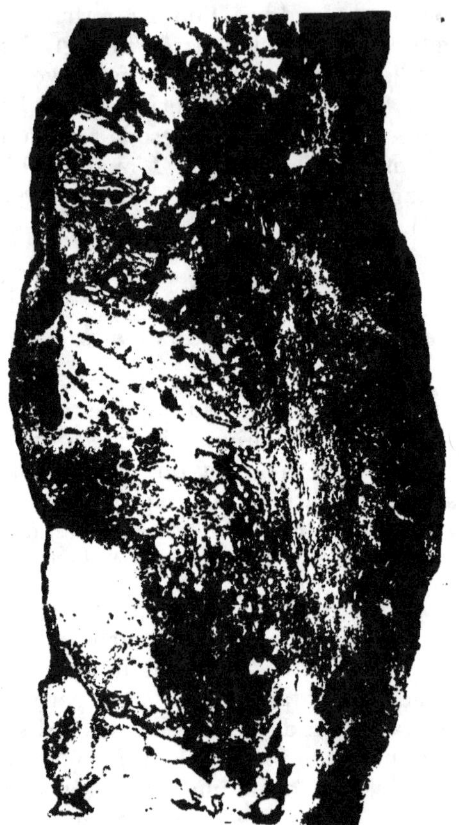

FIG. 18. — Tarsite tuberculeuse.

tion, soit de petites masses fongueuses ressemblant au trachome, soit de véritables tumeurs sessiles ou pédiculées, p ates ou boutonneuses, molles ou dures, charnues ou papillomateuses. Là encore il n'existe entre une forme et l'autre que des différences de degré. Cette forme végétante ou pseudo-néoplasique est admise par tous les auteurs et son existence n'a jamais été mise en doute, elle est peut-être plus fréquente qu'on ne le pense et sa possibilité doit être présente à l'esprit de tout clinicien en face de tout trachome un peu atypique par son aspect ou ses circonstances d'apparition.

Dans une de nos observations concernant une femme de 19 ans, le premier diagnostic qui s'imposait était celui de trachome. La lésion était bilatérale et l'on voyait de nombreuses granulations dans les deux culs-de-sac conjonctivaux supérieurs. Cependant le fait que la malade n'avait jamais quitté Lyon, où l'affection est exceptionnelle et son mauvais état général avaient fait penser à la tuberculose. L'examen d'un fragment enlevé au cours de l'intervention montra qu'il s'agissait non de trachome mais de tuberculose de la conjonctive. La malade guérit à la suite de cette intervention.

3° *La forme ulcérée* vient compliquer, plus ou moins précocement, un des deux aspects précédents. L'ulcère une fois constitué a le type habituel rencontré avec une pareille étiologie : bords taillés à pic, irréguliers, fond recouvert d'un exsudat jaunâtre. Les bords ont tendance à s'accroître par fonte des tissus voisins. Enfin, un ulcère tuberculeux à point de départ muqueux peut finir par devenir cutané par extension, comme dans le cas d'ARMAIGNAC et dans celui de MORAX. Il peut en résultat un colobome palpébral et des destructions ordinairement peu marquées des paupières, pouvant nécessiter des réfections chirurgicales.

Dans chacune de ces trois formes on peut voir survenir un aspect particulier tenant l'un à la production d'une fausse membrane, l'autre à l'atteinte du tarse.

La *conjonctivite pseudo-membraneuse d'origine tuberculeuse* a été isolée par GOURFEIN. Mais déjà auparavant WAGNER, CORNIL et SOURDILLE avait insisté sur la non spécificité de la fausse membrane qui peut être produite non seulement par le bacille de Loeffler, mais également par le streptocoque, le pneumocoque et d'autres microbes. Quoi qu'il en soit on peut voir survenir et se développer une fausse membrane qui masque plus ou moins les lésions muqueuses sous-jacentes. Cette complication est importante à connaître car elle peut venir modifier considérablement l'aspect de la maladie et est susceptible de donner lieu à des erreurs de diagnostic. L'apparition d'une fausse membrane paraît une éventualité rare et dans aucun de nos cas nous n'avons eu l'occasion de l'observer.

B) Tuberculose de la conjonctive bulbaire.

Ces lésions ont pu débuter par des phlycténules comme dans le cas rapporté par BOSSALINO. Mais ce fait est exceptionnel, et l'atteinte bacillaire se fait d'emblée. Cette forme est rare et se présente soit sous forme de granulations miliaires, soit sous l'aspect d'une tumeur, soit enfin sous le type de lésions lupiques.

LAFON a voulu opposer la forme miliaire, palpébrale à la forme infiltrée bulbaire. Cette dernière prend l'aspect d'une tumeur. C'est le tuberculome épibulbaire, assez exceptionnel puisque LAFON n'a pu en trouver que 19 cas épars dans la littérature. Il semble que l'on puisse avec OPIN admettre que le tuberculome épibulbaire n'est que le résultat de la coalescence de granulations miliaires.

Quoi qu'il en soit le début se fait habituellement à 2 à 4 millimètres du limbe, sur le méridien horizontal, en dedans ou en dehors de la cornée. La lésion constituée se présente sous forme d'une tumeur rosée du volume d'un pois, sur laquelle se voient des points jaunes. Cette tumeur glisse au début sur la sclérotique. ce qui montre bien son origine conjonctivale. On peut voir tout autour d'elle des granulations jaunes ou grises comme dans le cas d'Opin.

Cette forme serait d'après LAFON presque toujours secondaire et d'origine endogène, car elle coexisterait le plus souvent avec d'autres tuberculoses proches ou éloignées. Elle s'accompagne beaucoup plus rarement que les autres formes d'adénite préauriculaire et LAFON n'a noté qu'une fois l'atteinte ganglionnaire sur 18 cas, ce qui confirmerait les constatations de MORAX au sujet des différences des adénopathies suivant la nature primitive ou secondaire des conjonctivites.

Dans d'autres cas, une grande partie de la conjonctive bulbaire est infiltrée de façon diffuse et l'on peut voir à sa surface les éléments jaunes ou gris dont la coalescence est à la base de la lésion comme dans le cas de CHEVALLEREAU et CHAILLOUS.

Cette forme peut évoluer vers la nécrose et l'élimination, mais il faut bien savoir que l'on peut voir la nodosité adhérer à la sclérotique et aboutir à la perforation oculaire.

IV. — *La tuberculose inflammatoire de la conjonctive. La conjonctivite phlycténulaire.*

Sans faire toute la symptomatologie de la conjonctivite phlycténulaire, on doit discuter l'origine tuberculeuse de cette affection. Depuis longtemps divers auteurs se sont attachés à soutenir la nature bacillaire de cette affection, que WEILL fait figurer dans la description de l'état scrofuleux. BEIGEL dès 1905 constate le rôle fréquent de la tuberculose dans la production des phlyctènes. Ultérieurement, DOR, WEEKERS, ROSENBAUCH, d'AYRENX et LAFON, pour ne citer que les principaux travaux, se sont attachés à montrer la fréquence de l'étiologie bacillaire en pareille matière.

Les arguments en faveur d'une telle conception sont les suivants :

1° Les antécédents héréditaires des enfants touchés sont assez souvent lourdement chargés ;

2° On note fréquemment de gros ganglions visibles à l'écran ou même perceptibles ;

3° La cutiréaction est presque toujours positive ;

4° LEBER a constaté l'existence de cellules géantes dans une pièce de biopsie provenant de l'excision d'une phlyctène ; mais il n'y a vu ni caséification, ni bacilles de Koch ;

5° L'ophtalmoréaction à la tuberculine provoque parfois des conjonctivites phlycténulaires (STARGARDT) dont la structure est semblable à celle que LEBER a trouvée dans ses cas.

Récemment YASUTOSI KUBOKI a fait 45 expériences chez le

lapin et 47 chez le cobaye. Il conclut que la phlyctène limbique indique un terrain tuberculeux d'une façon presque certaine. Les lésions artificielles externes provoquent des phlyctènes surtout chez les animaux tuberculeux ou tuberculinisés et exceptionnellement chez les animaux sains.

Un tel ensemble de faits est évidemment troublant au premier abord. Mais si l'on veut se donner la peine de les critiquer, on se rend compte qu'il n'y a rien de bien convainquant. Nous éliminerons tout d'abord la valeur des résultats fournis par la cutiréaction, qui, on le sait aujourd'hui, est presque toujours positive passé les 6 premiers mois, étant donné le nombre très élevé des primo-infections de la première année. Les constatations de LEBER découvrant des cellules géantes n'ont pas une valeur absolue car on sait actuellement que les cellules géantes, non accompagnées de caséification et de présence de bacilles de Koch n'ont aucune valeur pathognomonique en faveur de la tuberculose. Enfin les résultats les plus précis sont fournis par MULLER qui dans 20 cas a inoculé dans la chambre antérieure du lapin des produits de râclage ou des fragments provenant de phlyctènes conjonctivales et qui a obtenu 19 résultats négatifs.

Malgré tout la présence des antécédents bacillaires fréquents et la coexistence d'adénites trachéo-bronchiques ou cervicales sont en faveur du rôle du terrain tuberculeux. Il s'agirait donc, et c'est la conclusion qu'on doit semble-t-il en tirer, soit d'une tuberculose inflammatoire comme l'ont déjà écrit PONCET et LERICHE, soit d'une toxituberculide comme le veut DE WECKER, qui compare la conjonctivite phlycténulaire au lichen scrofulosorum, à la folliculite, à l'acné scrofulosorum, toutes affections où les bacilles sont invisibles et les inoculations négatives, soit enfin d'une infection mixte nécessitant à la fois une infection externe habituellement banale et staphlylococcique et un terrain tuberculeux ou scrofuleux.

Cependant, l'allure toute spéciale de la conjonctivite phlycténulaire, la facilité avec laquelle elle guérit par les collyres et la pommade jaune, sa courte durée montrent qu'il s'agit d'une affection passagère en tous points opposée à la persistance et à la ténacité de la tuberculose véritable de la conjonctive.

§ VII. — Pronostic et évolution.

On ne saurait considérer la tuberculose conjonctivale comme une affection bénigne, car nous rapportons plus loin les exemples de propagation au globe oculaire et de généralisation que l'on retrouve facilement dans la littérature. Le pronostic visuel et surtout vital sera donc à réserver, et il semble que ce soit surtout ce dernier au sujet duquel on ne saurait être trop prudent.

Gourfein a insisté sur la gravité spéciale de la forme ulcérée, surtout si elle est accompagnée de fièvre, ce qui indiquerait une évolution subaiguë d'une tuberculose généralisée dont la conjonctivite ne serait qu'une détermination secondaire. W. Gilbert dont la statistique ne porte que sur peu de cas, a tendance à considérer au contraire la forme ulcérée comme la plus facile à traiter et la forme lupique comme la plus grave, les formes nodulaires et végétantes tenant le milieu entre ces deux extrêmes.

Villard, dont l'étude constitue l'un des meilleurs travaux français sur la question est plutôt optimiste puisqu'il déclare que la guérison peut se voir exceptionnellement, il est vrai, d'une façon spontanée, mais qu'elle est habituelle si l'on traite les sujets.

Notre opinion personnelle est également en faveur de cette manière de voir. Tous nos cas ont guéri par des interventions locales, consistant en résection des parties atteintes. Cette méthode, dont il est logique de prévoir les bons effets dans les formes limitées, a permis la guérison de lésions diffuses telles que des abcès intrapalpébraux, un cas de tarsite tuberculeuse et un cas de tuberculose nodulaire sous-cutanée.

§ VIII. — Complications.

On peut observer au cours de la tuberculose de la conjonctive des complications tenant à l'extension des lésions aux parties voisines du globe oculaire et aux voies lacrymales, à leur généralisation au système lymphatique ou à l'appareil sanguin.

1° Complications portant sur le globe oculaire.

La cornée et la sclérotique sont rarement atteintes par la tuberculose conjonctivale. Le fait peut pourtant se voir surtout dans les tuberculomes épibulbaires. LAFON a rapporté un certain nombre de perforations de la coque cornéosclérale ainsi que VALUDE et VILLARD. Il semble que l'on puisse avec KRAMER admettre qu'au moins un certain nombre de ces cas relevaient de tuberculomes scléraux évoluant vers l'extérieur. Néanmoins pour HAAB l'atteinte cornéenne se produit dès que le limbe est touché : on constate alors soit du pannus de voisinage, soit même une perforation cornéenne. Enfin on peut avoir des panophtalmies dues aux associations microbiennes comme dans le fait de WALB.

2° Extension aux voies lacrymales.

La propagation aux voies lacrymales est très exceptionnelle. On connaît cependant les cas de HESSELING, STOLLTING, REIMAR et GAYET : il s'agit de dacryocystites peut-être banales au cours de tuberculoses conjonctivales, car la majorité des auteurs ont tendance à admettre une marche inverse des lésions, le sac s'inoculant surtout de bas en haut. Toutefois ROLLET rapportant les observations convaincantes de WAGENMANN et KNAPP où une dacryocystite véritablement tuberculeuse fit suite à une bacillose de la conjonctive.

3° Extension au système lymphatique.

Nous avons signalé l'extension ganglionnaire qui est un symptôme plus qu'une complication, VILLARD estime à 85 % la fréquence de cette adénopathie qui peut porter sur les ganglions préauriculaires (62 %), sous maxillaires (20 %), cervicaux (12 %) parotidiens (4 %), massetérins (2 %). C'est la topographie de la tuberculose conjonctivale qui commande le territoire ganglionnaire atteint et nous rappelons que les deux tiers externes de la circulation lymphatique de la conjonctive vont aux ganglions préauriculaires et parotidiens et que l'angle interne est tributaire du carrefour sous-angulo-maxillaire. Des dispositions individuelles font qu'un groupe plus éloigné peut être atteint à l'exclusion d'un ganglion plus rapproché. Mais habituellement l'atteinte ganglionnaire se fait par étapes successives ; au cours de celles-ci un lupus cutané peut se déclarer, comme dans le cas de CHAILLOUS. Il faut bien savoir en effet que si la tuberculose de la conjonctive peut être d'origine lupique, l'inverse peut également se voir.

4° *Généralisation tuberculeuse.*

Habituellement tout se borne là, mais on peut voir des tuberculoses conjonctivales suivies de généralisations lointaines et de granulie. Sans doute il est des cas où l'atteinte conjonctivale n'est qu'un fait dans une septicémie tuberculeuse soit chronique, soit granulique. Mais on peut admettre avec CABANNES, CALMETTE, GUÉRIN et GRISEZ que la conjonctive peut être la porte d'entrée de la tuberculose. On peut observer à la suite de l'atteinte conjonctivale des tuberculoses pulmonaires ou laryngées comme dans les cas de NICATI, MOTAIS, ARMAIGNAC, RAMPOLDI, des pleurésies comme dans le fait de GUZMAN, des méningites ou des granulies comme dans les observations de MANZ, HOCK, GOURFEIN, CHESSY, VALUDE, MARIN, AMAT. Le cas de SYDNEY STEPHENSON assez spécial a trait à un malade atteint de baci lose conjonctivale, puis de choriorét nite avec nevrite optique et enfin de granulie. On voit donc qu'une granulie ou une méningite mortelle peuvent venir compliquer une simple lésion conjonctivale d'apparence peu grave.

Il est en réalité difficile, dans tous les cas signalés ci-dessus d'affirmer si les lésions observées relèvent bien de la tuberculose conjonctivale elle-même, ou si celle-ci n'est pas également consécutive à un foyer initial, caché dans les ganglions trachéobronchiques par exemple, et qui serait la cause à la fois de la bacillose de la conjonctive elle-même et des complications mises peut-être à tort sur le compte de cette dernière.

De telles éventualités restent malgré tout exceptionnelles et l'on peut dire que la tuberculose conjonctivale bien traitée, guérit fréquemment. Tous les malades que nous avons observés ont guéri par les méthodes chirurgicales, sans récidives. Ces dernières sont cependant fréquentes, d'après les auteurs classiques et l'on doit être très exigeant pour affirmer la guérison.

§ IX. — DIAGNOSTIC.

I. — *Formes cutanées et sous-cutanées.*

A) *Dans les formes cutanées,* c'est avec *la syphilis* que le diagnostic sera le plus souvent à discuter. Le lupus des paupières venu des parties voisines est d'une identification assez facile. Le lupus primitif et la gomme tuberculeuse sont au moins au début très malaisés à séparer des infiltrations syphilitiques. Etant donné l'âge où la différenciation est à faire, le diagnostic se pose surtout vis-à-vis des ulcérations hérédo-syphilitiques des paupières. BLARY et MAGNIER, dans leurs thèses faites sous l'inspiration de ROLLET, reconnaissent qu'avant l'ulcération, le diagnostic clinique est difficile. Ultérieurement l'ouverture de la gomme syphilitique, à bords découpés, montre un liquide séreux à opposer aux débris caséeux et granuleux des processus de destruction tuberculeux. De plus cette phase de maturation est beaucoup plus rapide en cas de syphilis que de tuberculose.

A la période d'état la douleur inexistante dans la spécificité est assez marquée dans la bacillose. Mais en dernier ressort le diagnostic se fera par la recherche des antécédents, l'absence d'adénopathie, le Wassermann, les inoculations et surtout par le traitement pierre de touche par l'iodure qui entraînera une guérison rapide en cas de spécifité.

La sporotrichose palpébrale est très rare, mais l'aspect peu actif des lésions, dont les bords ne sont ni indurés ni décollés permettront d'éliminer en pareille éventualité la tuberculose. Le traitement par l'iodure achèvera le diagnostic.

L'épithélioma ne sera guère à discuter, étant donné l'âge des malades, nous rappellerons cependant que ce dernier a un rebord saillant, progressant rapidement ; l'adénopathie est moins accentuée, le plus souvent tout à fait absente (ROLLET). Enfin la biopsie lèvera tous les doutes, si l'on en a jamais eu.

B) *Formes sous-cutanées.*

1º Le diagnostic de la *forme nodulaire sous-cutanée* du type KRAUSS-ROLLET peut-être plus difficile, mais il s'agit d'une affection assez rare pour nous dispenser de faire un diagnostic détaillé que l'on retrouvera dans la thèse de JANDOT (Lyon 1906). Nous rappellerons simplement ici qu'avant d'admettre qu'il s'agit de tuberculose on devra éliminer les affections suivantes :

L'acnitis évolue vers la rougeur et la suppuration en une quinzaine de jours (BARTHÉLEMY) et procède par poussées successives. La *sarcomatose miliaire de la peau*, par généralisation d'un sarcome quelconque, est facie à éliminer, la tumeur initiale étant aisément décelable le plus souvent. *Les fibromes sous-cutanés des paupières* sont généralement uniques alors que les nodules tuberculeux sont toujours multiples. *Les lymphadénomes sous-cutanés* ne s'observent guère que chez les malades porteurs de lymphadénie généralisée avec leucémie. Toutefois dans la forme aleucémique, le diagnostic ne pourra être fait que par biopsie.

Restent le *chalazion* dont le siège est tarsien et qui par cela même est facile à différencier et *les kystes sébacés des paupières*. Ces derniers sont multiples mais présentent un point noir central par lequel on peut vider par pression le petit kyste, faisant sortir une masse amorphe et d'odeur spéciale.

2º *L'abcès froid sous-cutané des paupières* s'est toujours montré dans nos observations secondaires à des lésions voisines touchant soit le sac lacrymal, soit le squelette voisin. Mais on peut observer des abcès chauds, aigus des paupières provenant des lésions inflammatoires banales évoluant sur les mêmes organes. La différenciation peut donc être difficile. Les abcès chauds des paupières consécutifs à une dacryocystite aiguë ou

à une ostéite frontale ou malaire aiguë, ont une évolution plus
franche, plus aiguë, plus rapide et s'accompagnent de douleurs
beaucoup plus prononcées que les abcès froids consécutifs à
des lésions tuberculeuses de voisinage. L'incision que l'on pratiquera dans l'un et l'autre cas, montre dans les abcès chauds le
pus franc et bien lié habituel, dans les abcès froids le pus séreux
et mal lié, granuleux caractéristique des collections purulentes
tuberculeuses. L'étude des antécédents et de l'état général,
l'inoculation, et celle-ci peut-être nécessaire, seront autant de
moyens d'arriver au diagnostic.

La *gomme syphilitique* arrivée au stade de dégénérescence
gommeuse, peut constituer une tumeur liquide susceptible
d'en imposer pour une collection intrapalpébrale : mais ici,
le manque de douleurs, l'absence de réaction inflammatoire,
et surtout l'efficacité du traitement ioduré prouveront que ce
n'est pas la tuberculose mais bien la syphilis qui est en jeu.

II. — *Tarsite tuberculeuse.*

Le diagnostic de la tuberculose du tarse palpébral se pose
différemment suivant que l'on se trouve en présence d'une forme
diffuse ou circonscrite.

Dans les formes circonscrites c'est vis-à-vis du chalazion
simple que la différenciation s'impose et l'on doit reconnaître
qu'elle n'est pas des plus faciles. Cependant la multiplicité et
la tendance aux récidives du chalazion simple, sont à opposer au
pseudo-chalazion tuberculeux habituellement unique. L'étude
des antécédents et l'examen histologique de la tumeur enlevée,
permettront d'achever un diagnostic qui au premier abord,
aura pu se montrer spécialement difficile.

Dans la forme diffuse, le diagnostic avec la tarsite syphilitique est difficile au premier aspect et l'un de nous pouvait
écrire en 1905, que c'est surtout par les lésions conjonctivales
et cutanées, pouvant coexister que la différenciation était
possible. La tarsite tuberculeuse paraît, en effet, être toujours
secondaire à une tuberculose de la conjonctive tarsienne et la
constatation de végétations ou de granulations à ce niveau doit

entraîner le diagnostic de bacillose. En dernier ressort on s'adressera aux commémoratifs et à l'épreuve thérapeutique par l'iodure. Cette dernière, sans action sur les lésions tuberculeuses, améliore rapidement la tarsite syphilitique.

III. — *Tuberculoses de la conjonctive.*

A) *Tuberculoses de la conjonctive tarsienne.*

Dans les formes tarsiennes et au début le diagnostic avec le *trachome* est souvent très difficile. On a dit que le trachome ressemble au frai de grenouille et la tuberculose au frai de poisson : une pareille distinction est illusoire et l'on doit se dire qu'au début et avant l'apparition de l'adénopathie, le diagnostic est impossible, en dehors de la biopsie. On devra donc se méfier des trachomes apparaissant dans des circonstances particulières, chez des sujets jeunes n'ayant jamais été dans les pays contaminés ou n'ayant pas été en contact avec des natifs de ces contrées.

Ultérieurement on ne confondra pas la *forme végétante* avec les *polypes simples de la conjonctive tarsienne.* Ceux-ci sont en général uniques et non ulcérés, alors que dans la tuberculose conjonctivale, les végétations sont toujours multiples et s'ulcèrent, peuvent devenir fongueuses et s'éliminer spontanément. L'apparition de l'adénopathie et la biopsie viennent lever tous les doutes.

La présence de l'adénopathie vient donner une allure toute particulière à la maladie. On commencera par éliminer l'idée d'une affection primitive de la *parotide et des ganglions voisins.* Morax rapporte dans son article de l'*Encyclopédie d'ophtalmologie* l'histoire d'un malade qui fut au début considéré comme étant atteint d'oreillons. Toute adénopathie préauriculaire ou parotidienne, surtout si elle est unilatérale, doit inciter le médecin à examiner l'œil et à retourner les paupières.

On a donc à faire à un malade atteint d'une grosse adénite. Poulard dit avec raison que l'adénite satellite d'une conjonctivite se voit dans les quatre affections suivantes : la conjonctivite infectieuse de Parinaud, la tuberculose de la conjonctive, le chancre conjonctival et plus exceptionnellement et très inconstamment certaines conjonctivites à streptocoques.

De toutes ces affections c'est sans contredit la *conjonctivite de* Parinaud qui est la plus susceptible de donner le change. On sait que cette affection, décrite pour la première fois par Parinaud en 1889 est une conjonctivite le plus souvent unilatérale, s'accompagnant d'un œdème un peu bleuâtre du visage, et caractérisée par un épaississement de la conjonctive palpébrale et celle des culs-de-sac avec nodosités rouges et jaunes. Les paupières sont dures et l'adénopathie satellite toujours volumineuse et souvent suppurée. L'affection évolue en général rapidement avec une fièvre légère. A ce propos, on doit commencer par rappeler que certains auteurs attribuent, avec Saemisch, Stern et Wessely, la cause de la conjonctivite de Parinaud au bacille de Koch. Cette question paraît actuellement jugée, il existe une affection particulière, la conjonctivite de Parinaud et une autre maladie, la tuberculose de la conjonctive qui peut lui ressembler extraordinairement (Pechin. Morax, Verwey).

Les auteurs sont tous d'accord, sur la difficulté par des moyens purement cliniques, de différencier les deux affections. Meisner a rapporté plusieurs cas de conjonctivite primitivement classés dans la catégorie dite « infectieuse de Parinaud » que les examens histologiques ont démontré être l'origine tuberculeuse.

Chaillous rappelant qu'il n'existe aucun signe clinique net permettant de séparer les deux affections puisqu'elles présentent toutes deux l'aspect végétant et ulcéré et s'accompagnent d'une grosse adénopathie préconise l'examen de la sécrétion conjonctivale, l'épreuve à la tuberculine, la biopsie et l'inoculation au cobaye. Mais on doit avec Rohmer reconnaître que le bacille de Koch est fréquemment absent, que l'épreuve à la tuberculine est dangereuse et donne des résultats trop sujets à caution et que l'inoculation nécessite trop de temps. Reste la biopsie, celle-ci a montré à Morax et Manouelian dans un cas de conjonctivite de Parinaud une infiltration diffuse avec endartérite, sans les cellules géantes que l'on rencontre habituellement dans la tuberculose. On peut également, comme l'ont préconisé MORAX et LENOIR, pratiquer une ponction ganglionnaire. L'examen direct du pus ainsi retiré leur a permis, dans un cas douteux, de voir des bacilles de Koch et d'affirmer le diagnostic de tuberculose.

Mais l'aspect clinique seul peut permettre le diagnostic.

La conjonctivite de PARINAUD respecte le bulbe, que la tuberculose atteint, inconstamment d'ailleurs. Les végétations larges et ulcérées de la bacillose s'opposeraient aux végétations spéciales et pédiculées à sommet chevelu, moins fréquemment ulcérées de la conjonctivite de PARINAUD. Malgré tout, dans les cas douteux, et ils seront nombreux, on sera obligé d'avoir recours à la biopsie et aux inoculations. Toutefois, on ne saurait oublier que la conjonctivite de PARINAUD tend à évoluer spontanément vers la guérison après une évolution subaiguë, chose que ne fait pas la bacillose conjonctivale.

Parmi les autres conjonctivites pouvant s'accompagner de grosses adénopathies figurent également la *conjonctivite diphtérique* et plus inconstamment *la conjonctivite à streptocoques*. Toutes deux s'accompagnent également de fausses membranes, mais nous avons vu que ce signe pouvait se rencontrer dans la tuberculose conjonctivale où GOURFEIN l'a vu se développer sur les formes nodulaires végétantes ou ulcéreuses de cette affection.

On pensera à la diphtérie plus qu'à la tuberculose, s'il existe des notions d'épidémicité, si la fausse membrane épaisse se reproduit facilement, tout en s'enlevant de même et ne recouvre qu'une muqueuse rouge et superficiellement ulcérée. L'évolution aiguë de la maladie et surtout l'examen microscopique lèveront facilement les doutes. Il faut ajouter que la diphtérie conjonctivale se voit surtout de 1 à 4 ans. Enfin, il est un signe donné par GOURFEIN: la conjonctivite diphtérique s'accompagne d'une induration marquée des paupières que l'on ne retrouve pas dans la tuberculose elles restent *flaccides* malgré leur gonflement.

L'évolution de la conjonctivite à streptocoques est beaucoup plus aiguë que celle de la tuberculose conjonctivale. De plus les lésions ne sont pas les mêmes. Seule la volumineuse adénopathie réunit sous des aspects sinon semblables du moins grossièrement proches l'un de l'autre les deux affections. L'examen bactériologique tranchera la question.

B) *Formes bulbaires.*

Le diagnostic de la forme bulbaire née par extension de la conjonctivite tarsienne ne souffre pas de difficultés, car généralement les lésions tarsiennes sont suffisamment caractéristiques pour permettre d'affirmer la tuberculose. Le diagnostic de la forme bulbaire pure est plus difficile mais comme il s'agit d'une lésion très rare, nous pourrons ne pas insister.

Cette forme est à différencier du *chancre de la conjonctive*, lésion également exceptionnelle, de topographie bulbaire et s'accompagnant d'une volumineuse adénopathie. Ce chancre est de consistance plus dure que la tuberculose, il est *absolument indolent* et évolue spontanément vers la guérison en trois semaines. La recherche des spirochètes et la notion de contage achèveront de faire la différenciation. Nous avons étudié les caractères de ce chancre induré en 1904 ainsi que dans la thèse de PÉLISSIER.

Toutes les tumeurs épibulbaires sont à différencier du tuberculome conjonctival. Mais on se rappellera que ce dernier est souvent constitué de telle sorte que les granulations élémentaires qui le constituent sont visibles. On ne retrouve pas un semblable aspect dans les diverses tumeurs. De plus es polypes ou épithéliomes, les sarcomes sont souvent pédiculés, ce qui ne se voit pas dans la tuberculose. Enfin, en dernier ressort, on enlèvera la tumeur qui sera coupée et examinée microscopiquement : là, la différenciation deviendra des plus faciles.

Mais ce n'est pas tout que d'affirmer que l'on se trouve en présence d'une conjonctivite tuberculeuse. Les moyens dont on dispose actuellement pour confirmer par le microscope et le laboratoire le diagnostic de tuberculose sont suffisants pour arriver à la certitude. La partie la plus difficile est de savoir si l'on se trouve en présence d'une affection primitive ou secondaire.

Dans les cas survenant chez des malades porteurs de lupus, de lésions pulmonaires ou viscérales évidentes, le diagnostic de conjonctivite secondaire n'est pas difficile. Ce sont les formes cliniquement primitives qu'il est le plus difficile d'élucider au point de vue étiologique. On ne devra, sauf dans les cas indubitablement traumatiques, jamais admettre qu'il s'agit d'une tuberculose conjonctivale primitive sans un examen complet comprenant une radioscopie du thorax. Souvent, en effet, on ne saurait trop le redire, le foyer initial est dissimulé, surtout chez l'enfant, dans le médiastin au niveau d'une adénopathie trachéobronchique latente ou peu marquée mais virulente et susceptible de donner des foyers secondaires de gravité variable. On devra toujours craindre, en pareil cas, l'éclosion d'une méningite tuberculeuse que la conjonctivite aura parfois précédée, et qui peut relever soit d'une atteinte primitive du sac conjonctival, soit, et plus souvent, d'une septicémie bacillaire à point de départ médiastinal et qui aura causé à la fois la conjonctivite et la méningite ultérieure.

§ X. — TRAITEMENT.

Le traitement de la conjonctivite tuberculeuse paraît à l'heure actuelle être assez bien fixé, mais il n'en a pas toujours été de même. Nous exposerons successivement les diverses méthodes successivement préconisées, mais nous tenons à faire remarquer qu'aucune n'est vraiment spécifique et que chacune a à son actif des succès et des déboires.

I. — *Traitement général.*

Le traitement général ne devra jamais être négligé quelle que soit la forme en présence de laquelle se trouve le clinicien. On ne négligera pas la suralimentation, l'huile de foie de morue, la viande crue suivant les indications d'ABADIE. On trouvera d'ailleurs au chapitre concernant la tuberculose de l'iris plus de développement sur ce sujet.

La cure de grand air devra être ordonnée aussitôt que possible.

Les massages à la pommade iodoformée à 1 % ont été recommandés. Nous devons signaler en outre les médicaments suivants qui ont donné quelques succès et de nombreux échecs.

François RÉ a préconisé la pommade à l'acide picrique à 4 % en applications deux fois par jour, il rapporte quatre observations où les malades guérirent uniquement par ce procédé. KAISER a eu de bons résultats avec l'acide lactique. DARIER a préconisé les injections sous-conjonctivales de gaïacol associées au traitement général. On a également vanté les badigeonnages au chlorate de potasse et les injections *in situ* de sublimé. Nous avons l'impression qu'il faut être sobre d'injections locales et que le traitement chirurgical est préférable.

II. — *Thérapeutique antituberculeuse.*

A) *La tuberculinothérapie* a à son actif quelques succès et quelques insuccès. Les récidives semblent être plus fréquentes avec cette méthode.

On ne doit pas employer la tuberculine en injections locales ou en instillations dans le cul-de-sac conjonctival. MOISSONNIER et antérieurement ALBRANDT avaient injecté la tuberculine *in situ*. Les réactions considérables que l'on observe et parfois l'aggravation locale doivent faire rejeter cette méthode ; le seul cas qui fasse exception est celui de CHAILLOUS qui avait commencé un traitement tuberculinique qu'il dut interrompre à cause des fortes réactions observées ; les instillations ultérieures de tuberculine dans la conjonctive amenèrent la guérison. Une telle manière de faire est en principe contraire aux conclusions admises par tous au point de vue de l'ophtalmoréaction.

Tous les classiques contrindiquent cette épreuve chez les malades porteurs de lésions oculaires ou conjonctivo-palpébrales de quelque nature qu'elles soient. On retrouve dans la littérature un certain nombre de succès par la tuberculinothérapie notamment dans les cas de FAINIZKY, RISLEY, SAXL. Dans l'observation de FAINIZKY la cure dut être interrompue à peine commencée ; la guérison survint néanmoins.

Par contre on note quelques insuccès, notamment ceux de CRUISE et PRISCO. BEAUVIEUX n'obtint dans un de ses cas aucun résultat et dut en venir à l'excision qui guérit son malade.

B) *La sérothérapie antituberculeuse* a été moins utilisée. Nous relevons néanmoins les observations de FROMAGET et de SCHWARTZ qui obtinrent la guérison par le sérum de MARMOREK. Il s'agissait dans le cas de FROMAGET d'une tuberculose miliaire de la conjonctive bulbaire, dans celui de SCHWARTZ d'une forme à la fois bulbaire et tarsienne. Ce dernier auteur dut pratiquer 37 injections de sérum (10 centimètres cube chaque). Enfin CONTINO dans un ulcère tuberculeux, obtint la guérison avec le sérum de MARAGLIANO.

III. — *Thérapeutique par les agents physiques.*

A) *Radiothérapie.*

La radiothérapie, qui a donné des résultats excellents dans la thérapeutique de la tuberculose irienne, a été peu employée dans la thérapeutique de la tuberculose conjonctivale. Nous avons cependant retrouvé les observations de BIRSCH-HIRSCHFELD, d'AUBINEAU et CHUITTON et de STEPHENSON. Le cas d'AUBINEAU a trait à un lupus conjonctival qui fut guéri. Celui de STEPHENSON concerne un cas de tuberculose miliaire et végétante qui fut guéri par 13 séances de radiothérapie de dix minutes chacune.

B) *La radiumthérapie* a été exceptionnellement utilisée. Nous avons retrouvé dans la littérature l'observation unique de CASALI qui fut d'ailleurs un succès. Cet auteur estime que cette thérapeutique est à réserver aux cas diffus et rebelles.

C) *La photothérapie* a été utilisée par LUNDSGAARD avec des résultats véritablement excellents puisqu'il a guéri 11 cas sur 12 ; les séances ont été d'une durée d'une heure et l'auteur fut obligé de faire de 17 à 24 séances.

D) *L'héliothérapie* paraît avoit été trop peu employée. Le cas de ROLLIER et BOREL s'est pourtant terminé par la guérison. Il s'agissait d'une tuberculose de la conjonctive tarsienne supérieure contractée par un étudiant en médecine au cours d'une autopsie (projection du pus provenant d'une caverne tuberculeuse). Le malade fut traité d'abord par le raclage, les cautérisations et la pommade iodoformée, puis subit trois mois d'héliothérapie. La guérison fut obtenue (1).

Nous devons rappeler ici que FLEMMING et KRUSIUS, ont utilisé dans la thérapeutique de la tuberculose conjonctivale expérimentale l'action comparée de la radiothérapie, de la radiumthérapie et de l'héliothérapie. Ils concluent à l'action prépondérante de cette dernière, tout en reconnaissant l'action indéniable et bienfaisante des rayons X et du radium.

IV. — *Traitement chirurgical.*

C'est semble-t-il, le plus rationnel. La tuberculose conjonctivale étant souvent anatomiquement primitive ou constituant le principal foyer, il paraît rationnel de le supprimer aussitôt que possible. Alors que dans la thérapeutique de la tuberculose du tractus uvéal, les excisions n'ont que des indications exceptionnelles, elles paraissent au contraire formellement indiquées dans la plupart des cas de conjonctivite bacillaire. Et de fait un assez grand nombre d'observations, donne raison à cette manière de voir et dès 1905 VILLARD estimait que cette méthode devait être appliquée dans tous les cas, sauf dans ceux où elle serait susceptible de donner de trop grands délabrements.

Le tuberculome épibulbaire, saillie unique et bien limitée, est évidemment l'indication type. Aussi LAFON n'hésite-t-il pas à lui donner la préférence. La néoplasie bacillaire sera donc extirpée en totalité. Si on ne peut tout enlever et si le processus entame la sclérotique on fera suivre l'intervention de curetage

---

(1) L'un de nous a eu l'occasion de revoir le sujet dix ans après l'atteinte conjonctivale ; la guérison est aussi parfaite que possible et il subsiste une cicatrice blanchâtre, à peine visible sans déformation palpébrale.

ou de cautérisation de manière à détruire le tissu d'inflitration dans son intégrité.

Les excisions, suivies ou non de curettage et de cautérisation, ont donné dans les diverses formes palpébrales de nombreux succès et nous ne voulons rappeler, entre autres, que les cas de STEPHENSON, PRISCO, MOISSONNIER, BOSSALINO, qui tous ont été suivis de guérison. Le cas de GOURFEIN a été traité par l'excision suivie de cautérisation au nitrate d'argent à 2 %. La guérison obtenue semble avoir été définitive puisque la malade revue dix ans après était restée guérie.

La cautérisation seule semble être à réserver aux formes ulcérées. TERRIER la préconise en pareil cas et a eu des succès par cette méthode, associée aux massages à l'iodoforme. Mais nous devons faire remarquer que certaines formes ulcérées sont susceptibles d'être enlevées en totalité, comme dans une des observations de ROLLET.

Les autres cas de cet auteur, sont en faveur de la thérapeutique chirurgicale, en effet, on trouve dans le mémoire de ROLLET sur les formes cliniques de la tuberculose des paupières des observations concernant non seulement des formes végétantes mais également des processus infiltrants tels que la tarsite tuberculeuse et la tuberculose nodulaire sous-cutanée, concernant des malades qui ont tous guéri par des excisions associées à des curetages soigneux. Il semble donc que l'intervention chirurgicale complétée par la cautérisation et le curetage convienne à toutes les formes de tuberculose conjonctivale. Aussi MORAX a-t-il pu conseiller l'exérèse dans les lésions bien limitées, les cautérisations, les curetages et les scarifications, lorsque le processus est très étendu. Il ne semble pas que des cas de granulie aient été observés à la suite de ces interventions. Les septicémies bacillaires observées au cours des conjonctivites tuberculeuses traitées par les méthodes chirurgicales se sont toujours manifestées assez longtemps après les diverses interventions pour qu'on ne puisse pas les mettre sur le compte des opérations utilisées comme dans le cas de GAGARINE.

Nous n'hésitons donc pas à donner la préférence à la thérapeutique chirurgicale en pareille matière mais nous tenons à donner quelques précisions sur les indications de cette méthode dans les différentes formes de tuberculose conjonctivale.

En principe toutes les formes sont justiciables de cette thérapeutique ; tout au plus devrait-on la refuser au lupus palpébral. Celui-ci relèverait davantage des scarifications plutôt que de l'excision.

Cette réserve faite, l'étude de nos cas nous montre que les résections sont applicables à l'immense majorité des tuberculoses de la conjonctive. On enlèvera sous anesthésie locale la totalité des lésions. Nos observations montrent, en effet, que des formes même diffuses comme la tuberculose nodulaire sous-cutanée et la tarsite tuberculeuse peuvent guérir par des opérations bien menées. Nous insistons en outre sur le fait que la résection sera faite uniquement au bistouri et suivie, s'il est nécessaire, de curetage. Mais nous rejetons l'emploi de la cautérisation, appliquant les principes admis par l'un de nous à la thérapeutique chirurgicale des tuberculoses du sac lacrymal. Aux paupières et à la conjonctive, plus qu'ailleurs, on doit redouter à la suite des cautérisations des cicatrices disgracieuses auxquelles la résection au bistouri expose beaucoup moins. L'ablation des lésions sera suivie d'opérations plastiques immédiates ou tardives, mais une telle éventualité est nécessaire moins souvent qu'on ne le croit.

Dans tous nos cas, cette manière de faire a été suivie de succès. Nos malades ont tous guéri et chez aucun d'eux nous n'avons eu à déplorer de généralisations que l'on ait pu mettre sur le compte de l'intervention.

On voit que nous sommes assez bien armés contre la tuberculose conjonctivale. Il ne faut pas considérer cette affection comme bénigne. Elle ne guérit spontanément que tout à fait exceptionnellement, comme dans un cas de FRIEDE et dans celui de KUHNT où l'apparition d'un érysipèle intercurrent fut suivie de guérison. La septicémie et la méningite tuberculeuse restent à redouter comme nous l'avons dit plus haut. Il est difficile de se faire une idée des résultats éloignés car ils sont rarement publiés. La statistique de W. GILBERT comprend 21 cas dont 19 traités régulièrement. On note 5 guérisons,

8 améliorations et 6 insuccès. On ne saurait donc trop répéter qu'il ne faut pas considérer la conjonctivite tuberculeuse comme une affection bénigne, mais porter à son sujet un pronostic réservé, se méfier des récidives fréquentes et des complications mortelles possibles et être très prudent pour affirmer la guérison complète du malade, qui reste encore heureusement une éventualité assez fréquente.

CHAPITRE VII

LA TUBERCULOSE DES GLANDES LACRYMALES

SOMMAIRE

§ I. — HISTORIQUE. — La tuberculose des glandes lacrymales est d'acquisition récente : ABADIE (1881). Sa rareté. Le syndrome de MIKULICZ (1892) et son origine tuberculeuse possible.

§ II. — Origine secondaire presque constante.

§ III. — ANATOMIE PATHOLOGIQUE. — L'encapsulement du processus et sa tendance sclérosante.

§ IV. — SYMPTÔMES ET ÉVOLUTION, PRONOSTIC. — Insidiosité du début. Absence d'exophtalmie, siège de la tuméfaction ; possibilité de la guérison spontanée. Bénignité du pronostic. Rareté de la caséification.

§ V. — DIAGNOSTIC. — Les tumeurs de la glande lacrymale.

§ VI. — TRAITEMENT. — L'ablation chirurgicale par l'orbitotomie externe.

§ I. — HISTORIQUE.

La connaissance de la tuberculose de la glande lacrymale est d'acquisition récente et date de 1881, date à laquelle ABADIE rapporta la première observation de dacryoadénite tuberculeuse : il s'agissait d'une jeune fille de 16 ans, tuberculeuse dont l'affection était bilatérale. L'ablation amena la guérison. Ultérieurement les travaux de DE LAPERSONNE, MULLER, BAAS achevèrent de vulgariser la notion de cette localisation de la tuberculose. PLITT en 1906, pouvait en recueillir 26 observations et traçait d'après leur étude les grandes lignes symptomatiques de la maladie, en insistant sur la fréquence relative de la bilatéralité, l'origine secondaire de la maladie et sa tendance sclérosante. Depuis cette date, on ne trouve dans la littérature que trois observations intéressantes : l'une de COPPEZ d'ailleurs douteuse, l'autre d'Achard et Leblanc concernant un des très rares cas de tuberculose caséeuse de la glande lacrymale, la troisième enfin, toute récente, due à Beauvieux et Pesme et accompagnée d'une revue générale complète sur la question.

Nous devons rappeler, pour terminer cet historique, que Mikulicz a noté dès 1892 le syndrome qui porte son nom et qui est caractérisé par une hyperplasie des glandes salivaires et lacrymales. On a incriminé à plusieurs reprises le rôle de la tuberculose dans la production de cette affection. Cette étiologie est trop incertaine encore pour que l'on puisse accuser, sans doute possible, la tuberculose d être l'agent d'une affection qui s'apparente plutôt, par ses caractères, à la pseudo-leucémie et que nous ne décrirons pas davantage ici.

§ II. — Etiologie.

La tuberculose des glandes lacrymales touche surtout les jeunes sujets de 15 à 20 ans, mais on peut observer des cas jusqu'à 65 ans (Plitt).

Le sexe n'a aucune importance.

D'une manière générale, il s'agit de sujets déjà atteints d'une autre tuberculose, le plus souvent éloignée. Il s'agit alors de malades notoirement atteints de tuberculose pulmonaire en évolution (Abadie, de Lapersonne, van Duyse, Achard et Leblanc) ou d'une autre bacillose également évidente (ganglions tuberculeux du cou (Salzer), lupus du nez (Baas). Dans ces cas, il est facile de comprendre le mode de production, à condition d'admettre le rôle de la contamination par voie sanguine. Parfois cependant, l'affection est cliniquement primitive, comme dans le cas de Beauvieux et Pesme où l'état général était tellement indemne que le diagnostic clinique fut celui de tumeur de la glande lacrymale. Même dans ces cas, nous croyons à l'origine secondaire de la bacillose de la glande lacrymale. Nous ne pouvons que répéter ce que nous avons dit à propos de l'étiologie des tuberculoses du tractus uvéal. Cliniquement primitives, elles sont presque toujours anatomiquement secondaires. Là encore, il faut chercher systématiquement la trace d'une tuberculose guérie (adénites du cou, ostéite, fistule anale) ou en activité mais cliniquement muette, (tuberculose des ganglions trachéobronchiques). La radioscopie systématiquement employée permettrait un décelage fréquent des lésions primitives de l'organisme.

§ III. — ANATOMIE PATHOLOGIQUE.

Ce qui domine dans les rares examens anatomiques publiés c'est l'intensité de la sclérose. Dans la majorité des cas publiés, la néoproduction était remarquablement ferme, encapsulée et facilement énucléable. Dans le cas d'ACHARD et LEBLANC, au contraire l'évolution s'était faite vers la caséification et la fistulisation à la peau.

Au point de vue histologique, on retrouve par places le tissu glandulaire plus ou moins altéré, et largement cloisonné par des travées fibro-conjonctives épaissies, ne rappelant en rien le squelette conjonctif délicat de la glande normale. Dans le tissu connectif jeune, se voit une infiltration lympho-plasmatique abondante et des éléments néoformés, cellules épithélioïdes et cellules géantes du type LANGHANS parfois assez abondantes, comme dans le cas de BEAUVIEUX et PESME, quelquefois plus rares (VAN DUYSE). D'une manière générale, il n'existe pas de nappes de caséification, le cas exceptionnel de ACHARD et LEBLANC mis à part

Même dans ce dernier cas, on n'a jamais pu mettre en évidence les bacilles de Koch sur les coupes, bien que les inoculations aient donné les résultats positifs. Ce fait ne saurait nous surprendre, étant donnée la fréquence de l'absence de bacilles dans les tuberculoses dites chirurgicales.

§ IV. — SYMPTOMATOLOGIE ET ÉVOLUTION, PRONOSTIC.

Le début a toujours été lent et insidieux dans toutes les observations publiées. Il n'existe aucune douleur, aucune gêne pendant les premiers temps si ce n'est lorsque la tuméfaction produit une tumeur perceptible à l'extérieur. Celle-ci a deux caractères principaux : l'absence d'adhérences et la mobilité. La tumeur est facilement mobilisable et se laisse refouler vers le fond de l'orbite. Les malades signalent fréquemment une gêne légère dans les mouvements de la paupière supérieure. Cette tuméfaction, qui peut-être bilatérale, va augmenter lentement, insidieusement en quelques mois ou même quelques années jusqu'au jour où le malade se décidera à se montrer à l'ophtalmologiste et à se faire opérer. PLITT a signalé des cas où l'évolution durait depuis cinq ans avant que la tuméfaction soit devenue suffisamment grosse pour forcer les sujets à consulter un médecin. Habituellement il n'y a pas d'exophtalmie, ni de déplacement du globe oculaire.

VAN DUYSE a signalé la possibilité de guérison spontanée par sclérose progressive des follicules. Très exceptionnellement, l'évolution peut se faire au contraire vers la caséification et la fistulisation à l'extérieur. Il est à noter que l'on n'a jamais signalé de complications graves, aucune observation ne mentionne l'atteinte secondaire de la conjonctive, théoriquement possible, ni la névrite optique, ni l'apparition ultérieure d'une granulie. Habituellement, devant la dureté et la mobilité de la tuméfaction, on pense à une néoplasie bénigne ou maligne, l'opération est décidée, la tumeur est enlevée et le malade guérit sans incidents, le diagnostic étant fait par l'examen histologique. Dans les cas très exceptionnels où l'évolution se fait vers la caséification et la fistule, cette dernière s'opère par le mode habituel et l'on voit se former une tuméfaction fluctuante qui peut s'ouvrir spontanément au dehors au niveau du sillon sous-orbitaire et à sa partie externe. L'orifice a des bords violets et décollés suivant les caractères habituels des fistules tuberculeuses. Le cathétérisme conduit, non pas sur l'os, mais dans la loge lacrymale où s'est développé le processus tuberculeux.

D'une manière générale le pronostic est bénin, étant donnée la guérison habituelle spontanée ou opératoire, ce qui justifie le qualificatif de « tuberculose atténuée » donné à cette affection par VAN DUYSE.

§ V. — DIAGNOSTIC.

En présence d'une tuméfaction située à la partie supéro-externe de l'orbite, il y a d'abord lieu d'éliminer les néoplasies développées au niveau des plans superficiels. C'est ainsi que l'on ne confondra pas les tumeurs de la glande lacrymale avec un chalazion proéminent, un kyste de la queue du sourcil, une tumeur osseuse. Dans tous ces cas un examen rapide montre que la tumeur ne s'enfonce pas dans l'orbite.

Le diagnostic de néoplasie de la glande lacrymale étant posé il reste à savoir quelle est sa nature.

Les tumeurs kystiques et les kystes hydatiques sont fluctuants, la palpation et au besoin la ponction renseignent immédiatement à cet égard.

Les tumeurs malignes sont habituellement d'une évolution beaucoup plus rapide, survenant chez des gens plus âgés, que la tuberculose de la glande lacrymale, s'accompagnent de douleurs et d'une exophtalmie avec déplacement de l'œil en bas et en dedans et ne sont pas encapsulées. En outre, l'examen histologique montre des caractères nets de malignité qui ne laissent aucun doute sur la nature de la tumeur.

Les tumeurs bénignes sont, au contraire, d'un diagnostic beaucoup plus difficile. PETIT dans sa thèse inspirée par l'un de nous sur les tumeurs mixtes de la glande lacrymale a réuni 17 observations concernant des malades âgés de 17 à 52 ans. Là encore, on trouve de l'exophtalmie et un déplacement de l'œil en bas et en dedans, mais l'évolution est souvent d'une lenteur extrême pendant plusieurs années, sauf si une dégénérescence secondaire maligne vient accélérer la marche du processus. En ce cas, c'est à l'examen histologique de la tumeur enlevée que l'on s'adressera pour faire la différenciation. Dans les tumeurs mixtes typiques (myxo-fibro-épithéliomes), dans les cylindromes, le diagnostic est le plus souvent facile; dans les hyperplasies lymphomateuses il peut être beaucoup plus difficile. On se rappellera que la présence des cellules épithlioïdes et des cellules géantes n'a pas une valeur séméiologique absolue et que les bacilles de Koch ne se rencontrent presque jamais sur les coupes. En dernier ressort, il sera parfois nécessaire de s'adresser à l'inoculation au cobaye.

La syphilis de la glande lacrymale est une affection rare. Les quelques cas publiés (AUBINEAU, DE LAPERSONNE, ALEXANDER), ont trait à des adultes atteints le plus souvent d'autres manifestations syphilitiques et notamment d'irido-choroïdites. L'étude des antédécents, le Wassermann et les heureux résultats du traitement antisyphilitique, sont des éléments suffisants pour faire le diagnostic.

§ VI. — TRAITEMENT.

Comme nous l'avons dit, le traitement est essentiellement chirurgical et consiste en l'ablation de la tumeur. On a préconisé la voie transconjonctivale de KNAPP-LAGRANGE ou la brèche osseuse de KRÖNLEIN. La première de ces méthodes donne peu de jour ; la seconde est trop mutilante pour le cas présent. Dans toutes les ablations de tumeurs orbitaires, l'orbitotomie externe a toujours donné à ROLLET les meilleurs résultats. Nous préconisons donc son emploi ici et nous rappelons rapidement les divers temps opératoires légèrement modifiés pour cette intervention.

1° *Suture des paupières sans blépharorraphie par avivement.* — On peut se passer, dans les cas où l'œil n'est pas déplacé, de ce premier temps qui a pour but de *protéger la cornée.*

2° *Incision cuviligne supéroexterne de trois centimètres* sur la margelle supéro-externe de l'orbite, empiétant légèrement sur la queue du sourcil. Le bistouri mord jusqu'à l'os sous-jacent puis on sectionne l'aponévrose antérieure à la rugine concave au ras du rebord orbitaire.

3° *Exploration digitale de la loge glandulaire lacrymale,* sans léser l'aponevrose qui sépare la glande de la graisse, des muscles et des vaisseaux et nerfs.

4º *Extirpation de la tumeur et suture.* — On peut drainer par une mèche qui sera enlevée le lendemain. Cette opération est la méthode de choix et est d'une exécution aisée.

Tel est le traitement idéal des tuberculoses de la glande lacrymale. Le traitement général, la suralimentation et le grand air seront d'utiles adjuvants, mais l'ablation demeure la méthode de choix, nécessaire et suffisante et a toujours suffi à donner la guérison.

CHAPITRE VIII

TUBERCULOSE DES VOIES LACRYMALES

SOMMAIRE

§ I. — HISTORIQUE. — *Première période*. L'Ulcère fongueux et la carie. Les cautérisations larges et profondes. *Deuxième période.* — Rareté de la carie. La fistule des scrofuleux. Les sondages et les perforations osseuses. *Troisième période.* — Les premiers cas indubitables sont ceux de HAAB (1879) (tuberculose du sac, consécutive à une bacillose conjonctivale) et de LEIDHOLDT (1889). La reproduction expérimentale des lésions. L'extirpation du sac tuberculeux.

§ II. — CAUSES ET PATHOGÉNIE. — Les causes prédisposantes. Les causes déterminantes. Tuberculose primitive. Tuberculose secondaire : origine nasale, conjonctivale, cutanée ou ostéo-périostique. Les inflammations surajoutées. — L'adénopathie et les complications à distance.

§ III. — ANATOMIE PATHOLOGIQUE. — Les tuberculoses du sac avec lésions spécifiques. La tuberculose inflammatoire des voies lacrymales.

§ IV. — EXPÉRIMENTATION. — La tuberculose expérimentale des voies lacrymales du lapin. Le prétendu pouvoir bactéricide du liquide lacrymal.

§ V. — SIGNES ET FORMES CLINIQUES : 1º Formes pures ou primitives : le larmoiement simple des tuberculeux, la tumeur blanche lacrymale, l'abcès froid lacrymal, le fibrome tuberculeux. 2º Formes secondaires à des lésions de voisinage : lupus nasal ou cutané, tuberculose conjonctivale, tuberculose ostéo-périostique. 3º Formes compliquées : dacryocystites banales surajoutées, tumeur prélacrymale tuberculeuse, atteinte ganglionnaire, fistule lacrymale, carie osseuse (sa rareté), extension à la conjonctive, aux fosses nasales, à la peau, aux paupières, généralisation tuberculeuse.

§ VI. — DIAGNOSTIC. - Diagnostic clinique : lésions inflammatoires banales, syphilis lacrymale, granulomes sacculaires, néoplasmes lacrymaux, lèpre, ostéites, lésions parasitaires, cellulite ethmoïdale. Diagnostic de laboratoire : examens histologiques et bactériologiques, inoculation, tuberculinodiagnostic.

§ VII. — PRONOSTIC local et fonctionnel. Importance de la forme clinique. Bénignité habituelle.

§ VIII. — Traitement. — Le traitement général et local. Echec des méthodes conservatrices. L'indication de choix : extirpation méthodique du sac et du canal nasal membraneux à la rugine. Pas de cautérisations. Les récidives et leur traitement.

§ I. — Historique.

Le terme de tuberculose s'applique à une variété de lésions infectieuses aujourd'hui bien déterminées. Il nous semble intéressant de rechercher si les anciens n'avaient pas observé et décrit, sous d'autres dénominations, le même état pathologique.

On peut distinguer trois périodes dans l'histoire de la bacillose lacrymale : la première s'étend des temps des plus reculés à la connaissance exacte de l'anatomie des voies lacrymales, acquise par Vesale, Fallope et Anel; la seconde période est marquée par les essais de cathétérisme et de désobstruction lacrymale et va jusqu'à la découverte du processus tuberculeux en général, la troisième période enfin est marquée par la description de la tuberculose lacrymale secondaire, puis ultérieurement de la tuberculose primitive du sac.

1re **Période.** — *La carie et l'ulcère fongueux ; les cautérisations larges et profondes.*

Celse constate dans ses écrits que l'on observe parfois dans le grand angle de l'œil une petite fistule susceptible de causer la carie de l'os : c'est l'œgilops des Grecs et l'on utilise les cautérisations profondes. Guy de Chauliac, en 1363, consacre un chapitre de son Traité à « la fistule du lacrymal domestique ou interne près du nez », et conseille l'incision et la cautérisation. Ambroise Paré ne semble avoir eu que des notions imparfaites sur l'anatomie des voies lacrymales ; néanmoins il décrit la tumeur lacrymale phlegmoneuse, l'œgilops des Grecs, et utilise les cautérisations au fer rouge. Maitre-Jan, en 1707, consacre un chapitre à l'anchilops ou abcès du grand angle et en reconnaît la tendance fistulisante, avec caries secondaires de l'os et conseille lui aussi les larges cautérisations.

Il semble donc qu'au cours de cette première période, tous les auteurs aient été d'accord pour détruire ou cautériser profondément les tumeurs lacrymales : malgré des idées inexactes, il apparaît bien que ces traitements énergiques ont été parfois efficaces.

2e Période. — *Rareté de la carie, la fistule des scrofuleux, les sondages et perforations osseuses.*

A partir de cette époque, les altérations osseuses sont reléguées au deuxième plan et l'on discute sur l'origine mécanique ou inflammatoire de la maladie : les uns cherchent à modifier les voies lacrymales, les autres à les désobstruer. ANEL, en 1713, étudie minutieusement l'anatomie des voies lacrymales et passe en revue les causes des fistules : il parle des abcès scrofuleux. Il invente et décrit la sonde d'argent et la seringue qui porte son nom : il assure avoir soigné 2.000 fistuleux. Plus tard, Jean-Louis PETIT, en 1730, étudie les maladies des voies lacrymales et les traite par sondages et lavages suivant les méthodes d'ANEL et rejette les cautérisations. Pierre GUÉRIN, en 1769, reconnaît que les fistules des scrofuleux sont incurables et que celles qui s'accompagnent de carie de l'unguis sont à traiter par le brisage de l'os et son enfoncement dans le nez : c'est l'ancêtre des promoteurs modernes des divers procédés de dacryocystorhinostomie.

SCARPA, en 1801, admet que les causes des tumeurs lacrymales peuvent être multiples : il parle de constitutions scrofuleuses et rappelle que POTT a vu guérir des fistules commençantes par un bon régime intérieur : il faut pratiquer le séton à la nuque et prescrire des remèdes reconstituants. POTT, DESAULT, WARE assurent que l'obstruction du canal nasal est la source de toutes les maladies des voies lacrymales ; COOPER parle, au contraire, de l'inflammation lacrymale et cette idée est admise ultérieurement par BEER et LAWRENCE. DUPUYTREN, en 1833, montre que des causes générales, telles que la scrofule et la syphilis peuvent engendrer la tumeur et la fistule lacrymales et conseille un traitement général et un traitement local par la mise en place d'une canule en or ou en argent dans le canal nasal.

Mackensie, en 1844, reconnaît à l'inflammation chronique des organes excréteurs, cinq périodes dont la dernière est la carie : celle-ci ne se voit guère que dans les cas anciens chez les scrofuleux.

Velpeau, en 1838, combat les idées régnantes sur la fistule résultant d'un obstacle mécanique au cours des larmes, et fait la plus grande part aux lésions inflammatoires : le premier, il admet que l'on peut guérir sans opération des affections lacrymales en traitant les affections qui les ont causées : lésions des paupières et du nez. Il conseille de plus un traitement médical, local et général dansles cas de scrofule. Ces idées sont acceptées ultérieurement par Malgaigne qui étudie surtout les procédés thérapeutiques et par Desmarres qui, en 1847, insiste sur le rôle de la scrofule.

Fano, en 1866, reprend à nouveau l'étude du rôle des lésions osseuses. En 1877, Panas nie la fréquence des lésions osseuses de l'unguis, tout en reconnaissant la possibilité de leur existence dans les cas de scrofule et de syphilis. En outre, et le premier, il reconnaît le rôle des cathétérismes répétés, imprudents et maladroits dans la genèse de ces lésions osseuses. Ultérieurement dans son traité, en 1894, Panas cite la scrofule et le tempérament lymphatique parmi les causes de la dacryocystite chronique, sans parler toutefois de tuberculose.

De Wecker, en 1889, dit que c'est à tort qu'on a regardé les maladies des voies lacrymales comme une cause des altérations de l'os, ces dernières pouvant être primitives. Delens, en 1891, reconnaît la fréquence de l'étiologie scrofuleuse.

Comme on peut le voir, dans cette longue période qui s'étend de la connaissance anatomique exacte des voies lacrymales à nos jours, la question du traitement a été fort en honneur, mais on n est pas encore fixé sur les causes du mal. Par contre, on ne parle plus autant de la carie de l'unguis qui avait tant préoccupé les anciens et l'on se rend compte qu'elle était causée par les traitements employés. Néanmoins, on discute si, dans les rares cas observés, l'ostéite est primitive ou secondaire à l'affection lacrymale, et fait curieux, on ne parle pas encore de

tuberculose osseuse, bien que celle-ci soit déjà connue depuis
DELPECH (1816) et NELATON (1836).

3e Période. — *La tuberculose du sac lacrymal, secondaire ou
primitive.*

La tuberculose du sac est une des dernières venues parmi les
tuberculoses de l'œil et de ses annexes. En effet, l'atteinte
bacillaire de l'iris est connue depuis le cas de GRADENIGO (1869),
celle de la choroïde depuis les observations anatomiques de
GUENEAU DE MUSSY (1837) et ophtalmoscopiques de DE JAEGER
(1855) la tuberculose de la conjonctive depuis le mémoire de
KOESTER (1878).

C'est l'école de Zurich qui attiré l'attention sur la tuberculose
lacrymale avec HAAB (1879) et AMIET (1887) ; le mémoire de
WAGENMANN est de 1888. L'observation princeps de HAAB
concernait un cas de tuberculose du sac consécutive à une
bacillose conjonctivale, il s'agissait donc d'un fait de propagation secondaire.

Les premières observations connues de tuberculose du sac
sont celles de LEIDHOLDT (1889), FICK (1890) et BOCK (1892).
Ces trois faits sont groupés dans la thèse de JAULIN (1894),
inspirée par TERSON. En 1894, DE LAPERSONNE étudie dans la
thèse de son élève TAVERNIER les rapports de la dacryocystite
tuberculeuse avec le lupus cutané. MORAX, en 1898, décrit le
lupus lacrymal et montre l'utilité de l'épreuve diagnostique et
thérapeutique à la tuberculine.

ROLLET décrit, en 1899, le premier cas de tuberculose sacculaire primitive et fermée et attire l'attention sur l'adénopathie
satellite et le traitement par l'extirpation dans diverses publications et dans les thèses de ses élèves VINCENT (1900), ARIBAUD
(1900), BÉRARD (1903).   .

L'étude anatomo-pathologique est faite par GROBE (1898),
HERTEL (1899), AXENFELD et SHIBA (1905). POULARD, en 1903,
rapporte de nouvelles observations, classe les adénopathies
et trouve le bacille de Koch dans le pus ganglionnaire, VALUDE en
1889 et GOURFEIN en 1899 procèdent à des essais de tuberculisation expérimentale du sac. En 1911, paraît le rapport de

ROLLET à la *Société française d'Ophtalmologie* sur la tuberculose des voies lacrymales, renferme, indépendamment d'une revue générale des plus complètes sur la question, des idées personnelles basées sur l'étude d'un grand nombre d'observations, une classification anatomo-clinique extrêmement précise et des règles générales sur la conduite à tenir et la thérapeutique à employer, par l'ablation du sac lacrymal, sans cautérisation consécutive et avec curettage du canal nasal.

Les idées de ROLLET ont été adoptées à la suite de son rapport et sa technique sur l'extraction du sac lacrymal à la rugine s'est généralisée. On peut dire que depuis ce rapport, la question a été définitivement mise au point et que les travaux et publications ultérieures n'ont apporté la démonstration d'aucun fait nouveau important. ROLLET isole cependant, en 1920, une nouvelle forme clinique, la tuberculose fibreuse du sac lacrymal et en donne l'étude la même année dans la thèse de son élève BEN-AOUDA ; il publie en outre, avec BUSSY et toujours en 1920, une révision générale des formes cliniques de la tuberculose des voies lacrymales dans la *Revue générale d'Ophtalmologie*. Enfin, en 1921, il décrit son nouveau procédé d'extraction totale du sac lacrymal et du conduit nasal membraneux, technique anatomiquement idéale, particulièrement à recommander dans les cas de tuberculose des voies lacrymales.

On peut dire que de toutes les tuberculoses de l'œil et de ses annexes, c'est la tuberculose des voies lacrymales qui, bien que connue le plus tardivement, est le plus au point. C'est une des plus fréquentes et c'est, incontestablement celle contre laquelle nous sommes actuellement le mieux armés, son éradication étant possible grâce à la technique définitivement fixée de l'ablation du siège du mal.

§ II. — CAUSES ET PATHOGÉNIE.

I. — Etiologie.

A) *Causes prédisposantes.*

1º *L'hérédité* a un rôle certain et nous n'avons pas à rechercher ici quel e est son mode d'action : préparation du terrain ou apport du germe. Dans beaucoup de nos observations, on retrouvait des antécédents tuberculeux héréditaires ou collatéraux.

2º *Les antécédents personnels* de nos malades étaient également chargés au point de vue bacillaire : nous avons surtout noté soit des coexistences de lésions diverses telles qu'hypertrophie amygdalienne, micropolyadénite, végétations adénoïdes, non nettement tuberculeuses mais se retrouvant dans ce que l'on a appelé le temperament scrofuleux, soit des manifestations tuberculeuses éteintes ou en activite : bacilloses cutanées (HOLTH), lupus facial, bronchites à répétition, pleurésies, etc.

3º *Le traumatisme* est plus rarement retrouvé dans les anté cédents ; si les fractures du canal nasal s'accompagnent parfoi de dacryocystite simple (MACKENSIE, BOYER), on peut voir plus rarement des tuberculoses du sac faire suite à des traumatismes de la face et nous en possédons une observation, chez un accidenté du travail : on doit admettre le rôle non créateur, mais simplement localisateur du traumatisme en semblable matière.

4º Parmi les *causes prédisposantes locales*, nous signalerons *les dacryocystites inflammatoires antérieures*. A la lésion aiguë bactériologiquement banale, fait insidieusement suite le processus torpide, tuberculeux : ici comme ailleurs l'inflammation fait le lit à la tuberculose.

5º Il existe sans doute aussi *une prédisposition anatomique*, ROCHON-DUVIGNEAUD a montré les dispositions anatomiques qui favorisent les infections banales : fermeture inférieure du canal nasal chez le nouveau-né, étroitesse du même canal chez l'adulte, présence de diverticules accessoires. La création, par des dispositions anatomiques anormales, d'une cavité plus ou moins close favorise certainement le développement du bacille de Koch.

6º *Le sexe* a une importance considérable. On sait que la tuberculose ganglionnaire a une prédominance nette pour le sexe féminin qui en pareille matière est touché dans 70 % des cas. D'autre part, la femme est plus atteinte que l'homme de lésions lacrymales banales. Les statistiques de FANO et SUBERT donnent 87 % de femmes d'après 47 cas, celle de BADAL 65 % d'après 165 cas. Sur 501 cas de dacryocystites diverses observés en six ans, l'un de nous note 65 % de femmes et 35 % d'hommes. Pour la tuberculose lacrymale, la proportion est encore plus forte ; dans 19 de nos cas, nous notons 14 femmes et 5 hommes soit 73 % de femmes.

7º *Côté.* Pendant longtemps on a admis que la dacryocystite était plus fréquente à gauche qu'à droite et MALGAIGNE l'expliquait par l'étroitesse plus marquée du canal nasal gauche. Mais BADAL, et ultérieurement GAYET, trouvent les deux côtés à peu près également atteints. Chez nos malades, le côté droit était un peu plus fréquemment atteint que le gauche.

Au point de vue de la bilatéralité, les opinions diffèrent un peu : WAGENMANN la constate dans 17 % de ses cas, SHIBA dans 33 %. D'après nos cas, la proportion était d'environ 21 %.

8º *Au point de vue de l'âge,* si la dacryocystite banale se voit souvent chez l'adulte et le vieillard, la tuberculose du sac a une certaine prédominance chez l'enfant et l'adolescent : toute dacryocystite survenant chez un sujet jeune doit être soupçonnée de tuberculose. D'après notre statistique personnelle, de 1905 à 1911, nous trouvons les chiffres ci-dessous, suivant l'âge de 501 sujets atteints de dacryocystites banales.

De la naissance à 10 ans	42
De 11 ans à 20 ans	81
De 21 ans à 40 ans	178
De 41 ans à 60 ans	115
De 61 ans à 89 ans	85
	501

On voit que dans 24 % des cas, il s'agissait de sujets de moins de 21 ans.

Se reportant d'autre part à des tuberculoses lacrymales

vérifiées histologiquement et bactériologiquement, nous trouvons dans un ensemble de 58 cas personnels :

```
De  1 à 10 ans  . . . . . . . . . .  12  cas
De 11 à 20 ans  . . . . . . . . . .  24  cas
De 21 à 30 ans  . . . . . . . . . .  17  cas
De 31 à 64 ans  . . . . . . . . . .   5  cas
                                    ─────────
                                     58  cas
```

En recherchant la proportion des sujets au-dessous de 21 ans, nous la trouvons de 62 % en cas de tuberculose et de 24 % dans l'inflammation simple. Ces chiffres indiquent l'importance du jeune âge en semblable matière, mais nous possédons deux observations de dacryocystite tuberculeuse chez des sujets de 48 et 64 ans.

L'âge moyen des lacrymaux simples d'après 501 cas personnels est de 37 ans, celui de nos tuberculeux lacrymaux est de 19 ans, d'après 58 cas.

9° *Fréquence*. Il est intéressant de noter la fréquence de la tuberculose lacrymale par rapport à la dacryocystite simple. En 1880, LAREBIÈRE nous donne une statistique de 240 cas où il note 25 fois la scrofulose. La statistique de WAGENMANN, GROBE et HERTEL, donne 7 % de tuberculose ; notre satistique personnelle confirme cette donnée et nous donne le chiffre voisin de 8 % de tuberculoses du sac. Il ne s'agit donc pas d'une affection rare.

B) *Causes déterminantes.*

La tuberculose lacrymale est déterminée par la localisation du bacille de Koch sur le sac lacrymal : si elle apparaît d'emblée sur ce dernier elle est dite primitive ; si elle succède à l'extension d'une tuberculose de voisinage elle est alors secondaire.

1° *Tuberculose primitive*, décrite par LEIDHOLDT (1889) pour la première fois, son existence est confirmée par les observations de FICK (1890), de BOCK (1891) et de ROLLET (1899).

On peut admettre avec TERSON et JAULIN que la tuberculose du sac est dite primitive quand elle n'existe pas dans les parties contiguës : œil, conjonctive, paupières, fosses nasales, peau. Il faut néanmoins distinguer deux ordres de faits.

Dans un premier groupe on doit classer les observations de tuberculose du sac où cette lésion constitue l'unique atteinte tuberculeuse du sujet : dans ce cas, la contamination semble bien être d'origine exogène : les bacilles venus du dehors se sont logés dans un repli muqueux du sac et pullulent sur place. GOURFEIN a réalisé une reproduction expérimentale de cette tuberculose lacrymale par inoculation externe.

Dans un deuxième groupe, nous voyons un grand nombre de cas de tuberculoses isolées, pouvant relever d'une origine endogène. Le sujet présente des lésions éloignées de tuberculose éteinte ou en activité : ostéo-arthrites diverses, cicatrices cutanées, adénites anciennes. Dans ces cas, s'il existe une fistule persistante, on peut se demander si l'atteinte du sac a été directe, par contamination par les doigts, ou indirecte par infection d'origine hématogène. On peut discuter longuement sans arriver toujours à une solution nette.

2° *Tuberculose secondaire.* Les cas secondaires peuvent être consécutifs à une lésion bacillaire des fosses nasales, de la conjonctive, de la peau ou du système osseux de voisinage. L'atteinte lacrymale succède à une lésion originelle tuberculeuse qui envahit le sac par extension de proche en proche.

a) *Origine nasale.* Il existe de nombreux cas relevant de cette pathogénie. WAGENMANN le constate dès 1888. LEIDHOLDT publie, en 1889, une observation de ce genre : femme atteinte de tuberculose nasale, puis de dacryocystite. RAULIN vers la même époque admet le rôle du bourgeon lupique développé à l'orifice inférieur du canal nasal.

Ces notions ont été confirmées ultérieurement par TACQUET, qui note que la tuberculose se propage en pareil cas, par continuité, mais à contre courant et par MORAX qui, se basant sur l'épreuve à la tuberculine, montre que le larmoiement ou la fistule lacrymale peuvent être des signes révélateurs d'un lupus de la muqueuse nasale et d'une tuberculose nasale à forme nodulaire, végétante ou ulcéreuse (CARTAZ).

CABOCHE, récemment (1906), a insisté sur l'importance de l'origine nasale de la tuberculose lacrymale et a rapporté deux observations de fistule lacrymale avec tuberculose du méat inférieur. Ultérieurement, le même auteur a montré la fréquence des complications lacrymales dans la tuberculose de la pituitaire, puisque sur 24 cas, il note 13 fois le larmoiement. Cette complication peut être spécifique ou non et relever soit d'une extension du processus tuberculeux au sac, soit d'une infection banale mécanique par soudure du bord inférieur du cornet avec le plancher favorisant la stagnation des larmes.

Pour expliquer l'extension du processus de bas en haut à contre courant HIRSCHBERG, a parlé de la capillarité ou du reflux lors de l'éternuement, mais BACH admet une infection ascendante par propagation des lésions le long de la muqueuse.

On peut conclure de cet exposé qu'il faut toujours songer à la possibilité de l'origine nasale d'une tuberculose du sac. Toutefois, il ne faut pas exagérer l'importance de cette pathogénie : on peut rencontrer des dacryocystites tuberculeuses chez des malades atteints de rhinite hypertrophique simple non bacillaire et dans la série des 19 cas de ROLLET, il n'en existe que deux chez lesquels les lésions primitives siégeaient au niveau de la muqueuse nasale.

b) *Origine conjonctivale.* Dans ces cas, les liquides infectés provenant des culs-de-sac conjonctivaux vont inoculer le sac, ou bien le processus bacillaire intéresse de proche en proche les surfaces épithéliales ou le réseau lymphatique sous-muqueux. HAAB a observé un sac gonflé de fongosités chez deux malades atteints de tuberculose conjonctivale végétante. D'autre part, on peut voir des dacryocystites aiguës, banales chez des sujets atteints de tuberculose de la conjonctive. (GAYET, HAAB, KNAPP). Cette dernière éventualité est plus fréquente que la tuberculose du sac consécutive à une bacillose conjonctivale (HAAB, VILLARD). DENIG sur 73 cas de tuberculose de la conjonctive ne note que trois cas d'envahissement du sac. Les lésions banales du sac au cours de la tuberculose de la conjonctive sont donc plus fréquentes que l'extension du processus tuberculeux.

c) *Origine cutanée.* Le lupus cutané est fréquemment la cause d'une dacryocystite tuberculeuse. BENDER avait noté que sur

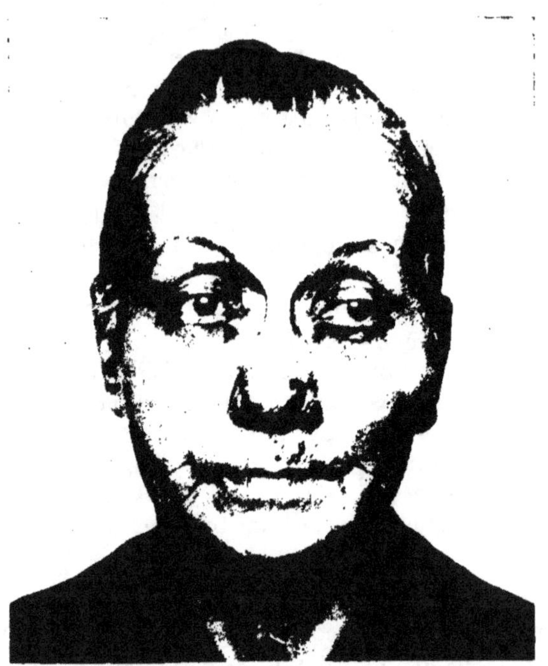

FIG. 19. — Lupus nasal. Dacryocystite bilatérale par obstruction des voies lacrymales. Ablation des sacs, guérison. L'examen histologique a montré qu'il s'agissait d'inflammation banale.

380 cas de lupus divers, 24 observations concernaient des lupus du conduit lacrymal. On peut se demander si le lupus cutané est secondaire ou primitif par rapport à l'infection lacrymale. Le plus souvent le lupus cutané est secondaire à un écoulement lacrymal avec ou sans fistule, comme l'ont montré DE LAPER-

SONNE et TAVERNIER ; plus rarement, la dacryocystite est secondaire au lupus, éventualité moins fréquente, mais prouvée par deux observations des auteurs cités plus haut.

JAULIN et THIBIERGE ont confirmé cette dernière manière de voir par des observations confirmatives. On doit admettre que le lupus inocule les voies lacrymales ou à distance par infiltration lymphatique ou directement par propagation, suivant que la localisation lupique est éloignée ou voisine du sac. Parfois la dacryocystite du lupique n'est pas tuberculeuse : c'est alors une infection banale causée par un obstacle mécanique au cours des larmes (COHN), comme dans l'un de nos cas (*fig.* 19).

D'autre part, il convient de noter que le lupus cutané d'aspect primitif est souvent secondaire en réalité à un foyer muqueux initial des fosses nasales. La cavité nasale est le berceau du lupus puisque DRESCH a noté que 71 fois sur 74 cas, le lupus cutané facial s'accompagne de lésions de la muqueuse nasale. Mais il existe des faits où une tuberculose lacrymale peut provenir d'un foyer lupique uniquement cutané.

ROLLET et CURTIL examinant 17 lupiques notent que 10 fois les voies lacrymales étaient cliniquement indemnes. Les 7 autres malades présentaient du larmoiement sans suppuration. Il est intéressant de constater que ce larmoiement peut être soit d'origine inflammatoire banal, soit d'origine bacillaire par infiltration à tendance d'emblée cicatricielle et sténosante.

SHIBA a trouvé chez un lupique atteint de double dacryocystite d'un côté une dacryocystite simple, de l'autre des lésions tuberculeuses. Dans les cas de larmoiement simple, on peut invoquer des sténoses sacculaires ou canaliculaires simples ou bacillaires.

d) *Origine ostéo-périostique.* FANO et SABADINI avaient incriminé, en 1878, l'atteinte primitive du périoste et rapporté un certain nombre de cas de malades atteints de dénudation de l'apophyse montante du maxillaire supérieur, de carie ou de nécrose de cette apophyse, d'ostéopériostite ou d'hyperostose, de fistules ossifluentes du grand angle. A cette époque on ne parlait pas de tuberculose.

Mais aujourd'hui, sous l'influence des nombreux examens pratiqués grâce à la généralisation de l'extirpation du sac, suivant la technique de ROLLET, on peut se rendre compte que l'ostéite est exceptionnelle. HERTEL et ultérieurement SEIFERT avaient noté sa rareté et nous-mêmes au cours de nos nombreuses extirpations du sac, avons pu nous rendre compte que l'ostéite primitive était exceptionnelle et que si l'atteinte osseuse se produisait, c'était secondairement aux lésions de la muqueuse.

II. — Pathogénie des complications.

A) *Inflammations.*

La tuberculose du sac peut évoluer sans inflammation surajoutée et plusieurs fois nous n'avons trouvé aucun microbe dans le pus, mais souvent l'infection masque le processus tuberculeux.

Tout réservoir de l'économie où stagne un liquide est sujet à l'infection secondaire ; le sac tuberculeux est spécialement réceptif, se trouvant en communication avec les sécrétions conjonctivales et nasales. Une tuberculose intrasacculaire s'accompagne souvent vite d'infections surajoutées, favorisée encore s'il existe une perforation cutanée par abcès froid perforant du sac. C'est ainsi que chez deux de nos malades nous avons trouvé du pneumocoque dans le pus du phlegmon lacrymal.

B) *Précystites, péricystites et fistules.*

Les prédacryocystites et les péridacryocystites sont des lésions infectieuses de continuité, touchant surtout les parties molles, le lit osseux sur lequel repose directement le sac résistant parfaitement dans la grande majorité des cas.

A l'encontre des anatomistes modernes, nous reconnaîtrons au sac lacrymal non pas quatre faces, mais trois seulement : postéro-interne, externe et antérieure. Cette notion explique admirablement les lésions possibles de continuité : nous ne rencontrerons pas de lésions de voisinage au niveau de la face postéro-interne reposant sur la gouttière osseuse, et la péridacryocystite est là exceptionnelle. A la face externe, l'aponévrose sépare le sac des graisses de l'orbite : cette barrière est toujours restée infranchissable pour les lésions tuberculeuses et empêche des complications infectieuses orbitaires. La péricystite ne peut donc se développer qu'au devant du sac, dans le tissu cellulaire présacculaire sus et sous-aponévrotique, d'où la forme arrondie de la tuméfaction. La barrière aponévrotique ne résiste que peu de temps, le tissu cellulaire sous-cutané est vite envahi, et la perforation sous-cutanée se fait : « La face antérieure est la porte de sortie du tuberculome » (ROLLET).

C) *Tumeur prélacrymale.*

ROLLET a isolé et décrit, en 1900, sous le nom de tumeur prélacrymale les lésions inflammatoires ou fongueuses situées uniquement au devant du sac, celui-ci restant indemne. Il ne s'agit donc pas là d'une péricystite, mais d'une tumeur se développant dans l'espace prélacrymal isolé par ROLLET, et retrouvé anatomiquement par LAROYENNE et ARIBAUD.

ROLLET a rapporté plusieurs cas de tumeurs fongueuses prélacrymales, le sac restant intact. CIRINCIONE a confirmé l'existence de cette forme anatomo-clinique ainsi que CHAPPE. Pour expliquer la production d'une telle lésion, ce dernier auteur pense que le processus, à point de départ nasal, a suivi le canal nasal puis a contourné le sac au niveau de la gouttière lacrymonasale pour se localiser dans le tissu présacculaire. Il semble que cette pathogénie ne soit pas unique, bien qu'elle explique la plupart des faits et l'on peut comparer ces lésions aux abcès prévésicaux, périanaux ou rétro-néphrétiques, où vessie, rectum ou rein sont apparemment sains, mais ont été le point de départ de l'infection microbienne. On sait du reste que le bacille tuberculeux peut traverser une paroi intestinale saine et l'on peut admettre une pathogénie analogue pour les abcès prélacrymaux.

D) *Adénopathies : affections à distance.*

On sait qu'un foyer tuberculeux infecte aisément les ganglions correspondant au territoire où il siège et VIRCHOW,

Villemin, Chauveau ont fait connaître la propagation de la tuberculose par voie lymphatique. Il ne faut donc pas s'étonner de voir les ganglions préauriculaires, sous-maxillaires et carotidiens s'engorger, comme l'avait signalé Fick.

Chez la plupart de nos malades il en était ainsi et dès la publication de son premier cas de tuberculose primitive du sac (1899), Rollet écrivait que l'adénopathie était un signe de haute valeur en faveur de la nature tuberculeuse d'une dacryocystite. Vincent et Bérard dans leurs thèses ont étudié cette adénopathie qui se retrouve dans les deux tiers des cas environ de notre statistique, soit 12 fois sur 19.

Donc la tuberculose peut, soit restée cantonnée au sac ou envahir la voie lymphatique, sans créer de lymphangite, mais en passant directement aux ganglions tributaires. L'adénopathie est plus fréquente chez l'enfant, rare chez le vieillard et elle manquait chez un de nos malades âgé de 64 ans.

Le ganglion extirpé chez un des malades de l'un de nous, était scléreux et ratatiné, mais présentait des cellules géantes. Il semble donc que le ganglion joue un rôle de barrière vis-à-vis de l'infection tuberculeuse. Le bacille de Koch peut être enkysté et phagocyté, et sa virulence s'atténuera. Exceptionnellement, on peut voir apparaître ultérieurement une généralisation du processus, comme l'a noté Proscher. Ce sera donc, soit la voie nasale, soit la voie lymphatique, soit la voie vasculaire qui sera suivie par le bacille pour provoquer une infection à distance.

§ III. — Anatomie pathologique.

I. — *Les tuberculoses du sac avec lésions spécifiques (cellules géantes et caséification).*

On doit décrire ici les altérations macroscopiques et microscopiques. Nous devons reconnaître que l'anatomie pathologique des voies lacrymales est restée longtemps en retard sur les autres questions d'anatomie pathologique oculaire, et ce n'est qu'assez récemment, grâce à la généralisation de l'extirpation du sac que les lésions histologiques ont été classées et décrites. On peut dire que la première description d'ensemble remonte au mémoire de l'un de nous à la *Société française d'Ophtalmologie* en 1911.

A) *Lésions macroscopiques,*

Les lésions macroscopiques avaient eu leur étude déjà esquissée par HAAB en 1879. Cet auteur extirpe chez un malade porteur d'une tuberculose conjonctivale végétante des masses en crête de coq grises ou rouges jaunâtres, puis ouvre le sac lacrymal et y retrouve les mêmes produits pathologiques.

En examinant certains sacs tuberculeux on y retrouve, en effet, des fongosités grises, tremblotantes sans pus ni liquide. En d'autres cas, on voit un sac épaissi dont la surface interne est recouverte d'une membrane rouge ou grise comme la membrane tuberculogène d'un abcès froid et renfermant du liquide puriforme avec fongosités en voie de desintégration. Parfois, au contraire le sac est dur ou sclérosé, ou transformé en une masse lardacée dont l'intérieur contient des fongosités.

Ces formes végétantes ou scléreuses montrent l'évolution des fongosités qui ont tendance ou à produire du pus ou à provoquer autour d'elles une réaction fibreuse les étouffant et pouvant aboutir à une guérison progressive et spontanée.

Il ne faut pas se baser uniquement sur la présence de fongosités pour affirmer la tuberculose. Dans quatre de nos cas dans lesquels l'examen clinique et l'existence de fongosités avaient fait penser à la probabilité de l'étiologie tuberculeuse, les examens histologiques ont tous été négatifs et ont montré qu'il s'agissait d'un processus inflammatoire simple. L'examen histologique, donc, dans tous les cas est absolument nécessaire pour prouver qu'il s'agit bien de tuberculose.

On peut constater en outre macroscopiquement que l'épithélium endosacculaire ne subsiste qu'incomplètement et que la surface intérieure du sac a perdu par places son aspect uni et vernissé. Toutes les autres constatations sont d'ordre histologique et nous y reviendrons plus loin.

Nous rappellerons en outre que les lésions macroscopiques du canal sont à peu près semblables à celle du sac. Parmi les 100 observations de la statistique de Rollet et Bussy, se trouvaient quelques tuberculoses du sac. On peut appliquer à la tuberculose les conclusions que formulaient ces auteurs au

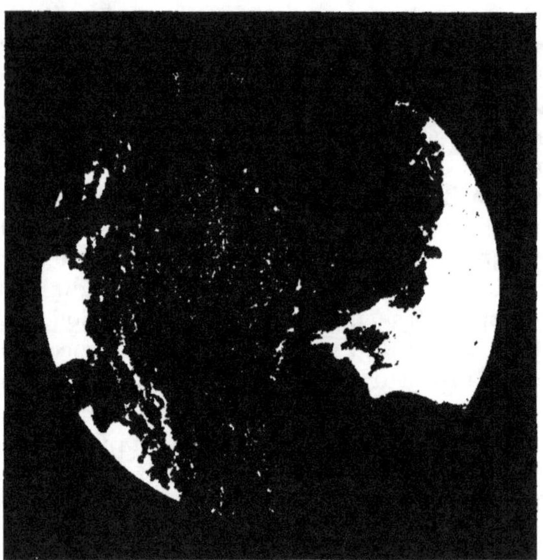

Fig. 20. — Paroi de sac avec bourgeon charnu. Extirpation, guérison.

point de vue des formes anatomiques des dacryocystites en général. Les déformations du sac et du canal suivent une évolution parallèle. Lorsque le sac est hyperplasié et subit une augmentation de volume, le canal l'est aussi et ne se trouve pas rétréci comme on pourrait le croire. A l'atrésie sacculaire, correspond une diminution de calibre du canal nasal. Il semble que les lésions évoluent parallèlement dans les deux organes soit dans le sens hyperplasique, soit dans le sens atrophique.

B) *Lésions microscopiques.*

Les altérations microscopiques de la tuberculose lacrymale sont le plus souvent spécifiques et folliculaires et les éléments caractéristiques, cellules géantes et nodules tuberculeux y sont

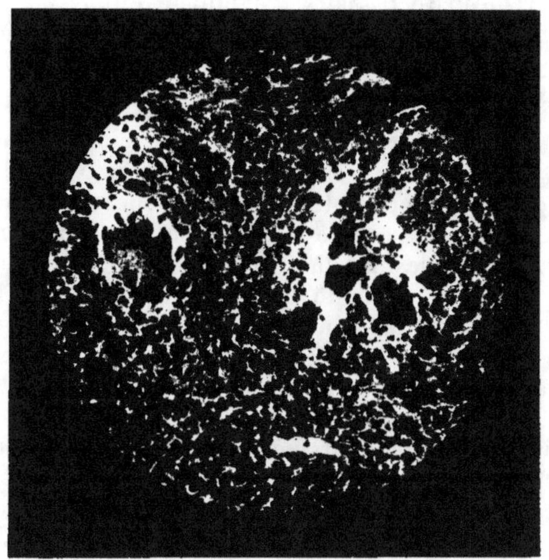

FIG. 21. — Cellules géantes dans la paroi d'un sac. Extirpation.
Récidive. Finalement guérison.

fréquents et ont été retrouvés par de nombreux auteurs, tels que LEIDHOLDT, FICK, BOCK, et surtout WAGENMANN qui a insisté sur leur description histologique.

Les examens d'AURAND et de BUSSY, exécutés sur les pièces opératoires de ROLLET, ont confirmé ces notions et nous pouvons en tirer une description histologique générale, basée sur plus de 20 cas examinés à la Clinique Ophtalmologique du Pr ROLLET.

1° *Lésions de l'épithélium.* — La muqueuse est presque constamment lésée ; les altérations portant surtout sur la couche superficielle des cellules cylindriques, la plus délicate. On peut voir tantôt une simple desquamation superficielle, tantôt une véritable ulcération endosacculaire et la surface muqueuse est remplacée par un tissu de granulations formé de leucocytes, de fibrine et de néo-vaisseaux, au milieu duquel on peut déjà voir de belles cellules géantes. Il est à noter que dans les parties conservées, l'épithélium de revêtement est fréquemment augmenté d'épaisseur et hyperplasié.

2° *Lésions de la sous-muqueuse.* — L'atteinte de la couche adénoïde sous-muqueuse représente les lésions les plus constantes et les plus importantes. Cette couche est toujours largement infiltrée de cellules embryonnaires, d'hémorragies interstitielles et de plasmazellen, comme dans toutes les inflammations à tendance subaiguë et chronique telles que la tuberculose. C'est dans cette couche que l'on voit le plus fréquemment les éléments spécifiques du tissu tuberculeux, les cellules épithélioïdes à contours indistincts et les cellules géantes du type LANGHANS avec leur couronne de noyaux en forme de fer à cheval. Nous devons d'ailleurs noter leur peu de fréquence.

Habituellement, sous l'influence des infections associées, on voit s'établir à côté et autour des lésions spécifiques, les signes histologiques d'un processus inflammatoire banal aigu ou subaigu, qui aboutit à la formation de nappes inflammatoires prenant l'aspect habituel du bourgeon charnu avec sa large exsudation leucocytaire et lympho-plasmatique et sa riche vascularisation néoformée.

3° *Lésions de la paroi fibreuse du sac.* — Cette paroi est presque toujours modifiée dans sa structure par l'intermédiaire de l'infiltration de la sous-muqueuse déjà décrite. Les nappes inflammatoires plongent en effet entre les lits superposés des faisceaux fibreux. Ultérieurement, dans les formes subaiguës à tendance sclérosante, on constate une transformation fibreuse des parois sacculaires, finissant en certains cas par constituer une véritable sclérose du sac.

· 4° *Lésions de voisinage.* — Souvent la paroi fibreuse n'est pas un obstacle süffisant à la marche du processus tuberculeux. Il se produit une atteinte du tissu cellulaire de voisinage avec ou sans perforation. Les nappes inflammatoires et tuberculeuses ont alors toute liberté pour se développer à leur aise dans le tissu cellulaire sous-cutané où l'on peut observer de belles cellules géantes et des nappes de caséification. Finalement, l'épithélium superficiel peut-être perforé par les nappes tuberculeuses et l'on voit alors se former la ou les fistules.

II. — *La dacryocystite simple des tuberculeux. Tuberculose folliculaire et non folliculaire. Tuberculose du sac à forme inflammatoire simple.*

On peut observer chez des tuberculeux des bacilloses du sac avec les caractères histologiques habituels ou des dacryocystites simples. La question se pose de savoir si le sac peut, comme la presque totalité des autres organes, être atteint de tuberculose inflammatoire simple se traduisant par des lésions histologiquement banales.

Il semble bien que la réponse puisse être positive, AXENFELD et SHIBA, ont noté chez un même sujet atteint de dacryocystite double, d'un côté des lésions tuberculeuses, de l'autre une inflammation histologiquement banale. On ne doit, dans des cas semblables, accepter qu'avec réserve le diagnostic de lésion inflammatoire simple. Les observations de l'un de nous auxquelles nous faisions allusion plus haut, concernant des cas où l'on avait posé cliniquement le diagnostic de tuberculose du sac et où le microscope n'avait montré que des lésions banales, semblent bien relever également de la tuberculose inflammatoire.

Il semble donc bien que le sac lacrymal n'échappe pas à la loi générale et qu'à côté de la tuberculose folliculaire avec ses lésions spécifiques existe une tuberculose afolliculaire ou sans lésions bacillaires nettes, telle que l'a montré A. PONCET au niveau des divers organes. Cette tuberculose peut être due à la voie d'apport du bacille (peau ou muqueuse plutôt que sang), à la virulence spéciale du bacille (assez nombreux bacilles mais atténués) à de très rares bacilles virulents, enfin à la prédominance de certains produits toxiques bacillaires non caséifiants mais sclérosants.

§ IV. — TUBERCULISATION EXPÉRIMENTALE DES VOIES

LACRYMALES DU LAPIN,

1º *Pouvoir bactéricide de liquide lacrymal.*

Nous avons déjà rappelé au chapitre de la tuberculose conjonctivale les essais de tuberculisation expérimentale du sac faits par VALUDE. Cet auteur avait constaté la difficulté à se greffer dans la conjonctive, du virus tuberculeux ; au contraire, l'inoculation dans le tissu sous-conjonctival, à l'abri du liquide lacrymal réussissait fréquemment. D'autre part, l'inoculation de cultures très actives de bacilles de Koch, dans les sacs lacrymaux de 10 lapins avait toujours été négative. VALUDE concluait au pouvoir bactéricide du liquide lacrymal.

2º *Reproduction expérimentale de la tuberculose lacrymale.*

GOURFEIN a combattu ultérieurement les conclusions du travail précédent. Par deux séries d'expériences, suivant que les glandes avaient été ou non extirpées, il a essayé d'établir le rôle bactéricide des larmes. Il a pu montrer, au contraire, que le sac est tuberculisable et que les larmes n'ont aucun pouvoir bactéricide vis-à-vis du bacille de Koch. Chez des animaux, le premier symptôme peut ne survenir qu'au bout de 3 ou 4 mois, et il faut noter que les lapins de VALUDE avaient été sacrifiés trop tôt : de 23 à 36 jours après l'expérience, GOURFEIN a pu établir que la tuberculose expérimentale des voies lacrymales se présente sous trois formes :

a) *L'abcès froid* avec marche rapide ; cet abcès siège habituellement dans la paroi antérieure du sac et peut s'ouvrir soit à l'intérieur du sac, soit à l'extérieur vers la peau, formant une fistule. C'est la variété la plus bénigne. Le pus contient le bacille de Koch.

b) *Les fongosités*, forme plus lente avec reflux par le point lacrymal d'un pus contenant le bacille : pronostic plus sérieux.

c) *La granulie du sac* : forme dangereuse à marche turpide se traduisant par du larmoiement ; le liquide ne contient pas le bacille. A l'autopsie, granulations grisâtres criblant la muqueuse.

En général l'évolution a été lente, mais il s'est produit assez fréquemment des généralisations aux poumons, au foie et à la rate.

On peut conclure de cet exposé que la tuberculose est inoculable au sac lacrymal du lapin, comme l'a montré GOURFEIN. Les idées de VALUDE expliquent par contre, pourquoi les tuberculoses lacrymales sont des tuberculoses atténuées.

§ V. — SIGNES ET FORMES CLINIQUES.

L'un de nous a consacré une série d'articles et de rapports parus de 1899 à 1924 à la tuberculose des voies lacrymales et à son traitement. Une statistique personnelle comprenant 40 cas. contrôlés histologiquement, constitue une documentation personnelle précise, et c'est de son étude que l'on peut tirer les exposés suivants sur les formes cliniques de la tuberculose des voies lacrymales.

Le polymorphisme général des lésions bacillaires se retrouve au niveau du sac. Des facteurs innombrables déterminent les diverses expressions symptomatiques, tels que l'âge, la réceptivité, l'hérédité, les variations individuelles de forme et de dimensions des voies lacrymales. Les infections associées modifient profondément l'aspect. Enfin, les virulences variables du bacille de Koch et l'étude de réceptivité du sujet provoquent des réactions et des lésions très différentes.

Nous adopterons avec ROLLET et BUSSY la classification suivante qui permet d'englober la totalité des cas publiés.

Formes pures et primitives : l'atrésie tuberculeuse des voies lacrymales, la tumeur blanche lacrymale, l'abcès froid et le fibrome tuberculeux du sac.

Formes secondaires à une tuberculose du voisinage siégeant sur la peau ou la muqueuse nasale, la conjonctive ou les os voisins.

Formes compliquées d'inflammation surajoutée, de tumeur

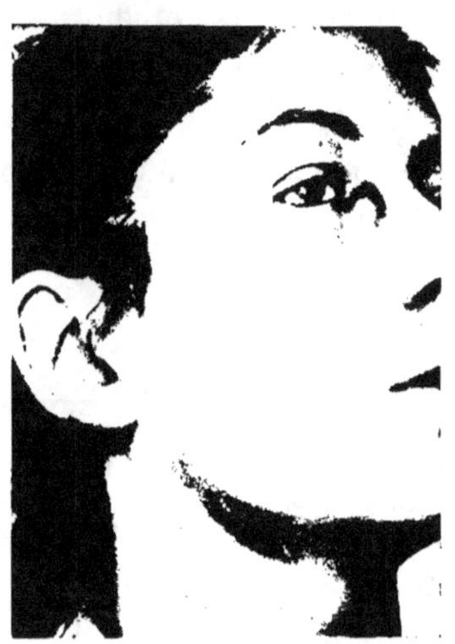

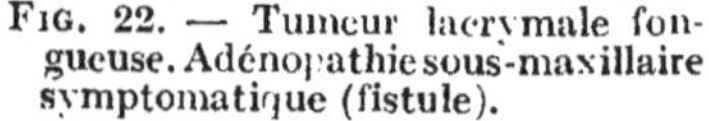

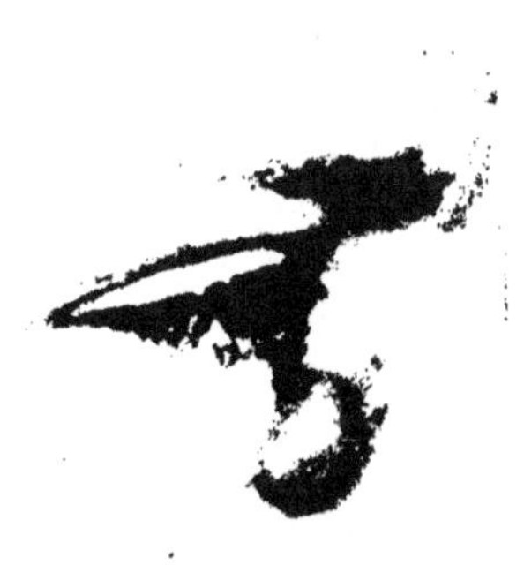

FIG. 22. — Tumeur lacrymale fongueuse. Adénopathie sous-maxillaire symptomatique (fistule).

FIG. 23. — Tumeur lacrymale fongueuse. Tuberculose non suppurée.

prélacrymale, de fistule, de carie osseuse ou d'extension aux parties voisines et à l'œil.

I. — Formes pures ou primitives.

Ce sont les formes les plus caractéristiques car elles sont dues à la colonisation du seul bacille de Koch au niveau du système d'excrétion lacrymal, sans infections surajoutées, sans tuberculoses de voisinage et sans complications.

A) *Atrésie tuberculeuse des voies lacrymales* larmoiement simple des tuberculeux).

Cette forme se rencontre chez des sujets porteurs de lésions
tuberculeuses du poumon, de l'intestin ou des ganglions. On ne
retrouve habituellement par l'interrogatoire aucun passé inflammatoire oculaire, pas de lésions nasales et le cathétérisme est
habituellement impossible. Il n'existe aucun gonflement du

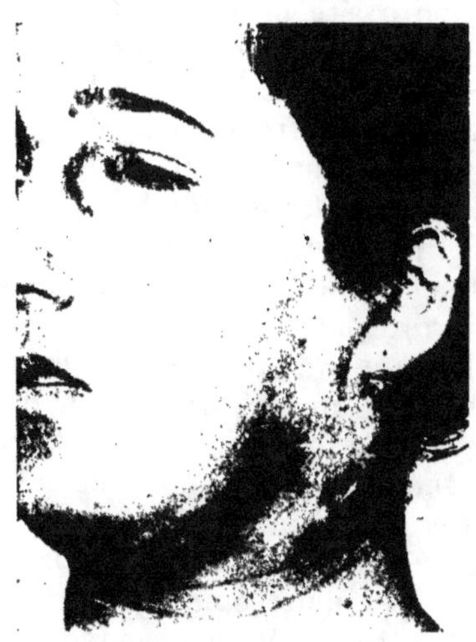

Fig. 24. — Empyème lacrymal tuberculeux. Adénopathies suppurées
multiples.

sac, aucun reflux canaliculaire par la pression sur la région
sacculaire. Si l'on enlève le sac, on constate que l'examen bactériologique est négatif et que le microscope ne montre qu'une
sclérose pure du sac lacrymal, sans édification de lésions spécifiques.

Il semble s'agir là d'une forme d'emblée cicatricielle, fibreuse
et sèche, sans stade préliminaire de suppuration et l'on ne saurait
mieux la comparer, comme le fait ROLLET, aux rétrécissements

tuberculeux simples de l'intestin. Cet aspect clinique très particulier doit rentrer dans le cadre de la tuberculose inflammatoire de PONCET, comme le prouvent certaines observations de malades atteints de dacryocystites bilatérales et présentant d'un côté des lésions tuberculeuses manifestes et de l'autre une atrésie simple avec du larmoiement.

B) *Tumeur blanche lacrymale.*

Cette dénomination a été proposée en 1899 (ROLLET) pour désigner la tuberculose lacrymale fongueuse. C'est la forme la plus typique, la plus caractéristique des bacilloses sacculaires, et semble-t-il, l'une des plus fréquentes.

Ces malades présentent au niveau de la région du sac une tuméfaction empâtée avec fausse fluctuation et une sensation de mollesse particulière due aux fongosités. La peau n'est généralement pas adhérente et garde sa coloration normale. La pression sur le sac ne fait sourdre aucun liquide par les points lacrymaux et ne réduit pas la tumeur ; il existe un larmoiement simple d'origine mécanique par simple obstruction des voies d'excrétion due à la présence des fongosités. Le cathétérisme qui n'est pas à faire est en général impossible, et cependant l'obstruction n'est pas toujours totale, puisque dans certains cas, comme celui de BUTLER, on peut constater que l'injection de liquide dans les voies lacrymales passe dans le nez.

Anatomiquement cette forme correspond à l'envahissement de la cavité du sac par des fongosités. C'est un aspect clinique de début, susceptible de se transformer en une des formes suivantes et très facilement curable par l'extirpation du sac (*fig. 22 et 23*).

C) *Abcès froid lacrymal.*

Deux symptômes nouveaux caractérisent cette forme qui représente assez souvent un mode d'évolution de la précédente : la fluctuation vraie et la suppuration.

La palpation, qui montre au sac notablement augmenté de volume, décèle une véritable fluctuation nette et caractéris-

tique et non cette sensation vague d'empâtement diffus de la
tumeur blanche lacrymale. La pression permet une réduction
partielle de la tumeur, qui n'existait pas dans la forme précédente,
et s'accompagne d'un reflux canaliculaire d'un liquide d'aspect
varié. C'est, dans les cas les plus caractéristiques, un pus mal lié
et granuleux, mais ce peut être un liquide d'aspect plus franc,
assez semblable au pus banal de suppuration. Nos observations sont formelles à cet égard et montrent que les seules
caractéristiques du pus sont insuffisantes le plus souvent à faire
le diagnostic (*fig.* 24).

Ces formes correspondent anatomiquement à des abcès froids
microscopiques provenant de la caséification des parois du sac
et évacués à l'intérieur de la cavité, comme le prouvent les
observations d'AURAND faites sur les malades de la Clinique
Ophtalmologique de Lyon.

D) *Fibrome tuberculeux lacrymal.*

Cette forme clinique est d'un aspect très spécial ; elle est
assez rare et BEN AOUDA dans sa thèse inspirée par ROLLET
n'a pu rappeler que trois observations appartenant à cet auteur,
plus une de BOCK.

Cliniquement il s'agit de malades présentant une tuméfaction
ovoïde à grand axe vertical, bridée par le tendon de l'orbiculaire, et à accroissement très lent. La tumeur est dure, à limites
nettes et la peau roule facilement sur elle. La pression ne permet
aucune réduction de la tumeur et ne fait pas sourdre de pus.
L'ablation du sac est particulièrement facile dans cette forme
et est suivie de guérison rapide.

Anatomiquement, les lésions se sont montrées, entre les mains
de BUSSY, caractérisées par une desquamation épithéliale et
un formidable épaississement de la paroi fibreuse du sac, au
sein de laquelle se voient des cellules épithélioïdes et des cellules
géantes. Il semble que ce soient des formes à tendance scléreuse
avec hyperplasie conjonctive prenant le pas sur toutes les autres
lésions anatomiques et probablement liées à l'action d'un bacille
spécialement atténuée.

II. — Formes secondaires à une tuberculose de voisinage.

Dans ces cas l'atteinte du sac n'est plus isolée, mais fait partie d'un ensemble pathologique plus complexe qu'elle aggrave.

A) Formes secondaires à un lupus : lupus des voies lacrymales.

Le lupus initial siège à la peau ou plus souvent au niveau de la muqueuse nasale. Les complications lacrymales du lupus sont très fréquentes et ROLLET et CURTIL ont montré que dans leur statistique portant sur 17 cas, 40 % des malades environ en étaient atteints. Habituellement il s'agit d'un simple larmoiement causé soit par l'atrésie tuberculeuse du sac et du canal dans les lupus de la muqueuse nasale, soit par un simple ectropion causé par le lupus cutané voisin, sans lésions des voies d'excrétion elles-mêmes. Enfin, plus rarement, on peut constater la production d'une tumeur blanche lacrymale.

B) Tuberculose lacrymale d'origine conjonctivale.

C'est là une complication rare de la tuberculose conjonctivale qui est elle-même très peu fréquente. Les lésions sacculaires peuvent être fongueuses, sclérosantes ou suppurées ; elles suivent l'évolution de l'atteinte conjonctivale originelle et ne guérissent pas sans cette dernière.

C) Tuberculose lacrymale d'origine ostéo-périostique.

Nous ne ferons que signaler cette forme que nous n'avons personnellement jamais observée et qui n'a été individualisée que par les observations d'ailleurs douteuses de HERTEL et SEIFERT.

III. — Formes compliquées.

A) Tumeur blanche ou abcès froid lacrymal réchauffé.

Dans ces cas l'allure clinique est modifiée par l'adjonction d'un processus inflammatoire banal surajouté. Les phénomènes sont comparables à ce qui se produit au niveau d'une adéno-pathie sous-maxillaire brusquement réchauffée par un abcès dentaire ou une amygdalite. Cette inoculation est très fréquente en raison de multiples causes d'infection qui menacent un sac dilaté où stagnent les liquides souillés venus de la conjonctive. Les recherches bactériologiques de ROLLET et BUSSY montrent que l'agent le plus actif et le plus constant était le pneumocoque.

L'aspect est alors celui d'une dacryocystite banale avec empyème du sac. La conjonctive du grand angle est habituellement rouge et tuméfiée, et la pression sur le sac provoque le reflux d'un écoulement de pus bien lié ou de mucopus. La region sacculaire est chaude et un peu douloureuse ; les ganglions sont volumineux et empâtés et grossissent rapidement d'un jour à l'autre ; enfin, parfois, au cours d'une poussée particulièrement aiguë, on voit se produire un phlegmon périlacrymal et une fistule. Ces épisodes inflammatoires peuvent se produire à plusieurs reprises au niveau d'un sac tuberculeux, jusqu'au jour où le malade impatienté et gêné vient se montrer à l'ophtalmologiste.

Au cours des poussées aiguës, le diagnostic est assez difficile avec la dacryocystite aiguë : on pensera néanmoins à la possibilité d'une tuberculose lacrymale si la pression n'efface pas complètement la tumeur sacculaire mais laisse à son niveau une tuméfaction mollasse irréductible, si dans l'intervalle des poussées aiguës la péridacryocystite ne se résoud pas complètement mais laisse une région rouge, enflammée et fistulisée et surtout si le sujet est jeune et porteur d'adénites sous-maxillaires et cervicales récentes ou de cicatrices de vieilles adénopathies suppurées.

B) *Tumeur prélacrymale tuberculeuse.*

Cette forme est en réalité une tuberculose de voisinage, relativement indépendante du sac lacrymal (ROLLET). Elle est caractérisée par une collection fongueuse qui se forme en avant d'un sac cliniquement indemne. Il n'y a pas d'écoulement lacrymal purulent concomitant, spontané ou provoqué et pas de communication apparente avec le sac. L'état lacrymal antérieur est nul ou insignifiant. Fait intéressant, il suffit de gratter les masses prélacrymales pour obtenir une guérison sans avoir à toucher aux voies lacrymales.

Parfois, on peut voir les collections fongueuses développées dans la paupière ou le sillon orbito-palpébral inférieur, sans lésions du sac.

En réalité ces bacilloses de voisinage sont bien d'origine sacculaire mais le bacille de Koch n'a laissé aucune trace de son passage à travers les parois et la colonisation s'est faite au delà de celles-ci.

C) *Tuberculose lacrymale à forme ganglionnaire.*

Nous avons déjà insisté sur l'adénopathie satellite de toutes les tuberculoses du sac, quelle qu'en soit la forme, mais nous désirons attirer l'attention sur les cas ou l'adénopathie est le principal sinon le seul signe clinique. La lésion du sac est là peu de chose et se manifeste uniquement par du larmoiement. Ce qui domine la scène, c'est l'adénopathie sous-maxillaire. Nous avons eu l'occasion d'observer un enfant de 5 ans atteint d'adénopathies sous-angulomaxillaires indolores, un peu empâtées. Au début, on observait un peu de larmoiement et ce n'est qu'au bout de six à huit mois qu'est apparue une tumeur blanche lacrymale.

Cette forme rare montre la nécessité d'examiner les voies lacrymales pour trouver l'origine des adénopathies froides, si fréquentes chez les enfants.

D) *Fistule lacrymale tuberculeuse.*

La fistulisation est la terminaison habituelle des tuberculoses lacrymales non traitées. Au niveau de la partie infratendineuse du sac, s'ouvre un pertuis irrégulier qui constitue l'orifice externe de la fistule. Ces dernières peuvent d'ailleurs être multiples, séparées les unes des autres par des ponts minuscules de peau déchiquetée. Une croûte recouvre habituellement tous ces détails.

Les caractères des fistules varient suivant les formes : c'est tantôt l'ulcère arrondi à bords décollés de l'empyème caséeux fistulisé, tantôt l'ouverture béante de la tumeur blanche fistulisée par laquelle sort un bourgeon rouge ou fongueux.

D'ailleurs à ce stade, se surajoutent habituellement des infections banales déterminant rougeur, inflammation et suppuration plus ou moins marquées, qui viennent masquer les aspects spéciaux et habituels des fistules liées aux processus bacillaires.

E) *Carie osseuse lacrymale tuberculeuse.*

Cette forme paraît avoir été très fréquente autrefois mais se voit exceptionnellement aujourd'hui. L'unguis et l'apophyse montante du maxillaire résistent habituellement admirablement à l'infection tuberculeuse et restent indemnes le plus souvent. Jamais nous n'avons rencontré de lésions ostéopériostiques au cours de l'ablation du sac tuberculeux et l'un de nous dont l'expérience porte sur l'ablation de plus de mille sacs lacrymaux divers n'a jamais eu sous les yeux cette lésion.

Il semble que la fréquence de la carie bacillaire lacrymale était conditionnée autrefois par la brutalité de la thérapeutique utilisée par les anciens auteurs : cautérisations profondes, curettages violents. Les complications osseuses observées actuellement sont rares et peu marquées. Ce que l'on voit le plus souvent, ce sont des réactions périostiques légères observées à la suite de l'extraction du sac chez les enfants lorsque l'on a ruginé un peu trop énergiquement la gouttière lacrymale. Mais il semble que l'on puisse affirmer que la carie osseuse lacrymale n'existe pas.

F) *Formes compliquées par extension aux parties voisines.*

Il s'agit là de lésions tuberculeuses de voisinage causées par l'extension du processus primitivement localisé au sac.

1° *La conjonctive* peut être inoculée par le pus refluant d'un sac tuberculeux. Une telle éventualité est rare, mais connue depuis les observations d'AURAND, DE LAPERSONNE et ROCHON-DUVIGNEAUD : dans tous ces cas, la conjonctive s'est tuberculisée par les points lacrymaux, où les lésions ont débuté. On peut en certains faits exceptionnels voir la cornée se contaminer ultérieurement comme dans l'observation de Bourtzew. Rollet et Bussy ont observé chez une de leurs opérées une poussée passagère de kératite phlycténulaire.

2° *Les fosses nasales* peuvent également se contaminer. La tuberculose lacrymale à début nasal est très fréquente, mais le lupus nasal à début lacrymal est beaucoup plus rare bien qu'incontestable.

3° *La peau des régions de voisinage* peut être ultérieurement atteinte de lupus. Arnozan, à la suite de Renouard et Dubois-Havenith, a rapporté trois observations où un lupus de la joue est consécutif à des lésions nasales par l'intermédiaire d'une fistule lacrymale et le début du lupus cutané s'est fait autour de l'orifice cutané. De Lapersonne et Leloir, Tavernier ont montré l'existence de lésions lupiques du nez, de la joue, de la muqueuse nasale consécutives à des dacryocystites tuberculeuses. Chez une de ses opérées, Rollet a observé deux ans après l'ablation d'un sac rempli de fongosités, l'apparition d'un petit lupome dans la cicatrice, lésion qui s'étendit à la joue et aux ganglions et qui guérit par la finsenthérapie.

4° *Les paupières* peuvent être le siège d'abcès froids ; il s'agit là d'un fait extrêmement rare. L'un de nous a observé chez une femme atteinte de dacryocystite tuberculeuse, l'existence d'un abcès froid de la paupière inférieure, en tranche d'orange. Cette lésion guérit très simplement par l'ablation du sac et par l'ouverture et le curettage de l'abcès palpébral.

G) *Formes compliquées de lésions tuberculeuses à distance.*

Ces cas sont très exceptionnels et habituellement les sujets atteints de tuberculose lacrymale sont bien portants. On peut voir se développer ultérieurement d'autres tuberculoses chirurgicales, fait d'ailleurs rare, mais la tuberculose pulmonaire est exceptionnelle. Cette dernière éventualité a cependant été observée par Prœscher qui a vu se développer chez un de ses malades une tuberculose pulmonaire. Il faut bien distinguer ces cas de ceux où les lésions pulmonaires étaient très antérieures à la localisation lacrymale comme dans l'une de nos observations.

§ VI. — Diagnostic.

Ce chapitre doit comprendre deux parties distinctes : diagnostic clinique et diagnostic de laboratoire.

I. — **Diagnostic clinique.**

Le diagnostic clinique est souvent assez facile et peut se faire à l'aide d'un ensemble de signes. On s'appuiera sur l'âge de l'apparition de l'affection en se rappelant que c'est surtout au moment de la croissance de l'individu que se développe la tuberculose du sac. La question du sexe a une certaine importance, les filles étant plus touchées que les garçons. On recherchera les conditions possibles d'hérédité et de contagion, les stigmates d'autres tuberculoses et la possibilité de lésions coexistantes éteintes ou en activité. On fera un examen rhinoscopique et on recherchera par la palpation la présence des adénopathies.

La pression sur la lésion lacrymale permettra d'apprécier la mollesse de la tumeur fongueuse ou au contraire la dureté du sac en voie de sclérose ; l'inspection montrera parfois la présence de grumeaux caséeux, de fongosités molles, et de fistules à bords violacés. Voyons maintenant les particularités des diverses formes cliniques.

A) *Diagnostic avec les lésions inflammatoires.*

1º *Tumeur lacrymale.* — Dans ce cas il s'agit d'un vieillard ou d'un adulte à aspect vigoureux atteint d'actasie d'un sac aminci soulevant un tégument distendu, avec issue par les points lacrymaux, à la pression, d'un liquide opalin ou franchement purulent ; il n'y a pas d'adénopathie. La fistulisation, si elle se produit, est précédée d'une coloration violet rosé, du type inflammatoire.

Si au contraire il s'agit d'un empyème caséeux à tendance

fistulisante, c'est une matière puriforme qui est évacuée au dehors. La peau a une teinte livide, d'aspect froid, peu inflammatoire. La fistulisation une fois opérée, on aperçoit sous la peau amincie une cavité à fond grisâtre, recouvert d'une masse fongueuse.

2° *Dacryocystite simple.* — Dans les cas chroniques, sans ectasie notable du sac, le diagnostic peut être délicat entre la tuberculose et la dacryocystite simple. On se basera en faveur de cette dernière sur l'âge des sujets, le bon état général, l'absence d'adénopathie, mais on se méfiera des écoulements rebelles et chroniques.

3° *Pré et péricystite.* — Si le sujet jeune est atteint d'un phlegmon à pneumocoques ou à streptocoques, on note la teinte inflammatoire de la peau, l'œdème de voisinage, la sensation de chaleur et douleur, les antécédents. L'incision montre un pus jaune et crémeux et peut permettre une guérison sans ablation du sac, par sclérose progressive de ce dernier.

Dans les cas où un épisode inflammatoire aigu est venu se greffer sur une tuberculose chronique du sac, le diagnostic est plus embarrassant. On se basera sur la persistance d'une lésion chronique évoluant après une poussée aiguë, l'aspect atone de la petite plaie, et surtout l'adénopathie pour affirmer qu'il s'agit de tuberculose.

4° *Dans les cas de tumeur prélacrymale inflammatoire,* sans reflux de pus par les points lacrymaux à la pression, on notera qu'après l'incision, on ne voit pas de fongosités. Dans ces cas la lésion, superficielle, guérit après simple curettage.

5° *S'il y a une fistule ancienne,* c'est la couleur, l'état des bords de l'ulcère, l'existence d'une fongosité ou d'un grumeau caséeux émergeant du fond, l'âge du sujet et son état général qui entreront en ligne de compte. On se méfiera des fistules chroniques des adolescents à antécédents suspects, sutout si l'ablation du sac n'est pas suivie de réunion, et s'il se forme une nouvelle fistule.

B) *Diagnostic avec la syphilis lacrymale.*

1° Le *chancre primitif* peut siéger dans la région cutanée
juxta lacrymale et s'accompagner d'une dacryocystite simple de
voisinage, le syphilome primitif se reconnaît à ses caractères
habituels : érosion papuleuse ou fissuraire, de couleur cuivrée
à induration caractéristique, s'accompagnant d'une adénopathie dure et se terminant par résolution spontanée.

2° La *syphilis tertiaire* peut atteindre le sac et les tissus envi-
ronnants. Une gomme peut être cutanée et juxtalacrymale ou
d'emblée osseuse et sacculaire. L'ostéosyphilose lacrymale se
traduit par une hyperostose avec des phénomènes de compres-
sion de voisinage ou de carie à caractères assez speciaux : peu
ou pas de suppuration. issue de liquide visqueux, pas de fongosités.

Ces gommes du sac produisent une destruction complète du
sac. Elles peuvent se voir dans la syphilis acquise et plus rarement dans l'hérédosyphilis. Nous avons eu l'occasion d'observer
un cas de cette dernière catégorie chez un enfant de 11 ans.
L'aspect clinique était au premier abord celui d'une tuberculose
lacrymale, mais un examen plus complet nous a montré des
dents de Hutchinson et des opacités cornéennes, trace d'une
kératite interstitielle antérieure. Le Wassermann positif et
la guérison par le traitement nous ont montré que le diagnostic
de gomme syphilitique était certain. Dans ces cas, on s'adressera
à l'étude des antécédents. Chez les sujets où l'âge permet de
supposer une syphilis acquise c'est à la recherche des autres
accidents de syphilis, à la notion d'un chancre primitif très
antérieur, aux résultats du Wassermann que l'on devra s'appliquer. Chez les malades jeunes où la notion d'hérédospécificité se pose, c'est aux stigmates habituels et notamment à la
nature des lésions dentaires, oculaires et ostéoarticulaires que
l'on devra s'adresser. (FARJOT, *Th. de Lyon*).

En définitive et dans les cas douteux c'est le traitement antispé-
cifique qui finira par lever tous les doutes. La rétrocession
rapide des phénomènes lacrymaux sous l'influence de l'iodure,

et dans notre cas il a suffi d'une semaine de traitement ioduré, est le meilleur des signes de la nature étiologique de l'affection présentée par le sujet.

C) *Diagnostic avec les granulomes sacculaires.*

Il s'agit là de productions charnues, exubérantes, émergeant d'une fistule lacrymale ou au niveau du sac incisé. Le diagnostic clinique peut se faire uniquement sur l'aspect : le bourgeon charnu est plus rosé, plus lumineux et d'aspect plus vivant que les fongosités tuberculeuses. Il est, en outre, plus résistant à la traction, parfois nettement pédiculé, toujours assez ferme, alors que les fongosités sont molles et friables. Dans les cas douteux, le microscope fixera le diagnostic.

D) *Diagnostic avec les néoplasmes lacrymaux.*

Ces tumeurs sont bénignes ou malignes. Sans être fréquentes, elles ne sont pas exceptionnelles puisque MARTIGNY a pu dans sa thèse en réunir 6 cas dont 3 appartenant au Pr ROLLET.

Il ne faut pas compter ici baser son diagnostic sur l'hémorragie, les douleurs et l'adénopathie qui ont manqué dans les cas que nous avons pu observer.

Avant le stade d'ulcération, le diagnostic clinique est difficile à poser et l'on pourra tout au plus soupçonner la tumeur chez des sujets d'aspect vigoureux indemnes de toute lésion bacillaire. Les néoplasmes ne présentent pas de dureté spéciale et l'aspect est souvent celui d'une dacryocystite. Mais l'indication de l'ablation du sac est ici formelle et ce n'est qu'à l'examen histologique que l'on se rendra compte de la malignité du processus. On aura fait aussi à la fois et le diagnostic et le traitement de choix.

Plus tard, au stade d'ulcération, quand la tumeur a envahi la peau, le diagnostic est plus simple : c'est l'aspect d'un épithéliome ulcéré de la peau, avec ses bords indurés et surélevés et son fond rougeâtre, et ses douleurs. La question de l'âge a ici une très grosse importance.

E) *Diagnostic avec les concrétions lacrymales.*

Dans ces cas, ce sont les canalicules lacrymaux et plus spé
cialement l'inférieur, qui sont tuméfiés. Les points lacrymaux
sont très dilatés. La pression fait sourdre un liquide jaune ou
gris, avec concrétions muriformes s'écrasant sous le doigt. La
localisation canaliculaire et non sacculaire des lésions, l'aspect
du liquide, la présence des concrétions dures permettent un
diagnostic facile. Ajoutons que l'étude microscopique a permis
de voir dans ces concrétions du leptothrix, du streptothrix,
parfois de l'actinomyces ou un bacille filamenteux cultivé par
MORAX sur gelose.

F) *Diagnostic avec la lèpre.*

Le tuberculome et le lupome de la conjonctive sont assez
semblables, mais il ne semble pas exister de documents sur la
lèpre lacrymale. Dans les cas éventuellement douteux, le diagnostic pourrait se faire par le microscope.

G) *Diagnostic avec les affections paralacrymales.*

On ne confondra pas la tuberculose lacrymale avec un nodule
tuberculeux de la peau de la région ou une ulcération cutanéo-
muqueuse de l'angle interne. Le lupus cutané de la région du
sac se reconnaît par les caractères habituels : tubercule solitaire
enchâssé dans le derme, de teinte gelée de pomme ou sucre d'orge.
Il existe habituellement des lésions voisines.

On éliminera rapidement les furoncles et kystes sébacés de la
région, dont le diagnostic est rapide et facile.

H) *Diagnostic avec les ostéites.*

En cas d'ostéite paralacrymale, de l'apophyse montante ou du
rebord orbitaire inférieur, on peut noter un gonflement froid
et chronique adhérent à l'os, évoluant de la profondeur à la
surface. Ultérieurement l'abcès froid ossifluent donne issue à
son contenu caséeux ou fongueux et le stylet conduit sur un ou

plusieurs séquestres cariés, en même temps que l'on perçoit une fine crépitation caractéristique.

Dans ces cas d'abcès osseux, Rochon-Duvigneaud a donné un signe particulier : le battement de l'artère angulaire au devant de la tuméfaction, qui prouve que cette dernière est partie d'une zone plus antéro-interne que le sac lacrymal.

Après cicatrisation, on constate une adhérence profonde avec l'os qui ne se retrouve pas dans les tuberculoses du sac.

I) *Diagnostic avec l'actinomycose.*

Celle-ci est exceptionnelle au niveau du sac. Tioumantzeff en a décrit un cas chez un homme de 39 ans. L'incision du sac a permis l'extraction d'un grumeau blanchâtre et dur ressemblant à un cristallin cataracté. L'examen a montré la présence des filaments mycéliens avec corps en massue. En cas d'actinomycose, il existe une tuméfaction indurée plaquée à l'os, sans adénopathie. Après fistulisation on voit s'écouler un pus renfermant des grains jaunes, reconnaissables par l'examen microscopiques et la guérison se fait par l'incision et l'iodure de potassium.

J) *Diagnostic avec la sporotrichose.*

Depuis les travaux de de Beurmann et Gougerot, on a recherché les localisations possibles de la sporotrichose au niveau de l'œil et de ses annexes. Morax et Carlotti ont rapporté un cas de sporotrichose de l'angle externe de la paupière inférieure. Gifford a décrit la sporotrichose prélacrymale. Il s'agissait, dans la publication de ce dernier auteur, de tumeurs prélacrymales analogues cliniquement aux descriptions antérieurement faites par l'un de nous, probablement sporotrichosiques, peut-être tuberculeuses, car le diagnostic bactériologique ne fut pas fait. Dans les cas de Gifford, le contenu des abcès prélacrymaux était représenté par de petites masses granuleuses contenant un peu de pus, localisées à la région prélacrymale.

On se rappellera pour le diagnostic clinique que dans sa forme type, la sporotrichose ressemble à la gomme syphilitique.

C'est une infiltration dermique circonscrite ou un nodule hypodermique ; l'indolence est totale ; puis la tumeur devient fluctuante, la peau se fistulise et l'on voit sortir un liquide visqueux qui devient purulent. Souvent on constate des foyers multiples disséminés : lymphangites, adénopathies. L'ulcération progresse et finit par dénuder la zone abcédée : le fond en est rouge et saignant. Les lésions régressent par l'iodure de potassium.

C'est à l'état d'ulcère que la sporotrichose se rapproche le plus de la tuberculose. Parfois l'épreuve du traitement par l'iodure et l'examen bactériologique seront nécessaires. On peut se passer d'étuve et de microscope et se contenter d'ensemencer le pus ou l'exsudat sur des tubes de gelose glycosée peptonée : les colonies sont caractéristiques à l'œil nu.

K) *Diagnostic avec la cellulite ethmoïdale.*

La suppuration ethmoïdale peut simuler une pseudo-tumeur lacrymale située à l'angle inféro-interne de l'orbite. Le diagnostic peut être difficile en l'absence de renseignements rhinologiques, toutefois dans l'empâtement ethmoïdal la pression ne fait pas sourdre de pus par les points lacrymaux et après l'incision de la tuméfaction, le stylet s'enfonce profondément dans les cellules ethmoïdales.

II. — Diagnostic de laboratoire.

Quatre méthodes peuvent être utilisées : l'examen histologique, la recherche du bacille par examen direct, culture ou inoculation, les réactions à la tuberculine, la séro-réaction agglutinante.

A) *Diagnostic par l'examen anatomo-pathologique.*

L'examen histologique d'un fragment de sac excisé ou d'un bourgeon fongueux pourra donner des renseignements précieux. Les recherches les plus fructueuses sont celles qui peuvent se faire sur un sac enlevé en totalité.

On peut dire qu'après toute ablation de sac suspect, l'examen histologique doit être pratiqué et cette conduite est suivie à la lettre à la Clinique Ophtalmologique de Lyon.

Les résultats sont habituellement nets. Toutefois il faut bien savoir que si l'on a considéré pendant longtemps les cellules épithélioïdes et les cellules géantes comme caractéristiques du processus tuberculeux, on sait aujourd'hui que d'autres affections se caractérisent par la présence des mêmes éléments. On retrouve en effet, cellules épithélioïdes, cellules géantes et caséification dans la lèpre, les sporotrichoses et la syphilis tertiaire. Nicolas et Favre ont insisté sur la difficulté qu'il peut y avoir à séparer par la seule histologie les lésions spécifiques tertiaires et les lésions tuberculeuses.

Les inoculations et les recherches bactériologiques devront donc compléter un diagnostic que l'anatomie pathologique à elle seule ne peut élucider complètement, mais on se rappellera que de toutes les affections produisant des lésions à cellules géantes, la tuberculose est de beaucoup la plus fréquente.

B) *Diagnostic par la recherche du bacille de Koch.*

C'est certainement de tous les procédés de laboratoire le plus précis. La constatation du bacille de Koch permet d'affirmer la tuberculose, mais son absence ne permet pas d'éliminer cette dernière.

1° *Recherche directe par la coloration.* — On peut rechercher le bacille dans le pus, les fongosités, ou sur un fragment de sac, dans les coupes histologiques. On emploiera la technique habituelle de Ziehl : coloration par la fuchsine phéniquée, décoloration par l'acide nitrique au 1/3, lavage et contre-coloration du fond au bleu de méthylène. Le fond est coloré en bleu et les bacilles se détachent en rouge. Cette méthode permet d'éliminer les bacilles non tuberculeux, toujours moins acido-résistants que le bacille de Koch.

Cette méthode a donné de nombreux résultats positifs, mais il faut savoir qu'au niveau du sac comme dans toutes les tuberculoses chirurgicales, il est fréquent de ne pas retrouver de

bacilles, DE LAPERSONNE, POULARD, CHAILLOUS l'ont cherché en
vain dans le pus sacculaire. POULARD, après un examen négatif
dans le sac, ponctionne les ganglions lymphatiques et trouve
le bacille dans le pus des adénopathies.

Un examen direct positif a donc une valeur absolue, mais un
résultat négatif dans cet ordre de recherches ne doit pas faire
éliminer la tuberculose si les données cliniques font soupçonner
celle-ci.

2° *Recherche du bacille par la culture*. — Cette technique,
qui donne de beaux résultats entre les mains de bactériologistes
expérimentés, est longue et malgré tout irrégulière. Elle est
en outre difficile, exige des milieux spéciaux. Il s'agit là d'un
procédé très intéressant, mais peu pratique parce que lent et
incertain.

3° *Recherche du bacille par l'inoculation*. — Cette méthode
préconisée par VILLEMIN est essentiellement française. Son
auteur utilisait le lapin et l'on tend actuellement avec MORAX
et CHAILLOUS à préférer le cobaye, moins résistant et plus sensible
à l'infection tuberculeuse. On se servira donc de ce dernier
animal chez lequel on pourra utiliser plusieurs voies.

NATTAN-LARRIER et GRIFFON ont eu recours à l'inoculation
à la mamelle de la femelle de cobaye en lactation ; dans les cas
positifs, les bacilles apparaissent rapidement dans la sécrétion.
Cette voie mammaire est peu pratique. Les inoculations intra-
péritonéales sont plus sensibles, mais s'il existe une infection
surajoutée, les animaux meurent rapidement de septicémie. La
voie sous-cutanée est la plus sensible : on fera une inoculation
dans les régions infra-abdominale ou crurale supérieure, à
l'aide de fongosités retirées, de pus sacculaire ou ganglionnaire.
Cette inoculation sera suivie, dans les cas d'infection banale
surajoutée, d'une suppuration circonscrite rapide, puis ultérieurement de l'évolution du processus tuberculeux. En ce
dernier cas, on constate vers le 15e jour, au point d'inoculation
un tubercule ou un ulcère chancreux. Les ganglions inguinaux
et cruraux apparaissent vers le 12e ou le 15e jour, le ganglion
lombaire vers le 20e, le ganglion rétro-hépatique vers le 25e ;

ultérieurement se font l'évolution des tubercules hépatiques et spléniques, puis la généralisation pulmonaire et trachéobronchique. Pour avoir rapidement une certitude, ARLOING conseillait l'extirpation du ganglion de l'aine et l'examen des frottis : si l'on trouve des bacilles, le résultat est acquis.

Telle est la marche habituelle de l'affection tuberculeuse expérimentale. Souvent, elle peut varier suivant le degré de virulence du bacille de Koch. Habituellement, en matière de tuberculose lacrymale, il s'agit d'un microbe atténué et l'inoculation provoque simplement une hypertrophie des ganglions inguinaux et cruraux sans généralisation. ARLOING a constaté qu'en ces cas une lésion atténuée infecte le cobaye mais échoue sur le lapin.

Cette méthode est un excellent procédé de laboratoire à ajouter à l'examen histologique et recommandée comme telle par MORAX et CHAILLOUS. L'un de nous l'a utilisée avec succès comme moyen de confirmation dans la plupart de ses cas. Habituellement elle est positive ; parfois, dans des cas de dacryocystite incontestablement tuberculeuse, l'inoculation a été négative, probablement à cause d'une virulence trop atténuée du bacille de Koch, comme on peut le voir dans le lupus et les tuberlides.

L'inoculation dans la chambre antérieure du lapin est une excellente méthode, préconisée par la plupart des auteurs et notamment GOURFEIN. Elle peut être faite avec le pus, ou un fragment de sac extirpé. Les granulations grises apparaissent vers la fin de la seconde semaine, d'après les données classiques de BAUMGARTEN. Les expériences de ROLLET et AURAND donnent une moyenne d'incubation de 14 à 25 jours. A la cinquième semaine la tuberculose se généralise. Cette méthode a donné d'excellents résultats à de nombreux auteurs, et semble être à recommander si l'on hésite entre la tuberculose et la syphilis. En ce dernier cas on voit se développer une kératite parenchymateuse où l'on peut voir des spirochètes (MONTHUS et OPIN).

4° *Tuberculino diagnostic.* — Cette méthode comprend des techniques diverses suivant le lieu d'application de la tuberculine : sous-cuti, cuti, intradermo, oculo, rhino, réactions. Nous devons dire tout de suite que les résultats de ces recherches, admis comme très caractéristiques autrefois, sont considérés actuellement avec un certain scepticisme. La majorité des auteurs tend à admettre que passés les six ou douze premiers mois de l'existence, les résultats des diverses réactions tuberculiniques ne signifient rien, l'immense majorité des sujets présentant un foyer bacillaire habituellement cicatrisé dont l'existence suffit à provoquer la positivité des réactions.

a) *Sous-cutiréaction.* — MORAX a appliqué en 1898 ce procédé chez des malades porteurs de lésions lacrymales. La réaction fébrile ou locale est en faveur de la tuberculose et l'absence de réaction doit faire éliminer celle-ci.

Les résultats de HOLTH montrent que les axiomes de MORAX étaient beaucoup trop absolus puisque l'injection de deux milligrammes de l'ancienne tuberculine ne déterminera chez un de ces malades porteur d'une double dacryocystite, incontestablement tuberculeuse, aucune réaction. D'autre part, les syphilitiques ont souvent des réactions générales à la tuberculine, comme l'ont montré STRAUS et P. TEISSIER.

b) *Cuti-réaction.* — (VON PIRKET). — C'est une scarification faite au bras, comme une vaccination et sur laquelle on dépose un peu de tuberculine précipitée à l'alcool, diluée au centième. La réaction est positive si l'on voit apparaître ultérieurement une petite papule au point d'inoculation. Cette réaction est presque toujours positive et n'a aucune valeur diagnostique au point de vue des lésions lacrymales.

c) *Intradermo-réaction.* — MANTOUX injecte dans l'épaisseur du derme un millième de milligramme de tuberculine. Les résultats présentent les mêmes critiques que ceux de la cuti-réaction.

d) *Oculo-réaction* — Cette méthode due à WOLF-EISNER et CALMETTE est abandonnée actuellement et est formellement contrindiquée chez tout malade atteint d'une lésion de l'œil

ou de ses annexes, chez tout porteur de dacryocystite par conséquent.

e) Rhino-réaction. — LAFFITE-DUPONT et MOLINIER appli-
quent sur la muqueuse nasale un coton imbibé de tuberculine à
1 %. La réaction est positive si la muqueuse rougit. Cette méthode est actuellement abandonnée.

5° *Diagnostic par la séro-réaction agglutinante.* —
ARLOING et COURMONT, auxquels on doit la méthode, utili-
saient des cultures homogènes et bouillon glycériné de bacille
de la tuberculose. On fait agir une goutte du sérum du malade
sur 4, 9, 14 gouttes de cultures, d'où séro à 1/5, 1/10, 1/15.
On examine à l'œil nu macroscopiquement au bout de 5 heures, les
tubes restant à la température de la chambre. Cette réaction
est positive dans 75 % des cas de lupus.

Comme conclusions générales sur le diagnostic de l'impré-
gnation tuberculeuse du sujet, la séro-agglutination semble
préférable à l'emploi de la tuberculine, à cause de son innocuité
et parce qu'elle n'est pas influencée par la syphilis. Au point
de vue du diagnostic pratique sa valeur est égale puisque notre
expérience prouve que sur l'ensemble des cas de tuberculose, la
séro-agglutination donnait 84 % de résultats positifs contre
91 % fournis par la sous-cuti, 80 % par l'oculo et 67 % par la
cutiréaction.

§ VII. — PRONOSTIC.

Le pronostic de la tuberculose lacrymale varie suivant les
formes cliniques. La coexistence d'autres manifestations et
l'état général du sujet sont autant d'indications précieuses.
Toutefois le siège superficiel et cutanéo-muqueux de la lésion,
son caractère parfois lupique indiquent que cette tuberculose
est à classer dans le groupe des bacilloses externes ou locales, à
pronostic relativement bénin.

D'autre part, les travaux de ROLLET ont montré la curabi-
lité parfaite, et par conséquent la bénignité relative de la tuber-

culose lacrymale. Sa statistique de 1911, portant sur 19 cas, s'est considérablement accrue depuis et porte actuellement sur plus de 40 observations. Les conclusions qu'il en tirait en 1911, n'ont fait que se confirmer depuis et tendent à faire considérer la dacryocystite comme une bacillose bénigne. Il y a lieu d'opposer à ce point de vue la tuberculose oculaire de pronostic infiniment plus grave aux bacilloses des annexes de l'œil et plus particulièrement à celles du sac de pronostic bénin.

1° *Au point de vue local*, nous avons à envisager si les lésions destructives sont plus graves qu'au cours des dacryocystites simples. Nous devons insister sur ce fait qu'une extirpation bien menée, sans thermo-cautérisation donne une réunion immédiate comme dans les inflammations banales du sac ; nous tenons à signaler le retard qu'apporte la thermo-cautérisation à la cicatrisation et les mauvais résultats esthétiques entraînés par cette manœuvre, dont on peut et doit se passer. La cicatrice d'une extraction du sac bien menée est insignifiante.

En cas de récidive, si l'on opère à nouveau en ménageant la peau, le résultat esthétique est également très satisfaisant. S'il existe une péridacryocystite fongueuse ou inflammatoire surajoutée, le résultat est ce qu'il est dans les formes inflammatoires ; il persiste une petite cicatrice cutanée, mais peu visible et qui chez nos malades n'a jamais été chéloïdienne et n'adhérait pas à l'os. D'autre part, nous n'avons jamais observé d'ectropion dans des tuberculoses lacrymales simples à la suite de l'intervention. Cette déformation lorsqu'elle existe relève soit d'une ostéite, chose exceptionnelle, soit d'un lupus de voisinage.

2° *Au point de vue fonctionnel*, aucune de nos malades ne s'est plaint de larmoiement persistant et nous n'avons pas eu l'occasion d'extirper les glandes lacrymales chez un malade porteur d'une tuberculose du sac opérée et se plaignant d'un épiphora gênant.

3° *La forme clinique présentée par le sujet peut être un élément de pronostic.* — Toutes les fois qu'il s'agit d'une tuberculose primitive et localisée du sac, l'extirpation méthodique est le plus souvent suivie d'une guérison totale et définitive. Dans l'empyème froid caséeux, la récidive est par contre plus fréquente. Quand la peau est envahie, s'il existe des lésions diffuses, la cicatrisation est plus lente, les rechutes sont plus habituelles ; mais même là, on peut avoir de beaux résultats et l'un de nous a publié l'observation d'une femme atteinte de tuberculose du sac et d'un volumineux abcès froid de la paupière inférieure chez laquelle l'extraction du sac et l'incision de l'abcès furent suivis d'une guérison maintenue plusieurs années après.

4° *La présence des complications* est également un élément de pronostic. *L'envahissement conjonctival* est peut-être de toutes les complications celle qui assombrit le plus singulièrement le pronostic. Il est heureusement très rare, mais la production d'une tuberculose conjonctivale peut faire craindre des complications oculaires et méningitiques. Il faut donc s'efforcer de la prévenir par une extirpation précoce et complète du sac tuberculeux.

L'atteinte de la muqueuse nasale, de la peau et des ganglions, doit également entrer en ligne de compte. Mais dans tous ces cas, on doit se rappeler que nous sommes encore et malgré tout en présence de tuberculoses localisées et curables, relativement bénignes comparativement aux tuberculoses ostéo-articulaires ou viscérales. OLLIER insistait sur le fait que les malades présentant des cicatrices d'écrouelles étaient les mieux guéris, et se trouvaient plus que les autres à l'abri de tuberculoses viscérales évolutives. MARFAN a repris ultérieurement ces mêmes idées en insistant sur la rareté de la tuberculose pulmonaire évolutive chez les sujets porteurs de cicatrices d'adénite.

5° Malgré tout, *l'étude de l'état général*, sera le meilleur des éléments de pronostic général. La présence dans l'organisme d'un bacille tuberculeux même atténué, même situé dans un organe susceptible d'être enlevé en totalité est une chose sérieuse. Si la généralisation est exceptionnelle, elle a été signalée par divers auteurs et notamment PROESCHER. ROLLET a vu se développer un lupus de la cicatrice deux ans après l'extraction d'un sac lacrymal.

Si le pronostic des tuberculoses primitives du sac reste bon dans la très grande majorité des cas, il n'en est plus de même dans les formes secondaires à des atteintes primitives de la peau, de la muqueuse nasale et surtout de la conjonctive : dans ces cas, l'ablation totale des régions atteintes devient plus difficile, et la guérison plus lente à obtenir.

En définitive, le pronostic vital sera toujours fait par une étude attentive de l'état général et l'on attachera une grande importance à la présence de tuberculoses multiples.

§ VIII. — Traitement.

I. — Traitement général.

A) Le *traitement hygiénique* ne devra jamais être négligé. Nous n'insisterons pas sur les services rendus, notamment chez les enfants, par la climatothérapie et le séjour à la campagne, à la mer, à la montagne. On n'oubliera pas non plus la suralimentation et le traitement médicamenteux par l'arsenic, la créosote et l'huile de foie de morue. Mais ces méthodes ne doivent être considérées que comme adjuvantes et ne seront mises en œuvre qu'après l'ablation du sac, chez des malades convalescents ou guéris.

B) Le *traitement spécifique* par les divers sérums anti-tuberculeux ou les tuberculines est à discuter et nous devons parler ici de la tuberculinothérapie.

Nous avons déjà exposé à propos du traitement des lésions oculaires, ce que l'on pouvait attendre de cette méthode. Il nous reste à parler de son action dans les tuberculoses lacrymales.

Morax l'a utilisée dès 1898 chez un sujet porteur de fistule avec lupus cutané. Ultérieurement, Harrison, Butler, Wirtz, l'ont employée sans succès d'ailleurs, à cause des poussées hyperthermiques.

On a déjà vu ce que nous pensions de la tuberculinothérapie, dans le chapitre consacré au traitement des lésions endo-oculaires et des difficultés de son emploi. Si ses indications peuvent être, malgré tout discutées, dans le traitement des tuberculoses du tractus uvéal, il semble qu'ici la première place revient aux méthodes chirurgicales et à l'extraction du sac dont les résultats sont excellents. Il paraît donc inutile d'employer ici une méthode incertaine et d'application difficile et dangereuse.

II. — Traitement local.

Nous étudierons d'abord la méthode conservatrice instrumentale par rétablissement des voies de perméabilité à l'aide de sondage, puis la méthode chirugicale, l'ablation du sac, dont l'indication nous semble formelle dans la très grande majorité des cas.

A) **Méthodes conservatrices.**

1° *Lavages et cathétérismes.* — Dans les états prébacillaires ou bacillaires latents avec simple larmoiement, on peut essayer les lavages et cathétérismes. On pourra utiliser les lavages à l'huile iodoformée ou goménolée, les injections de sulfate de zinc ou de glycérine iodée. On associera à ces moyens le cathétérisme prudent.

Mais on peut dire que les bons résultats sont exceptionnels. Il est bien entendu que ces méthodes sont à réserver à des larmoiements simples, sans ectasie du sac et sans suppuration. Même dans ces cas les échecs sont nombreux. On peut voir survenir au cours des manœuvres décrites ci-dessus des phlegmons du sac comme dans le cas de Stolting. Plus simplement et plus fréquemment, on n'aboutira à aucun résultat et nous signalons entr'autres le cas de Holth, concernant une femme de 21 ans, chez laquelle pendant quatre ans furent utilisés cathétérismes et lavages sans aucun résultat et qui dut finalement subir l'ablation du sac.

Même dans ces cas d'aspect atténué, nous sommes partisans de l'ablation du sac, car l'envahissement ganglionnaire peut survenir avec toutes ses conséquences.

2° *Incision du sac.* — Cette méthode consiste à inciser la paroi antérieure du sac et à curetter la muqueuse ou à la cautériser sans la détruire. Certains auteurs ont essayé le remplissage ultérieur de la cavité à l'aide du mélange de MOOSETIG ou d'une pâte xéroformée.

Ces moyens nous paraissent à condamner et nous préférons supprimer l'organe tuberculeux.

B) **Méthodes radicales : suppression du sac.**

1° *Cautérisations.* — Nous ne signalerons que pour mémoire les destructions du sac par les *caustiques chimiques*, tels que la pâte de Canquoin, le beurre d'antimoine, le nitrate d'argent, le nitrate de mercure etc., utilisés autrefois par l'école italienne. Il semble bien que l'on ait pu obtenir autrefois des guérisons par ces méthodes, d'ailleurs très douloureuses et suivies de cicatrices vicieuses.

La *cautérisation par la chaleur* a été utilisée autrefois par Ambroise PARÉ, à l'aide de son cautère en forme de bec d'oiseau. Actuellement encore, certains opérateurs utilisent le thermocautère et détruisent complètement avec ou sans incision préalable de la peau, le sac lacrymal et les tissus voisins. On peut parfaitement obtenir des guérisons par cette méthode, mais avec de nombreux inconvénients dont les principaux sont la cicatrisation très lente, les difformités qui en résultent et la fréquence des récidives puisqu'il suffit d'un fragment minuscule de paroi sacculaire ayant échappé à l'action du thermo-cautère pour causer une répullulation des lésions. Personnellement, nous n'utilisons jamais le thermocautère et l'ablation méthodique du sac nous a toujours donné de bons résultats et une guérison plus rapide.

2° *Curettage.* — C'est le traitement de choix, quand l'on est sûr qu'il existe seulement une tumeur fongueuse précrymale. Après incision de la peau, on donne quelques coups de curette tranchante pour évacuer le petit abcès et l'on panse à plat. On peut obtenir en certains cas des guérisons par cette méthode, mais il faut être bien sûr que le sac ne présente aucune lésion et dans le doute, extirper ce dernier.

Par ailleurs, s'il existe une péridacryocystite fongueuse, après l'ablation du sac, on pratiquera soigneusement le curettage des tissus voisins de manière à enlever toute trace de processus tuberculeux. Mais en ce dernier cas, le curettage n'est qu'un moyen adjuvant de l'excision.

3° *Extirpation méthodique du sac et du canal nasal membraneux*. — La dissection du sac peut se faire au bistouri, mais nous avons préconisé dès 1895 l'emploi de la rugine. Cet instrument paraît spécialement indiqué en cas de tuberculose, où l'on doit enlever tout tissu morbide et le sac en entier pour prévenir la récidive. Le tranchant du détache-tendon servira merveilleusement à séparer, à décoller le sac de la gouttière osseuse et des parties molles voisines.

Après avoir longtemps pratiqué l'extirpation méthodique du sac suivie du curettage du canal nasal membraneux, nous pensons actuellement que la méthode de choix consiste en l'extirpation totale du sac lacrymal et du canal nasal membraneux (ROLLET), procédé anatomiquement idéal. Ce n'est que s'il est impossible d'enlever le canal membraneux que l'on se contentera de le curetter. Le perfectionnement de cette méthode, par l'ablation de la muqueuse du canal nasal, nous semble particulièrement heureux dans le traitement de la tuberculose lacrymale où l'on doit tendre à l'éradication aussi complète que possible de toute trace du processus tuberculeux.

1ᵉʳ *Temps* : Incision de la peau, de l'aponévrose présacculaire et ouverture de l'espace prélacrymal.

On se servira d'un petit bistouri. L'incision aura 12 millimètres dans les cas sans ectasie et proportionnée aux dimensions du sac en cas de dilatation de ce dernier. Nous préconisons l'incision verticale en haut et courbe en bas, partant du relief du ligament palpébral en haut, un peu en dedans de la réunion des extrémités internes de chacun des tarses. Cette incision correspond au sillon cutané curviligne orbitopalpébral, et profondément au bord tranchant également curviligne de l'apophyse montante du maxillaire inférieur.

On sectionne avec le bistouri uniquement la peau. Puis cet instrument ayant été déposé, on ouvre avec la rugine la lame aponévrotique tendue du tendon direct de l'orbiculaire à la crête de l'apophyse montante et l'on tombe dans l'espace celluleux présacculaire décrit anatomiquement par ROLLET, et où se trouve parfois la tumeur prélacrymale.

2e *Temps :* Recherche du sac.

Les lèvres de l'incision sont réclinées à l'aide de deux écarteurs à manche portant chacun quatre dents recourbées, suivant le modèle de ROLLET. La peau est ainsi écartée solidement et symétriquement et l'emploi de ces écarteurs permet de ne pas changer les rapports anatomiques. Nous n'utilisons pas les écarteurs à ressort d'un maniement difficile et susceptibles de déraper et de blesser la cornée. On reconnaît alors deux points de repère.

a) En haut, se voit le tendon direct et nacré de l'orbiculaire qu'il est préférable de conserver, car il indique d'une façon absolue le point où se trouve le sac. et où le décoller. Le tendon rencontre le dôme sacculaire.

b) En bas, se trouve la crête osseuse antérieure du cana nasal. C'est entre ces deux points de repère que se verra le sac sous forme d'une petite masse allongée grisâtre, devenant blanchâtre si l'on utilise l'adrénaline en instillation.

3e *Temps.* — Décortication du sac à la rugine et du canal nasal membraneux à la gouge.

La face antérieure du sac est saisie avec une pince à dents de souris, et l'on doit s'efforcer de ne pas lâcher prise. On procédera à la décortication à la rugine tranchante, en libérant d'abord en dedans en mettant la gouttière osseuse à nu où repose la face interne du sac. On se rappellera qu'à ce niveau il n'existe pas de périoste. La rugine ne mordra pas sur l'os pour éviter les hyperostoses secondaires ; elle ne se perdra pas dans l'unguis et les cellules ethmoïdales. La face interne étant dégagée, on passera la rugine sous le tendon de l'orbiculaire, pour abaisser le dôme sacculaire qui est libre et n'adhère pas au tendon. La prise du fond du sac devient alors très solide. Le sac étant dégagé en haut et en dedans, on libérera sa face postéro-externe, ce qui est peut-être le temps le plus difficile et l'on sectionnera à la rugine le ou les canalicules lacrymaux au ras du sac.

Il ne faut plus actuellement se contenter de sectionner le sac à son union avec le canal nasal et de curetter ce dernier. Actuellement on doit s'efforcer de décortiquer toute la muqueuse du canal nasal et ce n'est qu'après l'échec de cette tentative que l'on se contenterait du curettage du canal nasal, dans tous les sens et aussi soigneusement que possible.

C'est à l'aide d'une petite gouge à extrémité mousse, large de deux millimètres que l'on décolle profondément le canal lacrymo-nasal ; on séparera ainsi le canal membraneux en forme de tuyau de pipe de son manchon le canal osseux. Par de légères tractions, même sans torsion, tout l'appareil intra-osseux des voies lacrymales viendra, en tirant sur le sac.

On arrivera ainsi à extraire, le plus souvent, le sac et tout le canal nasal membraneux et l'on pourra comparer les lésions du canal à celle du sac. On peut dire que cette méthode a singulièrement facilité l'étude des lésions du sac et du canal, alors que l'on était très mal fixé sur les aspects de l'atteinte canalaire.

4e *Temps.* — Inspection de la loge lacrymale et du canal nasal. Pansement.

On examinera la loge lacrymale après l'avoir asséchée à l'aide de minces tampons de coton hydrophile effilés et légèrement humides qui auront servi à l'hémostase pendant toute l'opération. On a ainsi sous les yeux toute la loge qui a contenu le sac. S'il reste des vestiges de ce dernier, on les enlèvera à l'aide de la pince et de la rugine, sans faire usage de curette. Si l'extraction du canal nasal membraneux n'a été qu'incomplète, on en curettera la cavité osseuse, à l'aide de la petite curette olivaire. De toutes manières on obtiendra ainsi une cavité largement drainée par le bas, d'où absence constante d'hématome et d'infection. On ne fera aucune cautérisation, aucun drainage.

On pourra suturer si la peau était peu atteinte et s'il n'existait pas d'infection associée. Si non, on se contentera de rapprocher les lèvres de la plaie, de les toucher légèrement à la teinture d'iode et de panser à plat. Le pansement sera enlevé le troisième jour.

4° *Modifications à la technique d'après les formes de sacculite tuberculeuse.* — La technique ci-dessus est l'opération idéale que l'on peut réaliser avec un peu d'habitude dans la grande majorité des cas. Mais nous devons insister sur les précautions à prendre suivant les différents types anatomiques auxquels on peut avoir à faire.

Le sac mince parfois pellucide se voit dans les mucocèles, l'hydropisie ou la varice du sac, parfois l'empyème. Il se déchire dès que la pince le touche et c'est dans ces cas que l'on est obligé de pratiquer une ablation méthodique mais par fragments.

Le sac charnu ou épais que l'on voit dans l'empyème est le plus facile à enlever ; la fermeté de la paroi permet une bonne prise et une extirpation totale et parfaite d'où guérison rapide et réunion immédiate.

Le sac mou se voit surtout quand la cavité est remplie de fongosités qui s'écrasent sous la pince. Il est donc plus facile de les charger sur la curette que de les prendre à la pince.

5° *Extirpation atypique par morcellement.* — C'est l'opération de nécessité que l'on fera surtout quand le sac friable se déchire sous la pince. Il y a donc lieu d'enlever fragment par fragment, avec la rugine et les ciseaux. Dans ces cas la thermocautérisation peut être discutée. Beaucoup d'ophtalmologistes l'emploient pour terminer l'opération. Nous insistons encore sur ce fait que l'on peut dans tous les cas à l'aide des ciseaux et de la rugine extirper la totalité du processus pathologique.

6° *Traitement des canaliculites.* — Il ne faut pas oublier les lésions des canalicules lacrymaux et celles du canal nasal.

a) *La canaliculite* est rare et peu marquée. Nous avons cependant observé un cas de suppuration canaliculaire ayant persisté après l'ablation du sac et qui nécessita l'électrolyse pour guérir.

b) Le traitement des *lésions du canal nasal* est de beaucoup simplifié à l'heure actuelle grâce à la méthode d'extirpation, du revêtement membraneux de ce dernier, préconisé par l'un de nous et sur laquelle nous nous sommes déjà expliqués. Autrefois l'on devait se borner à le curetter. Nous insistons sur le curettage et le calibrage du canal nasal. Nous avons constaté l'obstruction constante de ce dernier en cas de tuberculose, obstruction liée soit à une sclérose pariétale, soit à la présence de fongosités. Rappelons que les anciens avaient insisté avec raison sur la nécessité de rétablir la continuité du canal nasal, aussi préconisons-nous après le curettage fait avec soin, le calibrage à l'aide de sondes lacrymo-nasales. Une filière lacrymo-nasale construite par l'un de nous et dont les diverses dimensions correspondent aux sondes spéciales, indique une graduation par deux dixièmes de millimètre. Les numéros de un à six corres-correspondent aux anciennes sondes de BOWMAN du cathété-risme habituel. Ce sont les numéros suivants qui servent pour le calibrage du canal nasal. On commence au n° 9 qui correspond à un diamètre de 2 millimètres 4 et l'on passe couramment chez l'adulte le stylet n° 17 (4 millimètres de diamètre). On peut introduire, comme nous l'avons fait, jusqu'au n° 20 qui correspond à un diamètre canalaire de 4 mm. 6 non indiqué par les anatomistes.

Cette méthode du calibrage est à faire après toutes les extractions de sac et de canal membraneux. Elle permet de s'assurer de l'existence d'un drainage suffisant et de constater que tout le revêtement muqueux a bien été enlevé.

7° *Traitement des complications.* — a) *Infections banales surajoutées.* — Dans les cas où l'on voit les malades au moment d'une infection banale surajoutée, avec péridacryocystite phlegmoneuse, on a intérêt à se contenter dans un premier temps de l'incision de la collection, quitte à pratiquer plus tard, quand la lésion sera refroidie l'extirpation du sac. Parfois cependant au cours d'une intervention que l'on pensait bornée à l'incision simple, on peut pratiquer l'ablation du sac et obtenir une guérison en un temps.

b) *Lésions de voisinage de nature tuberculeuse.* — En cas d'abcès froid lacrymal migrateur occupant les régions périsacculaires, en cas de fongosités et de callosites périlacrymales, il y a lieu d'enlever tout d'abord le sac lacrymal, comme l'un de nous l'a indiqué en 1911. Après l'ablation du sac, on enlèvera le plus possible des lésions de voisinage, tout en respectant le plus possible la surface cutanée. On fera une dissection soigneuse dans le tissu cellulaire sous-cutané pour éviter les cicatrices déprimées.

8º *Traitement de l'adénopathie.* — *a*) S'il existe simplement un ou plusieurs petits ganglions indolents, isolés, sans tendance ramóllisante, il ne faut pas s'en préoccuper. Le traitement général et l'ablation du sac suffisent et il ne faut faire aucun traitement local sur les adénopathies.

b) S'il y a un paquet ganglionnaire avec périadénite et coalescence des éléments, mais sans adhérences aux tissus de voisinage, on peut intervenir. FAGE a préconisé l'extirpation et l'un de nous l'a exécutée chez une de ses malades. La réunion a été immédiate.

c) Si la palpation indique dans un de ces paquets ganglionnaires la fluctuation, ponctionner le ganglion et évacuer le pus ou faire quelques injections modificatrices. Un tel état est exceptionnel au cours des tuberculoses du sac.

d) Si enfin le ganglion est ulcéré et fistulisé, on procédera au curettage.

Dans les cas où se produit une inflammation banale surajoutée, où la peau sus-jacente est devenue rouge, on doit inciser le pus phlegmoneux, puis on s'occupera ultérieurement du traitement de l'abcès froid.

D'une manière générale le traitement de l'adénopathie sera réduit à peu de choses, et chez nos malades les adénites, bien que très fréquentes, ne nous ont presque jamais obligé à des interventions sur les paquets ganglionnaires. On observera fréquemment, d'autre part, une rétrocession du volume des ganglions intéressés à la suite de l'ablation du sac. Enfin, on

utilisera dans une large mesure, si cela est nécessaire, la radiothérapie ou l'héliothérapie.

9° *Résultats opératoires immédiats ou éloignés.* — Nous devons
envisager dans ce chapitre les conséquences fonctionnelles
dues à la suppression des voies d'excrétion des larmes et les
résultats dus à la cure de la lésion tuberculeuse.

a) *Au point de vue fonctionnel,* l'extirpation du sac amène à
peu près à coup sûr la disparition de toute suppuration. Habituellement, et dans la très grande majorité des cas, le larmoiement
disparaît, soit rapidement, soit en six mois au plus. Il est un
fait net et certain c'est que nous n'avons jamais été obligés
d'extirper la glande lacrymale pour un larmoiement gênant,
consécutif à l'ablation du sac pour tuberculose lacrymale. Et
nous ne voyons pas, après la guérison les malades revenir se
plaindre pour un épiphora persistant. La disparition de ce
larmoiement est bien expliquée par les constatations de ROLLET,
PAVIOT et VADON. Ces auteurs ont fait l'expérience suivante :
ablation du sac lacrymal du chien, six mois après ablation de la
glande lacrymale, l'examen histologique de cette dernière
montre une sclérose progressive et envahissante, vraisemblablement réflexe, réduisant dans une mesure considérable le processus de sécrétion lacrymale. On ne doit donc pas redouter
ultérieurement, la persistance du larmoiement après l'ablation
du sac. Ici d'ailleurs, on n'a pas le choix, et il ne saurait être
question d'utiliser en matière de tuberculose du sac les procédés
de dérivation et de drainage du sac, tels que la dacryocystorhinostomie de DUPUY-DUTEMPS qui est à réserver strictement à
des inflammations banales et peu marquées du sac.

b) *Au point de vue tuberculose,* les résultats de l'extirpation
du sac sont des plus satisfaisants. Notamment, l'extirpation en
bloc de la tumeur lacrymale fongueuse, avec tégument intact,
peut donner des résultats surprenants. Chez une de nos malades,
âgée de 14 ans, ablation en 1898 d'une tumeur fongueuse,
avec réunion par première intention : la malade revue 12 ans
après, reste guérie avec une cicatrice à peine visible à l'angle
interne. Nous pourrions rapporter plusieurs cas analogues. Nous

venons d'en observer deux. Le premier concernait une femme de 55 ans, atteinte de lupus nasal cicatrisé avec double tumeur fongueuse des sacs. L'extirpation bilatérale faite dans la même séance fut suivie d'une réunion par première intention des deux côtés. L'autre malade était une femme de 22 ans, atteinte de tuberculose fistulisée des sacs lacrymaux, l'intervention consista en extirpation par morcellement du sac, curettage de la région lacrymale et résection des bords de la fistule : cicatrisation secondaire en 20 jours avec cicatrices cutanées à peine visibles.

Par contre dans tous les cas où l'on aura cautérisé la loge lacrymale, la guérison est beaucoup plus lente et les cicatrices cutanées infiniment plus marquées et disgracieuses.

10° *Les récidives et leur traitement.*

Malgré tout, les récidives précoces ou tardives ne sont pas rares dans les tuberculoses du sac : elles se voient en tout cas, plus fréquemment qu'après les extirpations du sac, pour dacryocystite banale. C'est l'évidement incomplet de la loge qui permet la récidive précoce ou éloignée.

Dans le premier cas la cicatrisation se fait mal et la fistule se reproduit ; dans le second, le foyer tuberculeux réapparaît au bout de quelques semaines. Dans les deux cas, c'est surtout lorsque l'atteinte cutanée a eu lieu qu'il faut craindre les repullulations *in situ.*

C'est précisément cette possibilité qui constitue une des caractéristiques de la bacillose lacrymale, et ceci à tel point que lorsqu'une récidive apparaît après extirpation totale du sac chez un adolescent, on doit porter le diagnostic de tuberculose.

Les récidives se font soit superficiellement au niveau de la peau et il se forme un nodule tuberculeux, soit profondément et l'on voit apparaître une nouvelle tumeur : masse fongueuse ou abcès froid. Il s'agit de réinoculations locales par fragments de tissu morbides laissés en place. Dans certains cas, on voit des récidives tardives survenir plusieurs années après et l'un de nous les a vues se produire deux ans dans un cas, onze mois dans un autre.

Traitement des récidives. — Le foyer nouveau doit être traité comme primitivement, ce qui nous a toujours réussi. L'opération sera atypique par morcellement. Là encore, la thermocautérisation n'est pas nécessaire. Un nettoyage soigneux de la région à la rugine et à la curette, suivi d'un curettage méthodique du canal nasal, amène la guérison.

La méthode physicothérapique par radiothérapie ou finsenthérapie pourra alors être également utilisée. La radiothérapie est à réserver aux adénopathies secondaires persistantes. Nous avons utilisé avec succès chez une malade déjà opérée et atteinte d'une récidive évoluant sous la forme d'un tubercule lupique à allure extensive, la photothérapie à la lampe de Finsen avec un plein succès. La méthode par les agents physiques a surtout ses indications dans les cas de lésions cutanées concomitantes.

BIBLIOGRAPHIE

Abadie. — Tumeurs symétriques des paupières (*Arch. d'Ophtalmologie*, 1881).
— L'Iritis tuberculeuse et son traitement (*Arch. d'Ophtalmologie*, 1904).
— La tuberculinothérapie (*Clinique ophtalmologique*, 1912).
— La tuberculose oculaire et son traitement (*Soc. française d'Ophtalmologie*, 1912).

Achard et Leblanc. — (*Soc. médicale des hôp. de Paris*, 1918.)

Alessandro (d'). — Tuberculose de l'iris diagnostiquée et traitée par la tuberculine (*Ophthalm. Klinik*, 1908 et *Clinique Ophtalmolog.*, p. 56, 1908).

Alexander. — Tuberculose primitive de l'iris et du corps ciliaire (*Centralblatt für prak. Augen.*, 1884 et *Annales d'Oculist.*, 1885).

Amiet. — (*Inaug. Dissert., Zurich*, 1887).

Anel. — Sur la fistule lacrymale (*Ac. royale des Sciences de Paris*, 1713).
— Nouvelle description du conduit lacrymal (Turin, 1713).

Aribaud. — La tumeur prélacrymale (*Th. de Lyon*, 1900).

Arloing et P. Courmont. — (*Gazette des Hôpitaux*, 1900 et *Association pour l'avancement des sciences*, 1906).

Arloing (S.). — Variabilité des caractères du bacille de la tuberculose (*Soc. des Sciences vétérinaires de Lyon*, févr. 1908).

Aubineau. — Tuberculose de la conjonctive à forme végétante (*Soc. d'Ophtalmologie de Paris*, 1907).
— Symptômes et complications de l'ophtalmo-réaction à la tuberculine (*Soc. française d'Ophtalmologie*, 1908).
— Essai de tuberculinothérapie par ingestion en thérapeutique oculaire (*Soc. franç. Opht.*, 1924).

Aubineau et Chuitton. — Lupus de la conjonctive guéri par la radiothérapie (*Arch. d'électricité médicale*, 1908).

Aurand. — (*Congrès internat. de médecine de Paris*, 1900).
— Tuberculose de la conjonctive et de la cornée (*Soc. des Sciences médicales de Lyon*, 1902).
— Tuberculome congloméré de la choroïde (*Revue générale d'Ophtalmologie*, 1906 et *Soc. franç. d'Ophtalmologie*, 1906).

AURAND. — Irido-choroïdite tuberculeuse compliquée de neuro-rétinite
(*Soc. d'Opht.*, Lyon, 1907).
— Tuberculose du repli semi-lunaire et de la conjonctive (*Soc.
d'Ophtalmologie de Lyon*, 1908).
— Tarsite tuberculeuse (*Soc. d'Ophtalmol. de Lyon*, 3 févr. 1909).
— Tuberculose disséminée de la sclérotique après scléro-choroïdite
antérieure (*Soc. d'Ophtalmologie de Lyon*, 1910 et 1913).
— Double tuberculose de l'iris et de la cornée consécutive à une
double chorio-rétinite disséminée chronique tuberculeuse (*Soc.
d'Opht. de Lyon*, 1912).
— Récidive d'une tuberculose de la sclérotique déjà traitée par la
tuberculine (*Soc. d'Opht. de Lyon*, 1914).

AURAND et BUSSY. — Tuberculome chorio-rétinien simulant un gliome
(*Soc. d'Ophtalmologie de Lyon*, 1923).

AUTENRIETH. — (*Klin. Anstalten von Tübingen Bd.* 1, p. 309, 1908).

AXENFELD. — Die Tüberkulose erkrankung des Thränensacks (*Med.
Klinik*, 1906).
— Traité d'Ophtalmologie Trad. MENIER, Steinheil, éd., Paris,
1914.

AYRENX (D'). — Ophtalmie phlycténulaire et terrain tuberculeux (*Soc.
française d'Ophtalmologie*, 1910).

AYRAUD. — La tuberculose conjonctivale primitive (*Th. Bordeaux*,
1900).

BAAS. — Recherches expérimentales sur la tuberculine (*von Graefe's
Archiv* 1894 *et Arch. d'Ophtalmologie*, 1894).

BACH. — (*Arch. of Ophthalmology*, 1894.)

BASSO. — La sérothérapie dans la tuberculose expérimentale de l'iris
(*Annali di Instituto Maragliano*, 1907).

BEAUVIEUX et PESME. — La dacryo-adénite tuberculeuse (*Arch. d'Opht.*
1922).

BEAUVIEUX. — Traitement de la tuberculose oculaire (*Soc. française
d'Ophtalmologie*, 1912 ; *Archives d'Ophtalmologie*, 1912 et 1914).
— Remarques sur l'iritis tuberculeuse anodulaire (*Gazette hebdoma-
daire des Soc. de Méd. de Bordeaux*, janvier 1922).

BEER. — (*Lehre von den Augen.*, Wien, 1813.)

BEHR. — Gliome évoluant sous l'aspect d'une iritis nodulaire (*Klinische
Monat., f. Augenheilk.*, 1919).

BEIGEL. — Etiologie des kératites phlycténulaires (*Postemp okulistyczny*, 1905).

BEIL. — Un cas de tuberculose sclérale probablement primitive (*Trans.
Amer. opht. Soc.*, 1914).

BEN-AOUDA. — Tuberculose fibreuse du sac lacrymal (*Th. Lyon*, 1920).

BENSON. — Primary lupus of the conjunctiva (*Soc. d'Opht. du Royaume-
Uni*, 1885).

Benson et **Earl.** — Tumeur tuberculeuse conglomérée de la choroïde (*Royal Academy of Medicine of Ireland.* 1902).

Bérard. — L'extirpation du sac dans les dacryocystites (*Th. Lyon,* 1903).

Berardinis (de). — Tuberculose bulbaire chronique propagée au nerf optique (*Lavori della clinica oculistica R. Univ. di Napoli,* 1898).
— Tuberculose de l'iris (*XIe Congrès italien de Florence,* 1902 et *Arch. d'Ophtalmologie,* 1903).
— Tuberculose de la conjonctive (*Annali di Ottalmol.,* 1912 et *Arch. d'Ophtalmologie,* 1912).

Berry. — Tuberculose miliaire aiguë primitive de la conjonctive (*Edinburgh Medic. Journal,* 1903 et *Revue génér. d'Opht.,* 1904).

Besnier. — Erythème noueux chronique (*Réunions cliniques de l'Hôpital Saint-Louis,* 1888).

Beurmann (de) et **Gougerot** (*Ann. de dermat. et de syphil.,* 1906-07 et *Journal des Praticiens,* 1910).

Blary. — Les gommes syphilitiques des paupières. (*Thèse, Lyon,* 1887).

Bietti. — Sur quelques formes de névrite optique de cause rare et difficile à reconnaître (*Annali di Ottalm.,* 1907, p. 37).

Billot. — Kératite interstitielle et syphilis osseuse (*Thèse de Lyon,* 1921).

Bock. — Tuberkulose des Thränensacks (*Wiener Mediz. Woch.,* 1891).

Bogardus. — La tuberculose de l'œil (*Amer. Journ. of Opht.,* 1920).

Bonnefon et **Aubaret.** — Des rapports du conduit lacrymo-nasal avec le méat moyen et la gouttière de l'infundibulum (*Soc. franç. d'Opht.,* 1910).

Bono et **Prisco.** — Sur la perméabilité de la muqueuse conjonctivale et nasale à l'état normal pour les micro-organismes (*Archivio di Ottalmolog.,* 1901).

Bordley. — Tuberculose de la conjonctive (*Ophthalmic Record,* nov. 1902).

Bossis. — La tuberculose de l'iris (*Th. de Paris,* 1892-93).

Bossalino. — Contribution à l'étude de la tuberculose oculaire : tuberculose primitive de la conjonctive bulbaire (*Annali di Ottalmologia,* 1901).

Botezat. — Contribution à l'étude du tubercule solitaire de la choroïde (*Th. de Paris,* 1912).

Bouchut. — (*Gazette des hôpitaux,* 1862, p. 225 ; 1868, p. 601 ; 1869, p. 2 ; 1875, p. 338 et 1876, p. 561.
— Du diagnostic des mal. du système nerv. par l'ophtalmoscopie. Paris, 1866.

Bourtzew. — Un cas de tuberculose de la conjonctive, des paupières et du bulbe, de la cornée et du sac (*Westnik Ophtalm.,* 1907).
— Un cas de tuberculose de l'iris (*Westnik Ophtalm.,* 1913).

Boyer. — Traité des maladies chirurgicales, T. V (Paris, 1831).

BRILLAUD. — De quelques formes de tuberculose oculaire (kératite parenchymateuse tuberculeuse et tuberculose de l'iris) et de leur traitement (*Th. Paris*, 1905-1906).

BRUCKNER. — Expériences avec la tuberculine de Koch (*Arch. für Augenh.*, 1907).

BRUNETIÈRE. — Injection de tuberculine et diagnostic des affections oculaires (*Ophtalmologie provinciale*, 1907).

BULL. — Certaines formes de tuberculose oculaire (*Medical Record*, 1905).
— La valeur de la tuberculine TR au point de vue du diagnostic et du traitement de la tuberculose oculaire (*Journal of the Amer. Med. Assoc.*, 1907).

BUSSE. — Contribution à la tuberculinothérapie des affections oculaires tuberculeuses (*Arch. für Opht.*, 1910).

BUSSY. — Traitement de la tuberculose oculaire (*Journal de Médecine de Lyon*, 1920).
— Tuberculose de l'iris et tuberculose méningée (*Soc. d'Ophtalmologie de Lyon*, 1924).

BUTLER. — Tuberculose uvéale (*Birmingham Medic. Review*, 1912 et *Revue générale d'Opht.*, 1914).

CABANNES. — Tuberculose primitive de la conjonctive et ses conséquences. La conjonctive, porte d'entrée de la tuberculose (*Archives d'Ophtalmologie*, 1906).

CABOCHE. — Deux cas de tuberculose naso-lacrymale et tuberculose nasale (*Annales des maladies de l'oreille*, 1906).

CALDERARO. — Tuberculose de la sclérotique (*Clinica oculistica*, 1906 et *Revue générale d'Opht.*, 1907).

CALMETTE. — L'infection bacillaire et la tuberculose (Masson et Cie, édit., 1922).

CALMETTE, GUÉRIN et GRYSEZ : Infection expérimentale du cobaye par la conjonctive oculaire (*Société de Biologie*, 1913).

CAPOLONGO. — Tuberculose de la conjonctive (*Annali di Ottalmologia*, 1906).

CARGILL. — Tuberculose de la conjonctive palpébrale et du sac lacrymal associée à une tuberculose naso-pharyngée (*Trans. Opht. Soc.* 1901 et *Revue génér. d'Opht.*, 1901).

CARPENTER et STEPHENSON. — Un cas de tuberculose choroïdienne avec certains caractères particuliers (*The Ophthalmoscope*, 1905).
— Tuberculose de la choroïde (*Soc. franç. d'Opht.*, 1906).

CARRÈRE. — Méthode de déviation du complément appliquée au diagnostic de la tuberculose oculaire (*Soc. de biologie*, 1921 et *Rev. gén. d'Opht.*, 1923).

CASALI. — La tuberculose de la conjonctive (*Annali di Ottalmologia*).

CASALI. — Traitement de la tuberculose conjonctivale par le radium (*Giorn. di Oculistica*, 1921).

CAUDRON. — Tuberculose de l'iris (*Soc. d'Ophtalmologie de Paris*, 1904).

CELSE. — Traité de la Médecine, p. 405 (Trad. FOUQUIER, Paris, 1824).

CHAILLOUS. — Tuberculose du sac lacrymal (*Soc. d'Opht. de Paris*, 1904).
— Tuberculose de la conjonctive (*Soc. franç. d'Opht.*, 1905).
— Le diagnostic de la conjonctivite de Parinaud et de la tuberculose de la conjonctive (*Soc. franç. d'Opht.*, 1905).
— Tuberculose choriorétinienne chez l'enfant et forme anormale de décollement rétinien chez un enfant (*Soc. d'Opht. de Paris*, 1922).
— Tuberculose de la conjonctive et lupus de la joue (*Soc. d'Opht. de Paris*, 1924).

CHAMOIN. — Cautérisation modificatrice appliquée au traitement de la tumeur et de la fistule lacrymale (*Th. Paris*, 1876).

CHAPPE. — Néoplasme tuberculeux paralacrymal (*Annales d'Oculistique*, 1905).

CHAULIAC (Guy DE). — Grande chirurgie composée en l'an 1363 (édit. Nicaise, Paris, 1890).

CHESNEAU. — Kératite parenchymateuse sclérosante probablement tuberculeuse (*Ann. d'Oculistique*, 1905).

CHEVALLEREAU. — Pseudo-conjonctivite tuberculeuse simulée (*Soc. d'Opht. de Paris*, 1908).

CHEVALLEREAU et CHAILLOUS. — Tuberculose palpébrale (*Soc. d'Opht. de Paris*, 1901).
— Tuberculose conjonctivale d'apparence sarcomateuse (*Soc. française d'Opht.*, 1904).

CHOU. — Tuberculose de la cornée et de la sclérotique (*Amer. Journ. of Opht.*, sept. 1924).

CIRINCIONE. — Tumeur pré-lacrymale (*Ann. d'Oculistique*, 1902).

CLARKE et MAYOU. — Tubercule congloméré de l'iris soigné par la tuberculine (*Trans. Opht. Soc. U. K.*, 1907-08).

CLARKE et WRIGHT. — Tubercules solitaires ou conglomérés de la choroïde, traités par la tuberculine (*Trans. Opht. Soc. U. K.*, 1907-08).

COATS. — Tuberculose du nerf optique (*Royal London Ophth. Hosp. Reports*, 1906).

COLLIN. — Essais de traitement de la tuberculose oculaire par la Tulase de Behring (34e *réunion ophtalmol. d'Heidelberg*, 1907).

COLLOMB. — Tuberculose de la sclérotique (*Revue générale d'Opht.*, 1920).

COMBESCOT. — De l'hypopyon tuberculeux (*Th. Lyon*, 1925-26).

CONTINO : Ulcère tuberculeux de la conjonctive tarsienne (*la Clinica Oculistica*, 1904).

COOPER. — Dictionnaire de chirurgie (Traduit de l'anglais. 5ᵉ édit., Paris, 1826).

COPPEZ. — Tuberculose de la conjonctive (*Soc. belge d'Ophtalmologie*, 1900).
— Un cas de lupus de la face avec lésions tuberculeuses de la conjonctive (*Soc. belge d'Ophtalmologie*, 1908).

CORNIL. — (*Acad. de Médecine*, 19 juillet 1892).

COSTA PRUNEDA. — Uber primäre menschliche Iris Tuberkulose (*Von Graefe's Arch. für Opht.*, 1881).

COTO. — Tuberculose de la conjonctive (*Nippon Gankakai Zashi*, 1919 et *Rev. gén. d'Opht.*, 1920).

COUTURIER. — De l'iritis scrofuleuse dans les Vosges (*France Médicale*, 1886).

CRUISE. — Tuberculose de la conjonctive (*Trans. of the Opht. Soc. U. K.*, 1912).

CURTIL. — Le pseudogliome de la rétine (*Th. Lyon*, 1910).

CUTLER. — Deux cas de tuberculose intra-oculaire (*Annals of Ophthalm.*, 1907).

DAELS. — (*Virchow's Arch. für patho. Anat.*, 1907).

DARIER (J.) — Tuberculides (*Congrès internat. de dermat.*, Paris, 1900).

DARIER et ROUSSY. — Sarcoïdes sous-cutanées (*Arch. méd. exp.*, 1906, nº 1).

DARIER (A.). — Gaïacol et tuberculoses oculaires (*Clinique opht.*, 1909).
— Les tuberculines en thérapeutique oculaire (*Clin. opht.*, 1912).
— Traitement des tuberculoses oculaires (*Soc. française d'Ophtalmologie*, 1914).
— Traité complet de thérapeutique oculaire (Jouve, édit., Paris, 1921).

DAULNOY. — Trois foyers de choroïdite (tubercules) périmaculaire guéris par les injections sous-conjonctivales de cyanure de mercure (*Clinique Ophtalmologique*, 1900).

DAVIDS. — Emploi de la nouvelle tuberculine dans le traitement des affections oculaires tuberculeuses (*Arch. von Graefe's*, 1908 et *Arch. d'Ophtalmologie*, 1909).

DELENS. — Traité de chirurgie de Duplay et Reclus (t. IV, p. 465, Paris, 1891).

DELORME. — Deux cas d'uvéite tuberculeuse traités par la tuberculine C. L. (*Archives d'Ophtalmologie*, 1923).

DELPECH. — Traité des maladies réputées chirugicales (1816).

DEMOURS. — Traité des maladies des yeux (Paris 1818).

DENIG. — Weber die Haufigkeit der Lokal tuberkulose des Auges (*Archiv f. Augenheilkunde*, 1895, p. 359).

DENTI et ROMBOLOTTI. — Contribution clinique, anatomique, expérimentale à la tuberculose primitive du tractus uvéal (*Annali di Ottalmol.*, 1894 et *Congrès internat. de Rome*, 1894).

DERBY. — Traitement de la tuberculose oculaire (*Philadelphia polyclinic Opht. Soc.*, 1912 et *Revue générale d'Opht.*, 1913).

DESAULT. — Œuvres chirurgicales (Paris, 1801).

DESMARRES. — Traité des maladies des yeux (Paris, 1847 et 1854).

DESVAUX. — Kératite interstitielle et tuberculose (*Soc. franç. d'Opht.*, 1903).

DEUTSCHMANN. — (*Arch. für Opht.*, 1879, t. XXV et 1881, t. XXVII).

DIANOUX. — Sept années d'observations ophtalmologiques à l'hôpital marin de Penbron (*Soc. franç. d'Opht.*, 1895).

DIEM. — (*Th. Zurich*, 1906).

DIMITRIEW. — Tuberculose de la conjonctive palpébrale (*Westnik Opht.* 1912).

DLUSKI. — Etude statistique sur le diagnostic et le traitement de la tuberculose par la tuberculine en injection sous-cutanée (*Biologie médicale*, 1907).

DOR (L.). — Tuberculose oculaire après blessure de la cornée (*Rev. gén d'Opht.*, 1903).
— Tubercules de la rétine (*Soc. d'Opht. de Lyon*, 1909 et 1912).
— Guérison de la tuberculose oculaire par la tuberculine (*Lyon Méd.*, 1909).
— Tuberculose inflammatoire de l'œil traitée par la tuberculine (*Soc. d'Opht. de Lyon*, 1909).
— Des tuberculines TR, BE, TBK et de leur action curative puissante sur les tuberculoses, les tuberculides et les tuberculies oculaires (*Clinique ophtalmologique*, 1909).
— Tuberculides, tuberculies et paratuberculoses oculaires (*Soc. française d'Ophtalmologie*, 1909).
— Décollement rétinien guéri par la tuberculine (*Soc. d'Ophtalmologie de Lyon*, 1909 et 1910).
— Kératite interstitielle guérie par la tuberculine (*Soc. Opht. de Lyon*, 1910).
— Tuberculose de la rétine guérie par la tuberculine (*Soc. d'Ophtalmologie de Lyon*, févr. 1912).
— Tuberculinothérapie dans la tuberculose oculaire (*Clinique ophtalmologique*, 1912).
— A propos de la tuberculine (*Soc. d'Ophtalmologie de Lyon*, 1913-14).

DOUVIER. — La tuberculose palpébrale (*Th. de Lyon*, 1902-03).

DRIVER. — Ein fall von tuberkulose der Corneoscleragrenze (*Th. Iena*, 1901).

DROOG. — Un cas de tuberculose oculaire (*Nederlandsch Tijdschrift voor Geneeskunde*, 1912).

DUBOIS-HAVENITH. — Lupus vulgaire (*Th. Bruxelles*, 1890).

DUJARDIN. — (*Journal des Sciences Médicales de Lille*, 1885.)

DUPUY DE LA BADONNIÈRE. — Kératite et Hydarthrose hérédo-syphilitiques (*Thèse de Lyon*, 1921).

Dupuy-Dutemps. — Forme glaucomateuse de la tuberculose choroïdienne (*Soc. d'Opht. de Paris*, 1903 et *Archives d'Ophtalmologie*, 1904).

— Tuberculose choroïdienne à forme glaucomateuse (*Bulletin de la fondation A. de Rothschild*, 1911).

Dupuy-Dutemps et Mawas. — Tuberculose intra-oculaire à forme glaucomateuse (*Soc. d'Opht. de Paris*, 1911).

Dupuytren. — Leçons orales de clinique chirurgicale (T. III, Paris, 1833).

Dusseldorp. — Cinq cas de tuberculose de la conjonctive (*Archives de Oft. de Buenos-Aires*, 1926).

Dutoit. — Le rôle étiologique de la tuberculose dans les affections du nerf optique et de la rétine. Le rôle de la tuberculose dans les affections orbitaires. L'étiologie de la tuberculose dans la pathologie oculaire (*Clinique ophtalmologique*, 1913).

Duverger et Velter. — Thérapeutique chir. ophtalm. (Paris 1926).

Duyse (Van). — Guérison spontanée d'une tuberculose irienne (*Arch. d'Ophtalmologie*, 1892).

Edmunds et Brailey. — Tuberculose disease of the iris (*Soc. d'Opht. du Royaume-Uni*, 1881 et *Ann. d'Oculistique*, 1882).

Emanuel. — Ueber intrabulbare tuberkulose bei Kindern (*Klin. Monats. für Augen.*, 1902).

Eperon. — Etude clinique sur la tuberculose primitive du tractus uvéal (*Arch. d'Ophtalmologie*, 1883).

Erdmann. — Essai de tuberculinothérapie en tuberculose oculaire (*Münch. Med. Woch.*, 1907).

Erlanger. — Ophtalmoréaction chez les individus atteints de maladies d'yeux (*Zeitsch. f. Augenh.*, 1907).

Fage. — Tuberculose du corps ciliaire et son traitement (*Soc. d'Opht. de Paris*, 1897).

— Tuberculose secondaire de la conjonctive (*Soc. française d'Ophtalmologie*, 1908).

— Terminaisons de la tuberculose irienne (*Soc. française d'Opht.*, 1909).

— Tuberculose du sac lacrymal (*Soc. française d'Ophtalmologie*, 1910).

Fainizky. — Tuberculose de la conjonctive palpébrale et bulbaire traitee par la tuberculine (*Westnik Ophtalmol.*, 1910 et *Clin. Ophtalmolog.*, 1910).

Falchi. — Tuberculose de l'œil et glaucome consécutif (*Gaz. de Osp.*, 1882).

Fano. — Traité pratique des mal. des yeux. T. I (Paris, 1866).

Farjot (A.). — La nature syphilitique de la kératite interstitielle (*Thèse de Lyon*, 1922).

Farjot (J.). — Syphilis lacrymale (*Thèse de Lyon*, 1924).

Fejer. — Guérison d'un tubercule solitaire de la choroïde (*Centralblatt f. Augenh.*, 1910 et *Revue génér. d'Opht.*, 1911).

Félix. — Insufflation d'air dans la chambre antérieure (*Zeitsch. für Augenh.*, 1904 et *Arch. d'Opht.*, 1904).

Fernandez. — Considération sur la tuberculose oculaire (*Revista cubana de Oft.*, 1919 et *Rev. gén. d'Ophtal.*, 1920).

Ferré. — La tuberculose de l'iris et son traitement par les rayons X (*Th. Lyon*, 1922).

Flemming et Krusius. — Action de l'énergie rayonnante sur la tuberculose expérimentale de l'œil (*Soc. d'Opht.*, *Heidelberg*, 1911).

Fick. — Ueber tuberkulose des thränensacks (*Gesellsch. der Aertze in Zürich*, 1890 et *Correspondenzblatt. für Schweizer Aerzte*, 1891).

Fietta. — Le tuberculome scléral ou épiscléral (*Th. Genève*, 1919).

Fieuzal et Binet. — *Bulletin de la Clinique des Quinze-Vingts* (1883).

Finnot (W.-C.). — Tuberculose cornéenne et irienne (*American Journal of Opht.*, févr. 1920 : *Compte rendu de la Soc. Opht. du Colorado*).

Fœrœk. — Traitement de la tuberculose oculaire et plus particulièrement de l'emploi de la tuberculine TR (*Arch. of Ophthalmology*, 1907 et *Revue générale d'Opht.*, 1908).

Fonsagrives. — Tuberculose inflammatoire : iritis d'origine tuberculeuse (*Th. Lyon*, 1904).

Francisco-Poyales. — Tuberculose oculaire chez l'enfant (*Congrès de Washington*, 1922 et *Arch. d'Opht.*, 1922).

Friede. — Tuberculides de la conjonctive bulbaire (*Klin. Monats. für Augen.*, 1920 et *Revue génér. d'Opht.*, 1921).

Fromaget. — Tuberculose du tractus uvéal et tuberculose cutanée (*Soc. de Méd. de Bordeaux*, 1903).
— Plombage iodoformé, pansement des dacryocystites opérées (*Ophtalmologie provinciale*, mars 1911).
— Tuberculose miliaire primitive de la conjonctive bulbaire guérie par le sérum de Marmorek (*Clinique ophtalmologique*, 1913).

Fromaget et Mongour. — Kératite tuberculeuse guérie par le sérum de Marmorek (*Clinique ophtalmologique*, 1911).

Fuchs. — Manuel d'Ophtalmologie (2e éd. allemande, 1892).
— Tuberculose primaire de l'iris (*Soc. de Médecine de Vienne*, 25 mai 1888 et *Ann. d'Oculistique*, 1888, p. 196).

Gabrielle. — Tuberculine et tuberculinothérapie (*Th. Paris*, 1910).

Galezowski. — (*Arch. für Ophthalmologie*, 1862).
— Etude sur les altérations du nerf optique et les maladies cérébrales (1866).

Galezowski. — Tuberculose oculaire et son traitement (*Recueil d'Ophtalmologie*, 1900).

Gallemaerts. — Tuberculose de la conjonctive bulbaire (*Académie royale de méd. belge*, 1907 et *Rev. génér. d'Opht.*, 1907, *Ann. d'Oculistique*, 1919).

GAMBLE et BROWN. — Iritis tuberculeuse (*Journ. of the Americ. Med. assoc.*, 1905 et *Rev. gén. d'Opht.*, 1906).

GAUCHER et WEIL. — Tuberculose cutanée et papuleuse en plaques (*Ann. de derm. et de syph.*, 1904).

GAYET. — Tuberculose primitive de la conjonctive (*Soc. française d'Opht.*, 1885).

GEBB. - La tuberculose du fond de l'œil (*Arch. f. Augen.*, 1912 et *Revue génér. d'Opht.*, 1913).

GIFFORD. — Sporotrichosis of the eye ball and eye lids (*The Opht. Record*, 1910).

GILBERT (W.). – Pronostic et traitement de la tuberculose conjonctivale (*Klin. Monats .f. Augen.*, 1905 et *Arch. d'Opht.*, 1906).

GINSBERG. — Tuberculose chronique de la choroïde à foyers disséminés (*Arch. von Graefe's*, 1910, vol. LXXIII).

GONIN. — Multiples tuberculomes intra-oculaires et sous-cutanés (*Revue suisse de médecine*, 1912 et *Revue générale d'Opht.*, (1913).

GOUGEROT. — Tuberculoses cutanées (*Gaz. des Hôp.*, 1906).
Lymphosarcoïdes (*Ann. de derm. et de syph.*, 1906).

GOURFEIN. — Etude expérimentale sur la tuberculose des voies lacrymales (*Soc. française d'Opht.*, 1899).
  -- Diagnostic de la tuberculose de l'iris par ponction de la chambre antérieure (*Soc. française d'Opht.*, 1905 et *Revue Médicale de la Suisse Romande*, 1903).
     Tuberculose primitive de la conjonctive (*Soc. française d'Opht.*, 1906).
     Tuberculose de l'iris (*Revue Médicale de la Suisse romande* 1907 et *Revue génér. d'Opht.*, 1908).
  - Conjonctivite pseudo-membraneuse d'origine tuberculeuse (*Archives d'Ophtalmologie*, 1912).
  -- La réaction de Bresedka, la radiographie et la radioscopie du thorax dans le diagnostic de la nature tuberculeuse des affections oculaires (*Revue génér. d'Opht.*, 1922).

GRADENIGO. — Iritis tuberculeuse avec examen histologique (*Giornale italiano d'Oft.*, 1869 et *Ann. d'Oculist.*, 1870, p. 174).

GRAEFE (VON). — Tuberculose de la choroïde (*Arch. für Opht.*, 1855).

GREEFF. — La tuberculose de la choroïde (*Fortschritte der Medizin*, 1902 et *Rev. gén. d'Opht.*, 1903).

GROBE. - Zur pathologischen Anatomie der thränensacktuberkulose (*Inaug. Dissert.*, Iena, 1898).

GRUENING. — Tuberculose de la choroïde dans un cas de méningite tuberculeuse (*New-York Eye and Ear Infirm. Reports*, 1901 et *Rev. génér. d'Opht.*, 1901).

GUENEAU DE MUSSY. — *Soc. anatomique*, 1837.

GUÉRIN. — Essai sur les maladies des yeux (p. 136, Lyon, 1769).

GUILLEMIN. — Actinomycose des conduits lacrymaux (*Th. Lyon*, 1904).

GUZMAN. — Tuberculose épibulbaire (*Zeitsch. f. Augen.*, 1913).

HAAB. — Die tuberkulose des Auges (*Arch. für Opht.*, tome XXV, 1879, p. 163).

HALLOPEAU. — Etude des différentes formes de tuberculose cutanée et de leurs localisations (*Union Médicale*, 1893).

HANCOCK et MAYOU. — Neuf cas de tuberculose oculaire (*The Ophthalmoscope*, 1907).

HAROLD-EMANUEL. — Considérations sur le pronostic et le traitement de la tuberculose oculaire (*Th. Paris*, 1903-04).

HERFORD. — (*Berl. Opht. gesell.*, 1907).

HERRENSCWAND. — Expériences faites avec la tuberculine en ophtalmologie (*Ophthalmology*, juillet 1912).
— Recherches sur l'emploi de la tuberculine en ophtalmologie (*Woch. für therapie des Auges*, 1913).

HERTEL. — Beitrag zur pathologischen Anatomie der thrânensack-erkrankungen (*Arch. für Opht.*, 1899).
— Etat actuel du traitement de la tuberculose oculaire (*Saml. Zwangl. Alb.*, 1914).

HESS (VON). — Affections tuberculeuses oculaires les plus importantes au point de vue pratique (*Munch. Med. Woch.*, 1920 et *Revue gén. d'Opht.*, 1921).

HIMMELSHEIM. — Traitement à la tuberculine d'affections oculaires (*Arch. für Augen.*, 1910 et *Rev. gén. d'Opht.*, 1911).

HIPPEL (VON). — Ueber den Nutzen der tuberculine bei der tuberkulose des Augens (*Graefe's Arch.*, t. LIX, 1904 et *Soc. d'Opht. d'Heidelberg*, 1905).
— Tuberculose cornéenne (*Soc. d'Opht. d'Heideberg*, 1913).
— Résultats obtenus dans le traitement de la tuberculose oculaire à la tuberculine (*Arch. für Opht.*, 1914).

HIRSCH. — Ein riesen tuberkel der Schnervenpapilla (*Knapp's Arch.*, 1919).

HIRSCHBERG. — Présentation d'un cas de tuberculose de l'iris (*Soc. de Méd. de Berlin*, mai 1889 et *Rev. gén. d'Opht.*, 1889).

HŒNSELL. — (*Arch. für Opht.*, 1879 et *Ann. d'Oculist.*, 1881).

HOLTZ. — Tuberculose bilatérale du sac lacrymal (*Soc. de Méd. de Christiania*, 1899 et *Ann. d'Oculist.*, 1899).

HOPKINS. — Traitement à la tuberculine (*Ophthalmology*, 1912).

HORNICKER. — Tubercule de l'iris guéri par l'émulsion de bacilles (*Zeitsch. für augen.*, 1909 et *Revue gén. d'Opht.*).

IGERSHEIMER. — Influence exercée par les progrès actuels sur le diagnostic de la syphilis et de la tuberculose dans l'étiologie des affections oculaires (*Soc. d'Opht. d'Heidelberg*, 1910, *Arch. für Opht.*, 1910 et *Arch. d'Ophtalmologie*, 1912).

IGERSHEIMER. — Recherches cliniques et expérimentales sur la tuberculose conjonctivale. Sur la tuberculose expérimentale de la cornée (*Klin. Monats. f. Aug.*, 1922, p. 226 et 486).

ISLER (Jacob). — *Thèse de Bâle*, 1899.

JACKSON. — Tuberculose oculaire (*Colorado Medic.*, 1908).

JACQUEAU. — Une forme de kératite héréditaire et familiale (*Soc. franç. d'Opht.*, 1909).
  — Double iritis tuberculeuse (*Soc. d'Opht. de Lyon*, 1914).

JACQUEAU et LEMOINE. — Gliome tuberculeux (*Soc. d'Opht. de Lyon* 1922).

JACQUEAU et BUJADOUX. — Tuberculose irienne (*Soc. d'Opht. de Lyon*, 1924).

JAEGER (DE). — Tuberculose de la choroïde (*Œsterr. Zeit. für prakt. Heilkunde*, 1855).

JANDOT. — La tuberculose nodulaire sous-cutanée des paupières (*Th. Lyon*, 1906-07).

JAULIN. — Sur la tuberculose de l'appareil lacrymal (*Th. de Paris*, 1893-94).

JENDRALSKI. — Expériences radiothérapiques dans les tumeurs et la tuberculose de l'œil et de ses environs (*Klin. Monats. für Augen.*, 1920 et *Rev. gén. d'Opht.*, 1921).

JESSOP. — Tubercule of the choroïde (*Lancet*, 1883).
  — Tuberculose de la conjonctive (*Trans. Opht. Soc.*, 1900 et *Rev. gén. d'Opht.*, 1901).
  Les aspects ophtalmoscopiques de la choroïdite tuberculeuse chronique (*Journal de Bruxelles*, 1911).

JOCHMANN. — Traitement spécifique de la tuberculose par les diverses tuberculines (*Deutsch. Med. Woch.*, 1910).

JOCQS et DUCLOS. — Tuberculose oculaire (*Soc. franç. d'Opht.*, 1914).

JONG. — Contribution au diagnostic différentiel des affections tuberculeuses et gliomateuses de l'œil (*Arch. für Opht.*, 1892).

JUNIUS. — Traitement des affections oculaires par la tuberculine (*Ophthalmology*, 1910 et *Rev. gén. d'Opht.*, 1912).

JUSELIUS. — La tuberculose oculaire et son traitement par la tuberculine (*Finska läkaresällskapets handlingar*, 1911 et *Rev. gén. d'Opht.*, 1912).

KAISER (Randolf). — Traitement de la tuberculose de la conjonctive et de la sclérotique à l'acide lactique (*Th. de Fribourg en Brisgau*, 1909).

KALT. — Tuberculose de la conjonctive propagée au corps ciliaire, généralisation tuberculeuse (*Soc. française d'Opht.*, 1906).
  Aggravation des lésions tuberculeuses intra-oculaires par instillation de tuberculine dans le cul-de-sac conjonctival (*Soc. d'Opht. de Paris*, 1907).

Kellermann. — Panophtalmie tuberculeuse à la suite de couches (*Zeitsch. für Augen.*, 1908 et *Rev. gén. d'Opht.*, 1909).

Kerry. — Cinq cas de tuberculose oculaire ou péri-oculaire (*Ophthalmology*, 1910).

Knagg. — (*Soc. d'Opht. du Roy.-Uni*, 1892 et *Ann. d'Oculist.*, 1892.)

Knapp. — Tuberculose oculaire (*Arch. of Ophthalmology*, 1903).

Koller. — Choroïdite tuberculeuse récidivante (*Ophthalmology*, 1910).

Komoto. — Tuberculose du nerf optique (*Kl. Monat.*, 1912, p. 82).

Koster. — Tuberculose conjonctivale (*Centralbl. für die Med.*, 1873).

Koster (Azu.). — Insufflation d'air dans la chambre antérieure (*Ned. Tijdsch. voor Geneeskunde*, 1902 et *Arch. d'Opht.*, 1902).
— Traitement de la tuberculose oculaire par la tuberculine (*Ned. Tijdsch. voor Geneeskunde*, 1906 et *Arch. d'Opht.*, 1907).

Kostitch (M.). — Syphilis gommeuse de l'iris (*Th. Lyon*, 1923).

Krœmer. — Le tuberculome de la conjonctive bulbaire (*Zeitsch. für Augen.*, 1909 et *Rev. gén. d'Opht.*, 1910).

Krstitch. — Tuberculose oculaire et tuberculine (*Th. de Nancy*, 1906-07).

Krusius et **Flemming**. — Radiothérapie expérimentale des tuberculoses oculaires (*Soc. d'ophtalmologie d'Heidelberg*, 1911).

Krusius. — Traitement de la tuberculose oculaire par la tuberculine (*Wiener klin. Rundschau*, 1912 et *Clin. Opht.*, 1913).

Kuhnt. — Tuberculose étendue de la conjonctive et de la cornée guérie par une atteinte d'érysipèle de la face (*Zeitsch. für Augen.*, 1900 et *Arch. d'Opht.*, 1901).

Kunz. — Trois cas de tuberculose de l'uvée (*Klin. Monasts. für Augen.*, 1901 et *Arch. d'Opht.*, 1902).

Lafon. — Le tuberculome de la conjonctive bulbaire (*Th. Bordeaux*, 1904).
— Le tuberculome épibulbaire (*Ann. d'Oculistique*, 1908).
— Pathogénie de l'ophtalmie phlycténulaire (*Soc. française d'Ophtalmologie*, 1910).
— Le tuberculome de la conjonctive palpébrale (*Ann. d'Oculistique*, 1911).

Lagrange (Félix). — Observation de tuberculose primitive du corps ciliaire et de l'iris (*Archives d'Ophtalm.*, 1895).
— Etiologie, évolution et traitement de la tuberculose de l'iris (*Soc. française d'Ophtalmologie*, 1898).
— Tuberculose de l'iris (*Soc. de Méd. et de Chir. de Bordeaux*, 1906 et *Revue générale d'Opht.*, 1906).
— La tuberculose choroïdienne afolliculaire, son diagnostic (*Arch. d'Opht.*, 1923).
— Anatomie pathologique de la tuberculose choroïdienne chronique afolliculaire (*Soc. d'Opht. de Paris*, 1924).

Lagrange (F.) et **Beauvieux**. — Traitement de la tuberculose oculaire (*Soc. française d'Ophtalmologie*, 1908).

LAGRANGE (F.) et CABANNES. — Un cas de tuberculose primitive de la conjonctive (*Arch. d'Opht.*, 1900).

LAGRANGE (Henri). — La tuberculose du tractus uvéal (*Th. de Paris*, 1923).
— Etude d'une ulcérationtuberculeuse de la conjonctive palpébrale (*Soc. d'Opht. de Paris*, 1924).

LAKAH. — Signes, diagnostic, traitement de certaines formes d'iritis et d'irido-choroïdites bacillaires (*Soc. franç. d'Opht.*, 1910).

LAKAH et MONBRUN. — Iritis tuberculeuse massive (*Archives d'Ophtalmologie*, 1912).

LAPERSONNE (DE). — Tuberculose probable de la glande lacrymale (*Archives d'Opht.*).
— Etiologie de l'iritis (*Bulletin Médical*, 1892).
— De l'exentération ignée dans la panophtalmie (*Arch. d'Opht.*, 1900).
— Observation inédite in th. HAROLD-EMANUEL (Paris, 1905).
— Observation inédite in th. SOULIER (Paris, 1913).
— et CANTONNET. — Manuel de Neurologie oculaire, 2ᵉ édition (Masson, Paris, 1923).
— et ROCHON-DUVIGNEAUD. — Traitement chirurgical des affections des voies lacrymales (*Congrès intern. de Méd. de Madrid*, 1903 et *Arch. d'Ophtalmologie*, 1903).

LATORFF. — Iritis tuberculeuse (*Soc. d'Opht. de Berlin*, 1911).

LAWRENCE. — Traité pratique des maladies des yeux (Trad. BILLARD, Paris, 1830).

LEBENHARDT. — Tuberculose de l'orbite (*Arch. für Augen.*, 1911).

LEBER. — Tuberculose atténuée de l'œil (*Soc. d'Opht. d'Heidelberg*, 1891).
— L'immunité tuberculinique et la thérapeutique des affections oculaires tuberculeuses. (*Arch. Opht.*, 1910 et *Rev. gén. d'Opht.*, 1911).

LEIDHOLDT. — Beitrage zu Casuistik der Augen tuberkulose (*Inaug. Dissert.*, Halle, 1889, imprimerie de Merseburg).

LIEBRECHT. — Beitrage zur Kenntniss den Geschwülste des Uveal Tractus (*von Graefe's Archiv für Opht.*, 1890).
— Die Verschiedeven Formen der Aderbraut tuberkulose (*Münch. Med. Wochensch.*, 1897).

LŒB (Clarence). — Importance de l'examen ophtalmoscopique dans le diagnostic différentiel de la fièvre typhoïde et de la tuberculose miliaire aiguë (*Arch. of Ophthalm.*, 1903).

LOWENSTEIN. — Zur klinik der Angentuberkulose (*Klin. Mon. f. Augen.*, juin, 1926).

LOWTZEW. — Cyanure d'or et de potassium dans les affections tuberculeuses de l'œil (*Westnik Opht.*, 1914 et *Arch. d'Opht.*, 1916).

LUNDSGAARD. — Photothérapie des affections conjonctivales (*Klin. Monats. für Augen.*, 1909 et *Revue gén. d'Opht.*, 1910).

LUNN. — Tuberculose de la choroïde avec névrite optique double (*Trans. Opht. Soc.*, 1904 et *Revue gén. d'Opht.*, 1905).

LÜTTGE (W.). — Panophtalmie tuberculeuse dans l'état puerpéral (*Arch. f. Opht.*, 1903).

MACKAY. — Tuberculine dans les maladies de l'œil (*Congrès de l'Assoc. médicale britannique*, 1912 et *Clin. Opht.*, 1913.

MACKENSIE. — Traité pratique des maladies des yeux (édit. Laugier, Paris, 1844).

MAGNIER. — Les ulcérations hérédo-syphilitiques des paupières. (*Thèse de Lyon*, 1923).

MAITRE-JAN. — Traité des maladies de l'œil (Troyes, 1707).

MALGAIGNE. — *Thèse d'agrégation* (1835).

MAUCIONE. — Valeur thérapeutique et diagnostique de la tuberculine en tuberculose oculaire (*Archiv. di Ottalm.*, 1915).

MANFREDI. — De la cure radicale des tumeurs et fistules du sac lacrymal (Turin, 1864).
— Contribution clinique et anatomo-pathologique à l'étude de la tuberculose oculaire (Modène, 1876 et *Ann. d'Oculist.*, 1877).

MANZ. — (*Arch. für Opht.*, 1858, p. 120.)

MARIN-AMAT. — Tuberculose primitive de la conjonctive bulbaire suivie de tuberculose subaiguë et de mort. (*Arch. de Oftalm. hispano-americ.*, 1921).

MARPLE. — Tuberculose de la choroïde dans la méningite tuberculeuse (*The Ophthalmoscope*, 1912).

MATHEWSON. — Tuberculose miliaire de la choroïde (*Montreal Med. Journal*, 1907 et *Rev. gén. d'Opht.*, 1908).

MEISNER. — La conjonctivite de Parinaud et la tuberculose de la conjonctive (*Zeitschr. für Augen.*, 1912 et *Rev. gén. d'Opht.*, 1913).
— Diagnostic différentiel du gliome rétinien et de la tuberculose de l'iris (*Klin. Monatsbl. f. Aug.*, 1921).

MELLER et NOVAK. — Traitement des affections oculaires par la tuberculine (*Wiener klin. Woch.*, 1922).

MICHEL (VON). — Aspect de la tuberculose irienne après guérison (*Zeitsch. f. Augen.*, 1907 et *Rev. gén. d'Opht.*, 1909).

MOISSONNIER. — Iridocyclite tuberculeuse (*Arch. d'Opht.*, 1904).
— Tuberculose primitive de la conjonctive (*Soc. franç. d'Ophtalmol.*, 1905).

MONTHUS. — Forme atypique de tuberculose oculaire (*Arch. d'Opht.*, 1904).

MONTHUS et DESCOMPS. — Gomme tuberculeuse de la sclérotique et tuberculoses multiples (*Soc. d'Opht. de Paris*, 1907).

MONTHUS et OPIN. — Précis de technique microscopique de l'œil (Paris, 1910).

Morax. — Le lupus des voies lacrymales (*Soc. franç. d'Opht.*, 1898).
— Concrétion des canalic. lacrymaux (*Ann. d'Oculist.*, 1905).
— Encyclopédie française d'Ophtalmologie (Tomes IV et V).

Morax. — Sporotrichose primitive du sac lacrymal (*Annales d'Oculistique*, 1911).
— Altération de la conjonctive bulbaire (*Soc. d'Opht.*, Paris 1912).
— Précis d'Ophtalmologie (3ᵉ édit., 1921).
— et Carlotti. — Sporotrichose palpébrale (*Ann. d'Oculist.*, 1908).
— et Chaillous. — Diagnostic des affections tuberculeuses de l'appareil visuel (*Soc. française d'Ophtalmologie*, 1902).

Morax et Lenoir. — Diagnostic de la conjonctivite de Parinaud et de la tuberculose de la conjonctive (*Soc. d'Opht. de Paris*, 1917).

Moreau. — Dacryocystite tuberculeuse simulant une tuberculose du malaire. Extraction. Guérison (*Soc. des Sc. Méd. de Saint-Etienne*, 1909 et *Rev. gén. d'Opht.*, 1910).

Mules. — Tuberculose de l'œil et ses rapports avec l'infection générale tuberculeuse (*Opht. Review*, 1885).

Musy. — Un cas de tuberculose de la conjonctive et de la cornée par bacille du type bovin (*Ann. d'Oculistique*, 1918).

Nakagawa. — Tuberculose de la cornée à la suite d'inoculation (*Arch. für Augen.*, 1904).

Napp. — Rapports sur l'affection de Mickulicz et la tuberculose (*Zeitsch. für Augen* et *Revue gén. d'Opht.*, 1908).

Natanson. — Deux cas de tuberculose du segment postérieur de l'œil (*Westnik Opht.*, 1910).
— Tuberculose du segment antérieur (*Westnik Opht.*, 1911 et *Arch. d'Opht.*, 1912).

Nélaton. — Recherches sur l'affection tuberculeuse (*Th. Paris*, 1836).

Nettleship et Fox. — (*Soc. d'Opht. du Royaume-Uni*, 1881).

Nicolas et Favre. — *Annales des maladies vénériennes*, 1907 et *Province Médicale*, 1907).

Obarrio (de). — Kyste tuberculeux de la conjonctive (*Rev. gén. d'Opht.*, 1903).

Offret. — Tuberculose intra-oculaire et sarcome de l'iris (*Arch. d'Opht.*, 1909 et *Soc, d'Opht. de Paris*, 1909).

Opin. — Tuberculose de la conjonctive bulbaire (*Soc. d'Opht. de Paris*, 1911 et *Arch. d'Opht.*, 1912).

Oreste. — Sclerokératite tuberculeuse (*Ann. d'Oculistique*, 1910).

O'Gilvy. — Iridocyclite tuberculeuse (*Trans. Opht. Soc. U. K.*, 1909).

Paderstein. — Granulations tuberculeuses intra-oculaires (*Berl. Opht. Gesell.*, 1905 et *Revue gén. d'Opht.*, 1906).

Panas. — Leçons sur les affections de l'appareil lacrymal (Paris, 1877).
— Traité d'Opht., 1894.
— Tuberculose de l'iris (*Journ. de Méd. et de Chir.*, 1884).

PANAS et ROCHON-DUVIGNEAUD. — Recherches anatomiques et cliniques sur le glaucome et les néoplasmes intra-oculaires (Paris, 1898).

PARÉ (Ambroise). — Œuvres (édit. Malgaigne, Paris, 1840).

PARINAUD. — *Soc. de Chirurgie*, 9 juillet 1870. Tuberculose de la conjonctive (*Gazette hebdomad. de Méd. et de Chir.*, 1884).

PARKER. — Affections tuberculeuses de l'œil (*Opht. Record*, 1906 et *Rev. gén. d'Opht.*, 1908).

PATTON. — L'élément tuberculeux dans la kérato-conjonctivite phlycténulaire (*Med. Herald*, 1911 et *Rev. d'Opht.*, 1911).

PAUTRIER. — Les tuberculoses cutanées atypiques (*Th. Paris*, 1903).

PECHIN. — Tuberculose de l'iris et du corps ciliaire (*Archives d'Ophtalm.*, 1899).
— Forme spéciale de tuberculose du tractus uvéal (*Soc. française d'Ophtalmologie*, 1906).

PELLOUX. — Traitement de sclérokératite tuberculeuse par la radiothérapie (*Th. Lyon.* 1926).

PERIE. — Tuberculose de la conjonctive (*Th. de Lyon*, 1900).

PETELLA. — Tuberculose conjonctivale (*VIe Congrès de la Soc. italienne d'Ophtalm.*, Florence, 1902 et *Arch. d'Opht.*, 1903).

PERL'S. — (*Arch. für Opht.*, Tome XIX, p. 221.)

PETER. — Emploi de la tuberculine en pratique oculaire (*Medical Record*, 1910 et *Rev. gén. d'Opht.*, 1911).
— Tuberculose conjonctivale et sclérale après l'ablation d'un papillome de la conjonctive (*Polycl. Opht. Soc. of Philadelphia*, 1912 et *Rev. gén. d'Opht.*, 1913).

PETIT (J.-L.) (1674-1750). — Œuvres, tome I (Paris, 1837).

PETIT (A.). — Tumeurs mixtes de la glande lacrymale orbitaire (*Th. Lyon*, 1921).

PETREQUIN (de Lyon). — *Revue ophtalmolog. du service*, Bruxelles, 1854.

PEYRÉ. — Kératite interstitielle et syndrome hérédo-syphilitique (*Thèse de Lyon*, 1924).

POLACK et MAWAS. — Un cas de tuberculose de la conjonctive (*Soc. Opht. de Paris*, 1913).

POLLOCK. — Iritis tuberculeuse (*Glasgow Med. Journal*, 1904 et *Rev. gén. d'Opht.*, 1905).

PONCET. — Communications diverses sur la tuberculose inflammatoire et le rhumatisme tuberculeux : *Académie de Médecine*, 1901-1910).

PONCET et LERICHE. — Le rhumatisme tuberculeux (O. Doin, édit.).
— La tuberculose inflammatoire (O. Doin, édit.) 1912.

PONS Y MARQUEZ. — Kératite tuberculeuse (*Rev. Cubana de Oftalm.* 1920 et *Rev. gén. d'Opht.*, 1921).

POOLEY. — Tubercule congloméré de la choroïde (*Med. Record*, 1904 et *Rev. gén. d'Ophtalm.*, 1905).

Posey. — Kératite tuberculeuse (*Ophthalmic Record*, 1908 et *Rev. gén. d'Opht.*, 1910).

Pott. — Observations relatives à la fistule lacrymale (Londres, 1758).

Poulard. — Tuberculose des voies lacrymales (*Arch. d'Opht.*, déc. 1903.) — Traité d'Ophtalmologie (Masson, éd., Paris, 1923).

Prisco. — Tuberculose de la conjonctive (*Arch. di Ottalm.*, 1915 et *Archives d'Ophtalmol.*, 1916).

Prœscher. — Tuberculose du nez et de la conjonctive (*Centralblatt für prak. Augen.*, 1899).

Puccioni. — Iritis tuberculeuse (*Clinica oculistica*, 1904 et *Rev. gén. d'Opht.*, 1905).

Re (François). — Contribution à l'étude de la tuberculose conjonctivale (*Arch. di Ottalmologia*, vol. XIX).

Remy. — Etudes sur la tuberculose oculaire (*Th. Paris*, 1883).

Reif (Max). — Des cas traités par la tuberculine à la Clinique d'Heidelberg (*Th. d'Heidelberg*, 1913).

Reuchlin. — Observations avec la tuberculine de Koch (*Klin. Monats' für Augen.*, 1906 et *Arch. d'Opht.*, 1907).

Risley. — Iridocyclite traumatique (*Ophthalmology*, 1906 et *Rev. gén. d'Opht.*, 1907).

Rist. — Conférence sur les localisations extrapulmonaires de la tuberculose, leur interprétation pathogénique, leurs réactions à la tuberculine (*Séance plénière annuelle de la Société d'Ophtalmologie de Paris*, 20 novembre 1921).

Rochat et Wolff. — La tuberculose de l'œil et son traitement (*Rapport à la Soc. ophtalm. hollandaise*, 1912 et *Rev. gén. d'Opht.*, 1914).

Rochon-Duvigneaud. — Abcès froid tuberculeux ayant les apparences d'une dacryocystite (*Arch. d'Ophtalmologie*, 1898). — Recherche sur l'anatomie et la physiologie des voies lacrymales (*Arch. d'Ophtalmologie*, 1900). — Tuberculose probable des muscles de l'œil (*Soc. d'Opht. de Paris*, 1906).

Rogman. — Tuberculose intra-oculaire, dangers de l'énucléation (*Annales d'Oculistique*, 1903, 2e semestre).

Rohmer. — Trois cas de kératite parenchymateuse traitée par la tuberculine TR (*Soc. des Sc. Méd. de Nancy*, 1906 et *Rev. gén. d'Opht.*, 1906). — De l'emploi de la tuberculine TR en thérapeutique oculaire (*la Clinique Ophtalmologique*, 1907). — Tuberculose oculaire et tuberculine TR (*Soc. franç. d'Opht.*, 1908).

Rolland. — Etude sur le phénomène de Koch et la réinfection tuberculeuse (*Th. Paris*, 1914).

Rollet. — Traitement des dacryocystites par l'extirpation du sac lacrymal (*Lyon Médical*, 7 juin 1896 et 2 mai 1897).

Rollet. — Traité d'Ophtalmoscopie (Masson, éd., Paris, 1898).
— La tuberculose du sac lacrymal (*Clinique Ophtalm.*, 10 juillet 1899).
— Tumeur prélacrymale (*Annales d'Oculistique*, 1900).
— La cure radicale des dacryocystites par l'extirpation du sac, résultats éloignés (*Lyon méd.*, n° 12, mars 1903 et *Rev. gén. d'Opht.*, 31 janvier 1903).
— La tumeur lacrymale tuberculeuse (*Rev. gén. d'Opht.*, 20 juin 1903).
— L'iritis gommeuse à pseudo-hypopyon (*Rev. gén. d'Opht.*, 1904).
— La tarsite tuberculeuse (*Soc. franç. d'Opht.*, 1905).
— Formes cliniques de la tuberculose palpébrale (*Rev. gén. d'Opht.*, 1906).
— Tarso-conjonctivite végétante tuberculeuse (*Soc. d'Opht. de Lyon*, 1907).
— Pseudo-hypopyon gommeux syphilitique (*Soc. d'Opht. de Lyon*, 1907).
— Technique opératoire de l'extirpation du sac à la rugine (*Rev. gén. d'Opht.*, 1907).
— Formes cliniques de la syphilis gommeuse de l'iris (*Arch. d'Opht.* 1908).
— Sinusites péri-orbitaires et affections de l'orbite (*in Encyclopédie française d'Ophtalmologie*, tome VIII, 1909).
— Formes cliniques de la tuberculose des voies lacrymales (*livre jubilaire du Pr Raphaël Lépine. Revue de Médecine*, 1911).
— Tuberculose des voies lacrymales (*Rapport à la Soc. franç. d'Ophtalmologie*, 1911).
— Extirpation totale du sac lacrymal et du canal nasal membraneux (*Arch. d'Opht.*, mai 1921).
— Radiothérapie en ophtalmologie (*Journal de Médecine de Lyon* 20 mars 1923).
— Caractères cliniques du chancre syphilitique de la conjonctive (*Rev. gén. d'Opht.*, 1904).
Rollet et Aurand. — Gliome rétino-irien simulant la tuberculose (*Soc. d'Opht. de Lyon*, 1907).
— Etude expérimentale et comparée de la tuberculose et de la pseudo-tuberculose aspergillaire de la choroïde (*Rev. gén. d'Ophtalmologie*, 1907).
— Recherches expérimentales sur les infections de la choroïde (*Rev. gén. d'Opht.*, 1908).
— Névrites optiques et ophtalmie sympathique expérimentales (*Rev. gén. d'Opht.*,;1909).
— Essai de tuberculinothérapie oculaire expérimentale (*Rev. gén. d'Opht.*, 1910).
— Tuberculose conglomérée de l'iris et du corps ciliaire (*Soc. d'Opht. de Lyon*, 1912).
— Tumeur osseuse de l'iris, *Lyon méd.*, 1908.
Rollet et Bussy. — Les formes cliniques de la tuberculose des voies lacrymales (*Rev. gén. d'Ophtalmologie*, 1920, p. 205.)

Rollet et Bussy. — Iritis tuberculeuse (*Soc. d'Opht. de Lyon*, avril 1922).
— Tuberculose irienne guérie par la radiothérapie (*Soc. d'Opht. de Lyon*, juin 1922).

Rollet et Colrat. — La tuberculose de la cornée (*Lyon Médical*, 26 oct. 1924).
— Gomme du sac lacrymal chez un hérédo-syphilitique (*Soc. Opht. de Lyon*, déc. 1924).
— Formes cliniques, évolution et pronostic de la tuberculose de l'iris (*Journal de Médecine de Lyon*, 1925).

Rollet et Genet. — Tuberculose du sac lacrymal (*Soc. d'Opht. de Lyon*, 1912).
— Tuberculose de l'iris (*Soc. d'Opht. de Lyon*, 1914).

Rollet et Grandclément. — Un cas de choroïdite atrophique aréolaire sans pigment chez un syphilitique (*Soc. d'Opht. de Lyon*, 1908).
— Un cas de tuberculose de l'iris (*Soc. d'Opht. de Lyon*, 1909).
— Tuberculose primitive du sac lacrymal (*Soc. d'Opht. de Lyon*, 1910).

Rollet et Moreau. — Tuberculose de la cornée et de l'iris (*Soc. des Sc. Médic. de Lyon*, 1905 et *Rev. gen. d'Opht.*, 1905).

Rollier et Borel. — Héliothérapie dans la tuberculose primaire de la conjonctive (*Rev. Méd. de la Suisse romande*. 1912).

Rosenbauch. — Rapport des inflammations phlycténulaires avec la tuberculose (*Arch. für Opht.*, 1911 et *Arch. d'Ophtalmologie*, 1912).

Roy et Alvarez. — Tuberculose de la cornée (*Rev. clin. d'Ocul.*, 1885).

Rumszewicz. — Tuberculomes de la choroïde (*Postemp Okulistyczny*, 1905).

Rupprecht. — Réactions oculaires après injection sous-cutanée de vieille tuberculine (*Münch. Med. Woch.*, 1909 et *Revue génér. d'Opht.*, 1910).

Sabadini. — (*Th. de Paris*, 1878.)

Sabrazès et Ulry. — Actinomycose des voies lacrymales (*Gaz. des Hôp.*, 1898).

Sahli. — Tuberculinothérapie (*Presse Médicale*, 1907).

Saltini. — Tuberculose oculaire (*Annali di Ottalm.*, 1875, t. IV).

Samelsohn. — La tuberculose irienne (*Soc. d'Ophtalmologie de Heidelberg*, 1893).

Santucci. — Contribution à l'étude de la tuberculose oculaire (*Annali di Ottalm.*, 1906 in *Arch. d'Opht.*, 1906).

Sauer (Haus). — Image clinique de la tuberculose guérie du segment antérieur de l'œil (*Thèse, Rostock*, 1910).

Saxl. — Un cas de tuberculose de la conjonctive (*Archiv für Augenh.*, 1907 et *Rev. gén. d'Opht.*, 1908).

SCARPA. — Traité pratique des maladies des yeux (Trad. LEVEILLÉ, Paris, 1807).

SCHAELLER. — Tuberculose de la pupille (*Klin. Monats.*, 1907).

SCHEERER. — Rœntgenthérapie dans la tuberculose irienne (*Klin. Monats. für Augenh.*, 1922).

SCHNELL. — Un cas de tuberculose du segment antérieur avec participation du cristallin (*Klin. Monats. für Augenh.*, 1921).

SCHULTZ-ZEHDEN. — Choriorétinite tuberculeuse chronique localisée (*Zeitsch. f. Augenh.*, vol. XIV, in *Arch. d'Opht.*, 1908).

SCHIECK. — Recherches expérimentales et cliniques sur l'influence de la tuberculine par la tuberculose irienne (*Arch. von Graefe*, 1900).

SCHWARTZ. — Tuberculose traumatique de la conjonctive bulbaire. Guérison par le sérum de Marmorek (*Deut. Med. Woch.*, 1905 et *Rev. gén. d'Opht.*, 1906).

SCHUMWAY et de SCHWEINITZ. — Conglomerate tubercle of the choroïde (*Opht. Record*, 1905).

SEILLON. — Contribution à l'étude de la tuberculose de l'iris (*Th. de Lyon*, 1905).

SGROSSO. — Deux observations de tuberculose chronique de la choroïde (*Annali di Ottalmolog.*, 1901 et *Arch. d'Opht.*, 1901).
— La guérison spontanée de la tuberculose de l'iris (*Archivio di Ottalm.*, 1908 et *Arch. d'Opht.*, 1908).

SHIBA. — Ueber die Ætiologie der thränensackreutzündungen bei tuberkulose der Umgebung und uber Dakryocystitis tuberkulose (*Klin. Monats. für Augenh.*, 1905).

SCHLODTMANN. — Ueber sulzige infiltration der conjonctiva und Sclera (*Arch. für Opht.*, 1897).

SICHEL. — Traité de l'Ophtalmie (Paris 1837 et *Ann. d'Oculist.*, 1868).

SIDLER-HUGUENIN. — Tuberculose de la papille (*Klin. Monats.*, 1918).

SMITH et GIBBS. — Tuberculose primitive de la cornée (*Opht. Record*, 1906 et *Rev. gén. d'Opht.*, 1907).

SMYTH. — Tuberculose de la conjonctive (*Trans. Opht. Soc.*, 1904. *Rev. gén. d'Opht.*, 1905).

SNELL. — Tuberculose de la choroïde (*Trans. Amer. Opht. Soc.*, 1907. *Rev. gén. d'Opht.*, 1908).

SOKOLOFF. — Tuberculose de la conjonctive (*Rousski Vratch*, 1912 et *Rev. gén. d'Opht.*, 1913).

SOULIER. — Essai sur l'étiologie des sclérites et épisclérites (*Thèse de Paris*, 1913).

SPALDING. — Deux cas de tuberculose oculaire (*Trans. Amer. Opht Soc.*, 1903 et *Rev. gén. d'Opht.*, 1904).

SPELEERS. — Valeur comparée des différentes réactions à la tuberculine (*Nederlandsch Tijdsch. voor Geneeskunde*, 1908 et *Arch. d'Opht.*, 1909).

STANCULEANO. — Recherches diagnostiques et thérapeutiques dans la kératite parenchymateuse au moyen de la tuberculine T (*Ann. d'Oculistique*, 1904).
— Contribution à l'étude expérimentale de la tuberculose cornéenne (*Ann. d'Oculistique*, 1909).

STARGARDT. — Pseudo-tuberculose et tuberculose bénigne de l'œil (*Arch. von Graefe*, 1903 et *Arch. d'Opht.*, 1904).

STARK. — La tuberculose oculaire dans l'armée (*Amer. Journal of Ophthalm..* mai 1920).

STEPHENSON (S.). — Tuberculose de la conjonctive guérie par les rayons X (*British Med. Journal*, 1902 et *Rev. gén. d'Opht.*, 1903).
— Tuberculose de la choroïde (*Report. of the Soc. for the study of diseases in children*, 1902 et *Rev. gén. d'Opht.*, 1903).

STERN. — Tuberculose conjonctivale atténuée ou maladie de Parinaud (*Centralbl. für Augenh.*, 1912 et *Rev. gén. d'Opht.*, 1914).

STIRLING et TOOKE. — Iridocyclite tuberculeuse (*Ophthalmology.* 1909, et *Rev. gén. d'Opht.*, 1910).

STOCK. — Tuberculose oculaire hématogène chez le lapin (*Soc. Opht. d'Heidelberg*, 1905 et *Arch. d'Opht.*, 1905).
— Le rôle de la tuberculose dans l'étiologie des inflammations chroniques de l'œil et en particulier de l'uvéite chronique (*Arch. für Opht.*, 1907 et *Rev. gén. d'Opht.*, 1907).

STOLTING. — Tuberculose de la conjonctive (*Arch. für Opht.*, 1886).

STRAUB. — La scrofulose et la tuberculose latente en ophtalmologie (*Arch. für Opht.*, 1905 et *Arch. d'Opht.*, 1906).

SUGAMINA. — Tuberculose de l'œil (*Nippon Gankakai Zashi*, juin 191 et *Rev. gén. d'Opht.*, 1913).

SULZER. — Lymphome et tuberculose (*Soc. Opht. de Paris*, 1907 et *Rev. gén. d'Opht.*, 1908).

TACQUET. — Voies lacrymales comme cause de l'origine nasale des affections oculaires (*Th. Paris*, 1894).

TAVERNIER. — De la dacryocystite tuberculeuse considérée comme point de départ du lupus de la peau, de la muqueuse nasale et de la conjonctive (*Th. Lille*, 1897).

TEACHER-COLLINS. — Pseudogliome (*Opht. Hosp. Rep.*, vol. XIII).
— *Rapport au VVe Congrès international de Médecine*, Lisbonne, 1906.
— La tuberculose intra-oculaire (*The ophthalmoscope*, 1907 et *Rev. gén. d'Opht.*, 1908, p. 320).

TELOO. — Tubercule solitaire de la choroïde (*Inaug. diss., Fribourg*, 1905 et *Rev. gén. d'Opht.*, 1906).

TERRIEN. — Tubercule congloméré de la choroïde (*Soc. Opht. de Paris*, 1912 et *Arch., Opht.*, 1912, p. 184).
— *Ophtalmologie* (J.-B. Baillière, éd., Paris, 1908).

TERRIEN. — Chirurgie de l'œil et de ses annexes (Masson, éd., Paris, 1920, 2e éd.).
— Séméiologie oculaire : la calotte cornéo-sclérale (Masson, éd., 1923).
— Séméiologie oculaire : le diaphragme irido-ciliaire (Masson, éd., 1924).

TERSON (père). — Tuberculose oculaire (*Soc. Opht. de Paris*, 3 déc. 1889 et 6 mai 1890. *Arch. d'Opht.*, 1890 et *Soc. française d'Ophtalmologie*, 1890).
— Nature et traitement de la tumeur prélacrymale (*Soc. franç. d'Opht.*, 1903).
— Cas de tuberculose conjonctivale chez un vieillard (*Soc. Opht. de Paris*, 1903).
— Tuberculose oculaire ; suites très éloignées de l'excision d'un tubercule irien (*Ann. d'Oculistique*, 1904).

TERSON (A.). — Lésions oculaires de l'érythème polymorphe, érythème noueux et tuberculose (*Soc. belge d'Ophtalmologie*, 1912 et *Rev. gén. d'Opht.*, 1914).

THÉOBALD. — Tuberculose oculaire simulant un gliome (*Opht. Record*, 1907 et *Rev. gén. d'Opht.*, 1908).

THIBIERGE et RAVAUT. — Etude sur les lésions et la nature de l'érythème ioduré (*Ann. de dermat. et syph.*, 1899).

TIOUMANTZEFF. — Actinomycose du sac (*Westnik Ophtalmologi*. 1910).

TOBIAS. — Réaction locale sur l'œil des injections probatoires de tuberculine (*Klin. Monats. f. Augen.*, 1911, *Rev. gén. Opht.*, 1913).

TÖRÖK (Ervin). — Valeur diagnostique et thérapeutique de la tuberculine dans les affections tuberculeuses de l'œil (*Arch. of Ophthalmology*, 1908 et *la Clinique ophtalm.*, 1909).

TRÉLAT. — (*Soc. chirurgie*, 1883).

TRERETOLI. — Tuberculose du sac lacrymal s'étendant au labyrinthe ethmoïdal (*Giorn. di Oculist.*, 1912).

TUAILLON. — Les dermoïdes du limbe scléro-cornéen (*Th. Lyon*, 1923).

TRUC. — Uvéites chroniques tuberculo-rhumatismales de Poncet (*Soc. franç. d'Opht.*, 1912).

TYRE, WEDD et HERTZ. — Tuberculose oculaire (*Lancet*, 1907 et *Rev. gén. d'Opht.*, 1909).

UHTHOFF. — Remarques sur la scrofulose et la tuberculose dans leurs rapports avec la tuberculose de la conjonctive (*Berl. klin. Woch.*, 1900).

VADON. — De l'extirpation du sac lacrymal dans les dacryosystites (*Thèse de Lyon*, 1897).

VACHER. — Le chancre syphilitique de la conjonctive bulbaire (*Thèse de Lyon*, 1925).

VALUDE. — De la tuberculose de l'œil (*XIXe Congrès de la Soc. Opht. de Heidelberg*, 1887 et *Ann. d'Oculist.*, 1887).
— Essai de tuberculisation expérimentale du sac (*Arch. d'Opht.*, 1889).
— Origine de la tuberculose du tractus uvéal (recherches expérimentales) (*Arch. d'Ophtalmologie*, 1891).
— Gomme tuberculeuse de la conjonctive et de la sclérotique, ablation, guérison (*Ann. d'Oculistique*, 1897).
— Tubercule de la choroïde (*Soc. d'Opht. de Paris*, 1906).

VEEL. — La tuberculine dans les maladies de l'œil (*Brit. Med. Assoc.* 1912 et *Clinique ophtalmologique*, 1913).

VELPEAU. — Dict. de Médecine, t. IX (Paris, 1835).
— et JANSELME. — Manuel des mal. des yeux (Paris 1840).

VENNEMAN. — Pathologie du tractus uvéal (*in Encycl. franç. d'Opht.* t. VI, Paris, 1906).

VERDERAME. — Tuberculose de la papille (*Klin. Monats.*, 1908).

VERHAEGHE. — Kératite interstitielle d'origine tuberculeuse (*Nord Médical*, 1904 et *Arch. d'Opht.*, 1905).

VERHOEFF. — Sclérite tuberculeuse, forme ignorée de tuberculose (*Boston med. and surg. Journal*, 1907 et *Rev. gén. d'Opht.*, 1908).
— Origine tuberculeuse de la scléro-kératite (*Trans. Amer. Opht. Soc.*, 1910).
— Production expérimentale de la scléro-kératite et de la tuberculose intra-oculaire (*Trans. Amer. Opht. Soc.*, 1913 et *Rev. gén. d'Opht.*, 1914).

VERREY. — Tuberculose oculaire et sérum antituberculeux de Marmorck (*Arch. d'Ophtalmologie*, 1911).

VERWEY. — Tuberculose de la cornée et de l'iris (*Th. de Leyden*, 1906).
— Forme nouvelle de la conjonctivite tuberculeuse à aspect de conjonctivite de Parinaud (*Soc. opht. d'Utrecht*, 1910 et *Arch. d'Opht.*, 1912).

VILLARD. — La tuberculose de la conjonctive (*Ann. d'Oculistique*, 2e sem., 1905).

VILLEMIN. — Etudes sur la tuberculose (Paris, 1868).

VILLEMONTE DE LA CLERGERIE. — Tuberculose de la cornée (*Arch. d'Ophtalmologie*, 1908).

VINCENT. — Tuberculose du sac lacrymal et son traitement (*Th. de Lyon*, 1899-1900).

VOSSIUS. — Tuberculose et injections sous-conjonctivales d'hétol (*Soc. Méd de Giessen* et *Deut. med. Woch.*, 1912).

WADSWORTH. — (*Trans. of the Amer. Soc.*, 1883 et *Ann. oculist.*, 1885).

WAGENMANN. — Beitrage zur Kenntniss der tuberkülosen Erkrankrungen des Schorgans (*Arch. für Opht.*, t. XXXIV, 1888).
— Un cas de tuberculose du sac (*XXIIIe réunion de la Soc. d'Opht. d'Heidelberg*, 1907).

WARE. — On the epiphora (London, 1792).

WARDROP. — Essays on the morbid anat. of the eye, 1808.

WECKER (DE). — Des abus de l'énucléation (*Ann. d'Oculistique*, 1889).

WECKER (DE). — Discussion sur le traitement de la tuberculose oculaire (*Soc. d'Opht. de Paris*, 1890).
— et LANDOLT. — Traité complet d'ophtalmologie, tome IV, Paris, 1889.

WEEKERS. — L'exanthème de la conjonctivite tuberculeuse considéré comme une toxi-tuberculide (*Arch. d'Opht.*, 1909).

WEISS. — Tuberculose papillaire (*Graefe's Arch. für Opht.*, 1877).

WEHRLI. — Troubles nodulaires de la cornée : affection tuberculeuse primitive isolée et chronique des couches antérieures de la cornée (lupus cornéen) (*Zeitsch. f. Augenh.*, 1907 et *Rev. gén. d'Opht.*, 1908).

WEIGELIN. — Résultats du traitement de la tuberculose oculaire par la tuberculine (*Klin Monats. für Aug.*, 1921 et *Rev. gén. d'Opht.*, 1922).

WEMMERSLAGER VON SPARWOUDE. — Kératite profonde sclérosante tuberculeuse (*Th. d'Amsterdam*, 1909 et *Arch. d'Opht.*, 1910).

WESSELY. — Contribution à l'étude de la tuberculose conjonctivale (*Soc. d'Opht. d'Heidelberg*, 1910 et *Arch. d'Opht.*, 1910).

WHITE W. HALE. — Tuberculose généralisée (*The general practitioner*, 1903 et *Rev. gén. d'Opht.*, 1904).

WILDER. — Tuberculose de l'iris (*Americ. Journ. of Opht.*, 1903 et *Rev. gén. d'Opht.*, 1904).

WINDBIEL. — Tuberculose de l'œil et son traitement (*Ophthalmology*, 1911).

WOLFRUM. — Cinq cas de tuberculose oculaire traités par la tuberculine TR (*Arch. für Augenh.*, 1908 et *Arch. d'Opht.*, 1909).

WOJTASIEWICZ. — Essais sur les rapports de la tuberculose oculaire avec la tuberculose générale (*Th. Paris*, 1886).

WOOD. — Tuberculose oculaire (*Illinois Med. Journal*, 1907 et *Rev. gén. d'Opht.*, 1908).

YASUTOSI KUBOKI. — Ueber die Ursachen der Phyktam nebst tier, experimentellen Beitragen zur Erforschung der Pathogenese derselben, Fukuoka, Japan, 1922.

YUNG. — Tuberculose choroïdienne (*Arch. für Opht.*, 1891).

ZILBERBLATT. — La tuberculose de la cornée (*Thèse de Lyon*, 1925).

ZIEGLER. — Kératite tuberculeuse améliorée par les injections de tuberculine (*Trans. of the Amer. Opht. Soc.*, 1906. *College of Phys. of Philadelphia*, 1907, *Ophthalmology*, avril 1907 et *Rev. génér. d'Ophtalmologie*, 1908).

ZIMMERMANN. — Kératite parenchymateuse tuberculeuse (*Arch. für Opht.*, 1895).

— Recherches expérimentales et anatomiques sur l'influence des nouvelles tuberculines TO et TR de Koch sur l'évolution des tuberculoses expérimentales chez le lapin (*Soc. franç. d'Ophtalmologie*, 1898).

ZIMMERMANN. — Tuberculose de l'iris et érysipèle (*Zeitsch. für Augenh.*, 1900 et *Rev. gén. d'Opht.*, 1902).

ZUR-NEDDEN. — Contribution à l'étude de la tuberculose oculaire (*Klin. Monats., für Augenh.*, 1903).

— et STŒWER. — Traitement de la tuberculose oculaire (*XXIIe réunion des oculistes des provinces rhénanes et de la Westphalie*, 1909).

TABLE ALPHABÉTIQUE
DES NOMS D'AUTEURS

M

Mackensie, p. 2, 35, 202, 205.
Magnier, p. 178.
Maingot, p. 37.
Maitre-Jan, p. 34, 200.
Malgaigne, p. 202.
Manfredi, p. 37, 105.
Manz, p. 35, 154.
Marin-amat, p. 176.
Maucione, p. 124.
Mayou, p. 39, 123.
Meisner, p. 91.
Meller, p. 124.
Merranti, p. 126.
Michel, (von) p. 72.
Moissonnier, p. 46, 85, 189.
Mongour, p. 2, 13, 17.
Monthus, p. 21, 32, 46, 109, 124, 240.
Morax, p. 14, 27, 152, 172, 181, 182, 235, 236, 239, 240, 241, 245.
Moreau, p. 3, 43.
Mules, p. 42.

N

Nakagawa, p. 2, 9.
Natanson, p. 40, 46.
Nélaton, p. 203.
Nicolas, p. 238.
Nowak, p. 124.

O

O'Gilvy, p. 41.
Onfray, p. 146.
Opin, p. 240.
Oreste, p. 14, 20, 21, 26, 27, 32.

P

Panas, p. 3, 9, 46, 69, 83, 102, 103.
Panse, p. 146.
Paré (Ambroise), p. 247.
Parinaud, p. 3, 28, 37, 42, 141, 149, 182, 183.

Parker, p. 100.
Pautrier, p. 150.
Péchin, p. 26, 46, 62, 73, 83, 140.
Pelloux, p. 33.
Pelissier, p. 184.
Perls, p. 3, 37, 46.
Pesme, p. 193, 194.
Peter, p. 21.
Petit (A.), p. 196.
Petit (J.-L.), p. 201.
Pley, p. 136.
Poncet, p. 29, 37, 40, 42, 62, 63, 87, 96, 219, 224.
Pons y Marquez, p. 9, 17.
Posey, 9.
Pott, p. 201.
Poulard, p. 182, 203, 239.
Prisco, p. 187, 188.
Prœscher, p. 214, 244.

R

Re (François), 186.
Remy 42.,
Reif (Max), 30, 123.
Reuchlin, p. 64.
Risley, p. 186.
Rist, p. 37, 44, 153.
Rochon-Duvigneaud, p. 38, 91, 102, 103, 146, 154, 229, 236
Rogman, p. 136.
Rohmer, p. 2, 9, 11, 13, 17, 31, 32, 39, 46, 117.
Rollet, p. 3, 13, 15, 28, 30, 38, 40, 41, 43, 46, 47, 49, 50, 52, 93, 107, 109, 150, 159, 188, 209, 211, 212, 213, 214, 216.
Rollier, p. 188.
Rombolotti, p. 43.
Rosenbauch, p. 173.
Roy, p. 1, 2, 9.

S

Sahli, p. 116.
Saltini, p. 37, 75.
Samelsohn, p. 37, 42.
Santucci, p. 173.
Saxl, p. 153, 186.

TABLE ALPHABÉTIQUE DES MATIÈRES

TABLE ANALYTIQUE DES MATIÈRES